시뮬레이션 기반의
현장전문응급처치법

Medical Education
메디컬에듀케이션

시뮬레이션 기반의
현장전문응급처치법

2023년 2월 21일 인쇄
2023년 2월 28일 발행

저 자 조병준 외 공저
발 행 인 이문수
발 행 처 메디컬에듀케이션(Medical Education)
등 록 제 2021-000122 호
주 소 경기도 용인시 수지구 신수로 767, B동 732호(동천동, 분당수지 U-TOWER)
전 화 Tel. 02-6482-3461 Fax. 02-6499-3463
이 메 일 medu@medupub.com
홈페이지 www.medupub.com

I S B N 979-11-6900-090-1
정 가 25,000 원

저자

대표저자

조병준 강원대학교 응급구조학과

공저자

(가나다순)

강광순 대전보건대학교 응급구조과
강보라 마산대학교 응급구조과
고장식 경북도립대학교
고재문 제주한라대학교 응급구조과
고종현 충청대학교 응급구조과
고하늘 제28보병사단 의무대대
곽은주 대원대학교 응급구조과
국종원 호남대학교 응급구조학과
권혜란 광주보건대학교 응급조과
기은영 서정대학교 응급구조과
김경완 청암대학교 응급구조과
김경용 한국교통대학교 응급구조학과
김광석 충북보건과학대학교 응급구조과
김근영 동아보건대학교 응급구조과
김무현 동남보건대학교 응급구조과
김보균 가천대학교 응급구조학과
김수일 선린대학교 응급구조과
김용석 건양대학교 응급구조학과
김진우 대전보건대학교 응급구조과
문성모 청암대학교 응급구조과
문준동 공주대학교 응급구조학과
문준영 남부대학교 응급구조학과
민성기 해양경찰청
박대성 광주보건대학교 응급구조과
박상섭 충청대학교 응급구조과
박시은 동강대학교 응급구조과
박영석 선문대학교 응급구조학과
박유진 경일대학교 응급구조학과
박재성 동주대학교 응급구조과
박재희 춘해보건대학교 응급구조과
박준영 해양경찰교육원
방성환 대전보건대학교 특전의무부사관과
서혜진 포항대학교 응급구조과
신동민 한국교통대학교 응급구조학과
안지원 양양소방서
양현모 한국교통대학교 응급구조학과
원영덕 전주기전대학교 응급구조과
윤병길 건양대학교 응급구조학과
윤형완 전주비전대학교 응급구조과
이상민 경북도립대학교 응급구조과
이상한 서정대학교 응급구조과
이슬기 동의과학대학교 응급구조과
이영아 제주한라대학교 응급구조과
이재민 광주보건대학교 응급조과
이준호 대전대학교 응급구조학과
이태현 용인소방서
이효철 호남대학교 응급구조학과
임성민 춘해보건대학교 응급구조과
장혜영 서영대학교 응급구조과
정은경 호남대학교 응급구조학과
정준호 남서울대학교 응급구조학과
정지연 호원대학교 응급구조학과
정한호 마산대학교 응급구조과
주정미 김해대학교 응급구조과
최미영 강원대학교 응급구조학과
최일순 횡성소방서
최혜경 을지대학교 응급구조학과
한송이 백석대학교 응급구조학과
한승태 특수전사령부 특수전학교
홍석환 을지대학교 응급구조학과
홍선성 선린대학교 응급구조과
황성훈 삼성전자 평택방재센터

머리말

PREFACE

환자의 안전과 권리, 인권이 강조되고 있는 상황에서, 병원 밖이나 임상 현장에서 실제 경험을 통해 응급환자 처치를 학습하는 것이 현실적으로 불가능하다. 그러므로, 학생들에게 실제 상황에 직면할 때 당황하지 않고 바른 대처가 가능하도록 실제 상황을 기반으로 한 시뮬레이션 기반 교육이 절실히 요구된다.

시뮬레이션 기반의 현장전문응급처치법은 응급구조사의 사고현장 직무능력 향상에 중요한 접점이 될 것이며, 실제 사고현장 직무평가의 지표가 될 것이다. 시뮬레이션 기반의 현장전문응급처치법은 사고현장에서 환자중심의 응급평가법과 응급처치법 등 응급구조사 직무기반을 중심으로 작성된 다양한 시나리오로 구성된 교재이다. 교재에 있는 시나리오 중 하나를 선택하시고 그에 맞는 사고현장 상황을 준비하신 후, 학생이 직접 환자평가와 응급처치에 참여하고 디브리핑 등 토론하는 형식으로 진행하면 된다.

병원 밖 사고현장과 임상적 현장을 구현한 후, 마네킹과 상호작용이 가능한 비디오 같은 장비를 사용하고 역할 학습법 등을 활용함으로써 적절한 의사결정 및 올바른 술기 등을 익히도록 설계되었다. 특히 시뮬레이션은 사고현장 상황을 얼마나 충실하게 실제의 상황에 가깝게 재현했는지에 따라 교육효과가 결정되는데, 이 시뮬레이션 기반의 현장전문응급처치법은 실제와 거의 유사한 상황을 재현하고 있다. 그러므로, 교육효과는 무엇보다 높게 나타날 것이다. 또한, 임상실습을 진행한 후 디브리핑을 시행함으로써 팀구성원들이 업무를 어떻게 리딩하였는지, 팀워크는 적절하였는지 그리고 환자에게 시행한 처치가 적절하였는지에 대한 개개인의 술기를 관찰하고 평가할 수 있기 때문에, 개인이나 팀의 역량을 평가하기에 이상적이다. 무엇보다도 현재 의학과 간호학, 응급구조학 분야에서 시뮬레이션 교육은보편화되어 있으며, 빠르게 변화하고 있는 임상현장에서 환자의 안전을 최우선 고려해야 하는 학문 분야가 응급구조학이라는 점에서, 시뮬레이션 기반 교육은 필수불가결한 임상실습교육방법이다.

이런 시대적 흐름과 맞닿아 있는 시뮬레이션 기반의 현장전문응급처치법은 PART Ⅰ과 PART Ⅱ로 구성되어 있다. PART Ⅰ은 시뮬레이션 개론으로 시뮬레이션의 정의, 외국의 시뮬레이션 최근 현황과 경향(정보 문헌조사)을 수록하였다. PART Ⅱ는 병원전 시뮬레이션 사례로 내과 시뮬레이션, 외상 시뮬레이션, 그리고 특수환자 시뮬레이션 순서로 구성되어 있다.

이 책을 출판하기 위해 수고하신 여러 교수님들과 출판에 협조해 주신 이문수 사장님께 감사를 드립니다.

감사합니다.

저자대표 드림

간편목차

CONTENTS

목차

CONTENTS

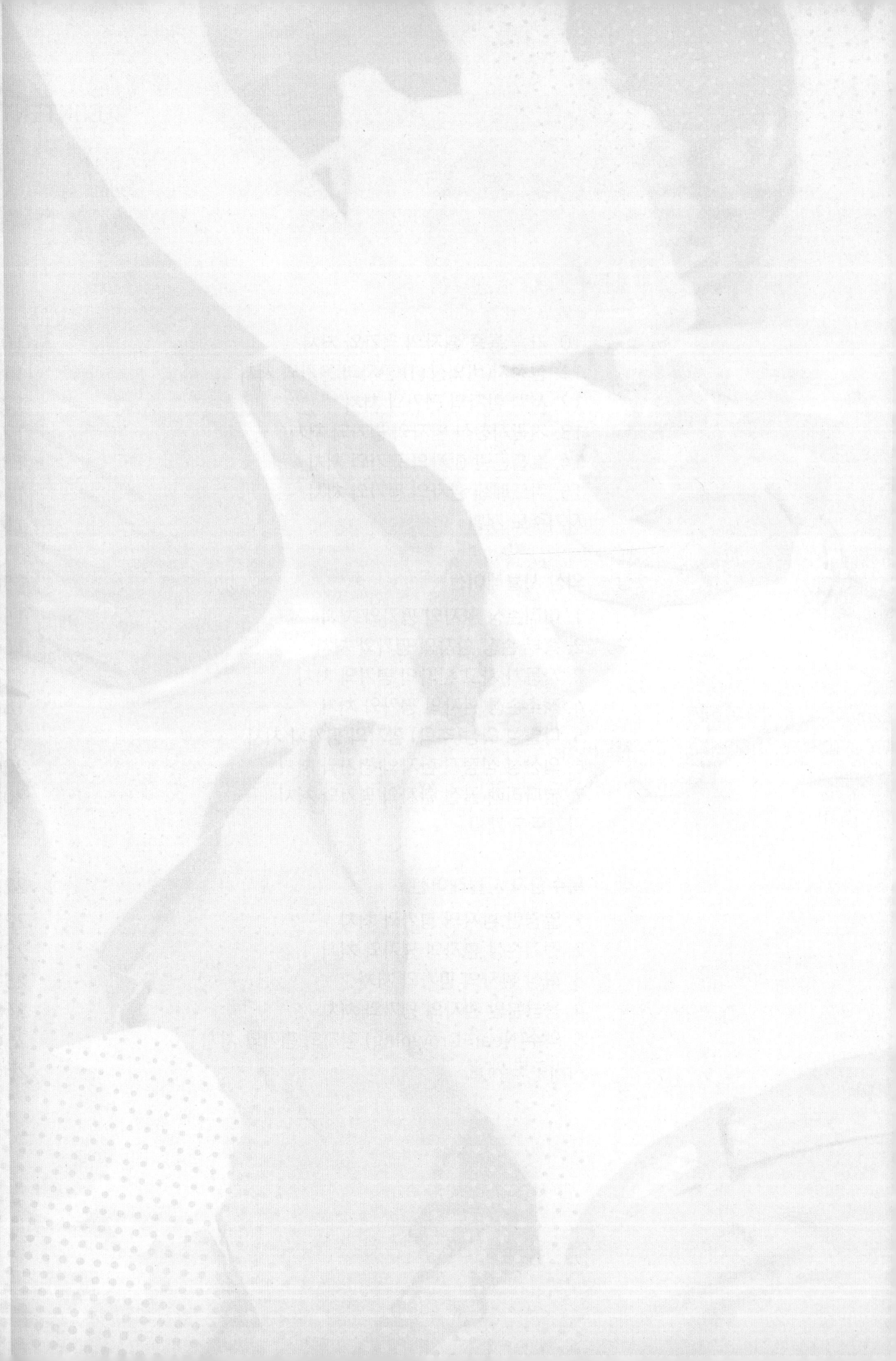

PART I

시뮬레이션 개론

시뮬레이션

1. 시뮬레이션 정의

시뮬레이션이란 임상적 현장을 구현한 후 마네킹과 상호작용이 가능한 비디오 같은 장비 사용과 역할극 활용하며 역할 학습법 등의 기법을 활용함으로써 의사결정, 술기 등을 익히도록 설계된 활동이다(Bland, Topping, & Wood, 2011). 특히 건강 관리 분야에서 활용되는 시뮬레이션은 기계적 조작을 통하여 다양한 상황을 인위적으로 재현할 수 있는 방법 혹은 훈련 및 교육 실습에서 시뮬레이터를 사용하는 것을 의미한다(Cooper & Taqueti 2008).

시뮬레이션은 설정상황을 얼마나 충실하게 실제의 상황에 가깝게 재현했는지에 따라 저 충실도(low-fidelity), 중충실도 (medium-fidelity), 고 충실도(high-fidelity) 시뮬레이터로 분류된다(Korean Society for Simulation in Healthcare, 2008). 저 충실도(low-fidelity) 시뮬레이터는 오랜 기간 기본 간호학 분야 실습 교육에 사용되어 왔던 단순주사, 배뇨 등이 있고, 중 충실도 (medium-fidelity) 시뮬레이터는 처치에 따라 약간의 반응을 보이는 청진모형, 심음, 폐음 등을 말하며, 고 충실도 (high-fidelity) 시뮬레이터는 교육자의 의도에 따라 순차적으로 반응을 보일 수 있으며, 반응을 자세하게 설정하여 프로그램화하는 모형부터 일정 환경을 세팅하면 그에 따른 전반적 생리 반응이 저절로 일어나는 모형을 의미한다(Suh, 2012).

2. 시뮬레이션 교육의 역사

시뮬레이션 교육은 1920년경 항공분야에서 시작되었는데 조종사를 위한 훈련 시뮬레이터가 최초였으며 1960년대 미국의 의학과 간호학 분야에서 인공호흡 훈련이 가능한 마네킹 시뮬레이터를 적용하면서 도입되었다(Cooper & Taqueti, 2008).

환자의 안전과 권리 등 환자 인권이 강조되는 현대에서 임상 현장에서 경험을 통해 학습하는 것이 불가능함에 따라 교육생은 현직에 종사하기 전 미리 경험함으로써 실제 유사한 환경에 직면할 때 당황하지 않고 능률적 대처가 가능하도록 유도하는 시뮬레이션 기반 교육에 집중적인 관심을 두기 시작하였다(장희정, 김성희, 김옥현 외, 2016).

3. 시뮬레이션 교육의 의의

시뮬레이션 교육방법은 실습을 진행한 후 디브리핑을 시행함으로써 팀구성원들이 그들의 업무를 어떻게 진행하였는지, 팀워크는 적절하였는지 그리고 환자에게 시행한 처치가 적절하였는지에 대한 개개인의 술기를 관찰하고 평가할 수 있기 때문에 실습한 스트레스 상황에서 다양한 술기를 교육하고 개인이나 팀의 역량을 평가하기에 이상적인 환경을 제공한다(한국의료시뮬레이션 연구회, 2010). 특히 시뮬레이션 교육은 현재 간호학 분야에서 보편화되어 있으며 빠르게 변화하고 있는 현대 임상현장에서 환자의 안전을 최우선 고려해야 하는 간호학 분야에서 시뮬레이션 교육은 적절한 실습교육이다(이영희, 2015). 그리고 시뮬레이션 교육은 다양하고 복잡한 실제 임상실무를 간접적으로 경험할 수 있고, 실수가 허용되며, 환자에게 발생된 문제가 실제 환자의 안전에 문제되지 않으며 반복학습이 피드백 이후 가능하기 때문에 기본적, 전문적 실습교육에 적절한 방법이라고 할 수 있다(송소현, 2017).

4. 시뮬레이션 교육의 장점

시뮬레이션 교육의 가장 큰 장점으로 안전하고 통제된 환경에서 학습자가 응급처치와 관련된 가치, 필수 지식, 기술, 행위 등을 배우고 개발, 유지할 수 있도록 경험을 통하여 학습의 기회가 가능하다고 하였다(Kardong-Edgren, Starkweather & Ward, 2008). 뿐만 아니라 시뮬레이션 교육은 임상에서 실제 경험하기 어려운 상황 예를 들면 메르스, 재난과 같은 감염질환 발생 상황과 같이 실습자가 위험할 수 있는 경우들도 실습자가 안전하게 실습을 받을 수 있으며 반복 학습이 가능하다(이미자, 정덕유, 2014). 특히 간호분야에 있어서 단순한 인체모형의 저 충실도(low-fidelity) 시뮬레이터에서부터 고 충실도 시뮬레이션(high fidelity simulation: HFS) 도구를 사용하는 것은 효과적인 학습방법으로 나타났으며, 시뮬레이션은 강의에 의존하는 전통적인 교수법에 비해 간호실습생을 성장시키고 실제 경험 모형에 서 실습생의 지식을 적용시킬 수 있게 해주는 등 여러 가지 효과를 가지고 있는 것으로 나타났다(Cant & Cooper, 2010). 그리고 시뮬레이션 기반한 실습 교육은 모형, 환자 시뮬레이터(humanpatient simulator; HPS)등 실제와 같은 환자와 시나리오를 통해 재현된 실제 환경에서 환자와 상호작용하며 돌발 문제나 상황을 해결하기 위해 실습자의 임상 및 상황 판단 능력을 향상시키고 평가하는 실제적인 현장 실습을 가능하게 한다(Lee, Cho, Yang et al., 2009).

5. 시뮬레이션 교육 효과 연구

시뮬레이터를 활용한 교수 학습방법들은 실습자 관점에서 동기유발을 발생시키고 모의 실습을 통한 직접적인 학습효과와 더불어 교육자 관점에서 학습 후 평가하고 재설계하는 과정에서 부가적인 학습효과를 경험할 수 있게 한다(Rauen, 2004). 그리고 전반적으로 시뮬레이터를 활용한 교육은 술기 습득을 위한 훈련과 평가 활동에 주요한 도구로 널리 사용되고 있는데, 특히 전통적 강의실 교재를 통한 교육으로는 적합하지 않은 실기과정이거나 정신적 스트레스가 동반되는 과제에 큰 효과가 있다(Jeong, Kim, Yu et al., 2009). 뿐만 아니라 실습자의 자신감, 의사소통, 문제해결 능력 등과 관련된 자기효능감을 증가시킬 수 있는 효과적인 방법임이 검증되었다(Siassakos et al., 2010).

최근 수년간의 선행연구를 통해 시뮬레이션 교육이 임상 수행능력은 물론이고 실습과 관련된 지식, 환자에서 나온 자료를 활용한 실습, 동기 부여, 팀원들과의 협력을 수반하는 임상적 역량의 전반적 영역들을 증명하였다(Lejonqvist, Eriksson, & Meretoja, 2016).

우리나라에서는 2010년경 후부터 시뮬레이션 기반 교육 효과를 검증하려는 시도가 본격화 되었다(김신향, 함연숙, 2015).

6. 시뮬레이션 과정

시뮬레이션 기반 교육과정은 사전 브리핑, 정해진 교육목표에 따라 시나리오를 운영하는 시뮬레이션 실기 실습, 시뮬레이션 운영 후 해당 경험을 학습자들이 다양한 관점에서 성찰하면서 피드백을 교환하는 과정인 디브리핑을 요소로 한다(Sawyer, Eppich, Brett-Fleegler, Grant, & Cheng, 2016). 뿐만아니라 시뮬레이션 시작 전에 실습교육에 대한 사전 브리핑이 제공될 필요가 있으며, 시뮬레이션 경험후 반드시 피드백을 통한 자기반성과 학습의 효과를 위한 디브리핑이 추가되어야 한다(류수지, 2020). 따라서 시뮬레이션 과정은 교육 준비, 사전 브리핑, 시뮬레이션 기반 실습, 디브리핑으로 구분할 수 있다.

1) 시뮬레이션 사전 준비

사전 준비는 실습교육 목표 설정, 교육대상과 인원수 확인, 실습 강사, 보조강사, 환자와 보호자간 역할 분담, 무대 환경 꾸미기, 환자 설정 방법 결정, 운용 가능한 장비 목록과 상태 확인, 실습 장비 배치 결정, 전체적인 수업 진행 브리핑과 주강사와 보조강사 간 토의하기, 디브핑 구체화하기(실습교육 목표와 연관)로 구성된다.

2) 시뮬레이션 직전 사전 브피핑

실습 주강사와 보조 강사 인사하기, 간단한 아이스 브레이킹, 실습 조 편성하기, 실습교육 목표 제시, 실습 환경 설명, 장비 설명 후 실습직전 조별 장비 확인 및 토론 시간 부여 후 시뮬레이션으로 넘어간다.

3) 시뮬레이션 기반 실습

사전에 정한 환자의 역할극, 주강사와 보조강사의 역할 분담에 따라 시뮬레이션을 진행한다. 팀별 실습 시간은 10분이내이며, 전체 인원 실습을 고려해서 진행한다. 팀심폐소생술인 경우 동시에 실습에 참여한 소생술을 실시한다.

4) 디브리핑

디브리핑이란 학습자의 경험을 성찰하며 실습에 참여한 팀원과 교수자가 의사소통을 통해 의미 있는 구조화가 이루어지는 시간으로 학습 증진을 위한 시뮬레이션 교육에서 매우 중요한 단계로 간주 되고 있다(Fanning & Gaba, 2007). 이것은 1940년대 군사훈련, 항공 산업, 그리고 심리학 분야에서 피드백을 위한 과정으로 시작되었으나, 1980년대 마취과 의사를 통해 의학 분야에도 적용되기 시작하였다(Fanning & Gaba, 2007).

디브리핑은 실습교육 목표와 연관되어 실습과정에서 주강사가 강조하고자 하는 지식이나 술기를 중심으로 진행하도록 하며 디브피핑 동안 실습 팀장과 팀원에게 칭찬과 박수로 분위기를 편하게 한 후 팀원들이 서로 피드백 하도록 한다. 디브리핑 동안 주강사는 실습팀장이 디브리핑을 하거나 팀원들이 자발적으로 디브리핑 소재를 제시하고 토론하도록 격려하여야 하며 인위적으로 유도하지 않는다.

7. 정리

시뮬레이션 교육은 1920년경 항공분야에서 시작되었는데 조종사를 위한 훈련 시뮬레이터가 최초였으며 1960년대 미국의 의학과 간호학 분야에서 인공호흡 훈련이 가능한 마네킹 시뮬레이터를 적용하면서 도입되었다. 특히 환자의 안전과 권리 등 환자 인권이 강조되는 현대에서 임상 현장에서 경험을 통해 학습하는 것이 불가능함에 따라 교육생은 현직에 종사하기 전 미리 경험함으로써 실제 유사한 환경에 직면할 때 당황하지 않고 능률적 대처가 가능하도록 유도하는 시뮬레이션 기반 교육에 집중적인 관심을 두기 시작하였다.

시뮬레이션이란 임상적 현장을 구현한 후 마네킹과 상호작용이 가능한 비디오 같은 장비 사용과 역할극 활용하며 역할 학습법 등의 기법을 활용함으로써 의사결정, 술기 등을 익히도록 설계된 활동으로 가장 근 징짐으로 안전히고 통제딘 한경에서 학습자가 응급처치와 관련된 가치, 필수 지식, 기술, 행위 등을 배우고 개발, 유지할 수 있도록 경험을 통하여 학습의 기회가 가능하다고 하였다. 뿐만 아니라 시뮬레이션 교육은 임상에서 실제 경험하기 어려운 상황 예를 들면 메르스, 재난과 같은 감염질환 발생 상황과 같이 실습자가 위험할 수 있는 경우들도 실습자가 안전하게 실습을 받을 수 있으며 반복 학습이 가능하다. 그리고 최근 수년간의 선행연구를 통해 시뮬레이션 교육이 임상 수행능력은 물론이고 실습과 관련된 지식, 환자에서 나온 자료를 활용한 실습, 동기 부여, 팀원들과의 협력을 수반하는 임상적 역량의 전반적 영역들을 증명하였다.

시뮬레이션 기반 교육과정은 사전 브리핑, 정해진 교육목표에 따라 시나리오를 운영하는 시뮬레이션 실기 실습, 시뮬레이션 운영 후 해당 경험을 학습자들이 다양한 관점에서 성찰하면서 피드백을 교환하는 과정인 디브리핑을 요소로 하며 시뮬레이션 전개 과정을 시간을 기준으로 시뮬레이션 사전 준비, 사전 브리핑, 시뮬레이션 기반 실습, 디브리핑으로 구분할 수 있다.

시뮬레이션 사전 준비는 실습교육 목표 설정에서 디브리핑까지 전반적 계획을 세우는 단계이며, 시뮬레이션 직전 사전 브리핑은 실습 인원에게 실습을 원활하게 할 수 있도록 준비하는 단계이다. 그리고 시뮬레이션 기반 실습 과정이 이어지며 마지막으로 디브리핑이 이어진다. 이 단계에서는 실습팀원, 팀장, 진행자간 소통을 통하여 시뮬레이션 교육 목표가 실습 인원 전체에게 흡수된다.

시뮬레이션 문헌조사

연구의 기초자료로 문헌연구(교육과정 및 실기시험과 관련된 국외문헌 등)를 수집하였다. 수집된 자료 중 일본의 경우 학교를 졸업한 후 이론시험을 통하여 구급구명사가 된 후에 지역병원 의사로부터 실기분야에 대한 인증을 받고 실무에서 활동 있는 시스템으로 본 연구에서는 제외시켰다. 따라서 본 연구에서는 외국의 실기시험과 관련된 자료만을 분석하여 기술하였다.

1. 미국의 실기시험 분석

1) 실기시험의 항목 및 평가기준

Paramedic (전문응급구조사)들은 현장 업무수행능력을 평가하기 위해 7곳으로 분리된 실기시험 장소(station)에서 시험을 치르도록 구성되었다. 기능만 평가하는 실기시험, 응급구조사 국가표준 훈련 교과과정의 태도 및 술기 학습목표, 미국심장협회 실기시험 항목선정 기준에 맞춰 다음과 같은 항목 중심 응급현장 맞춤형 평가 기준이 마련되어져있다 (NREMT; https://www.nremt.org/rwd/public/document/ paramedic).

(1) 환자평가 – 외상(1개 항목)

- 외상환자 평가는 주어진 상황파악, 일차평가와 소생술, 주 병력과 신체검진-빠른 외상평가, 정밀신체검진으로 구성된다. 외상환자로 분장한 모의환자(Simulated Patient)에게 수기(hands-on) 방법으로 머리에서 발끝까지 평가와 신체검진 및 처치를 수행한다.
- 평가하는 환자의 상황은 모두 말로 표현해야 하며, 혈압 등과 같은 모의환자로부터 얻을 수 없는 특정 임상적 정보는 술기를 현장에서 실제 환자에게 하듯 말과 행동으로 표현하면 감독관이 답해주게 된다. 시간은 총 10분이 주어지며, 2명의 전문응급구조사 동료가 있다고 가정하고 그들에게 필요시 말로써 환자평가와 처치 등의 임무를 부여할 수 있다.

(2) 환기관리(2개 항목)

- 맥박이 있으나 무호흡상태로 발견된 비외상(non-trauma) 성인 환자에게 주어진 상황의 두 가지 기도관리를 수행한다.
- 첫째 수험생은 기도기, 백밸브마스크, 산소연결, 기관내 삽관 수행 등을 적용하여 즉각적이고 적극적인 처치를 해야 한다.
- 둘째 기도기, 백밸브마스크, 산소연결, 성문위기도기 삽관 완수 등의 적용을 해야 한다.
  - 기관내 삽관과 성문위기도기 삽관 각각 3번의 시도 기회가 주어지며 백밸브마스크, 삽관 등 각각의 처치(술기)를 적용할 때마다 마네킨에 실제로 최소 30초 이상 환기를 지속해야 하고, 감독관은 응시생의 보조자 및 감독관의 역할을 동시에 수행한다.

(3) 심정지/부정맥 술기(2개 항목)

- 심정지를 포함한 부정맥 환자발생 상황에 따라 심전도를 해석하고 기본 및 전문소생술을 수행 한다. 이 항목은 역동적 심장학과 정적 심장학 두 가지로 구성되어 있다.
- 첫째, 역동적 심장학에서 미국심장협회의 응급환자 발생 시나리오에 근거하는 '메가 코드' 시뮬레이션 시험체제와 비슷한 절차로 시험이 진행된다. 응시생은 환자역할의 시뮬레이터에게 발생하는 심정지를 포함한 4개의 모든 부정맥 심전도를 해석하고 미국심장협회의 가이드라인에 따라 주어진 상황에 맞게 기본 및 전문소생술(약물 포함)을 행한다. 응시생은 반드시 팀리더로서의 역할을 하며, 말로써 전반적인 평가와 처치를 할 수 있지만 실제로 제세동기를 사용하여 부정맥 치료 능력을 총 8분 이내에 보여주어야 한다.
- 둘째, 정적 심장학에서 응시생은 감독관으로부터 미리 준비된 4개의 심전도 카드 중 하나를 받으면 그 부정맥을 해석하고 제세동기와 약물을 포함한 모든 관련된 치료를 말로 표현할 수 있어야 한다. 같은 방식으로 나머지 3개의 심전도 카드도 각각 주어지며 해당 부정맥에 따른 적절한 치료를 말로 표현한다. 4개의 심전도에 따른 처치를 위해 총 6분이 주어지며 시간이 남을 경우 지나간 카드의 심전도에 대한 추가적인 처치를 답할 수 있다.

표 1-1 실기시험 평가 항목

실기시험 구분	평가 항목
1. 환자평가 - 외상(Patient Assessment - Trauma)	1.1 현장평가 1.2 일차평가/소생술 1.3 과거력 청취 1.4 이차평가
2. 환기관리(Ventilatory Management)	2.1 환기관리 - 성인 2.2 성문위기도기
3. 부정맥/심정지 처치 술기(Cardiac Management Skills)	3.1 역동적 심장학(Dynamic Cardiology) 3.2 정적 심장학(Static Cardiology)
4. 정맥로와 약물 술기(IV and Medication Skills)	4.1 정맥로 확보 및 빠른 약물 투여
5. 구술시험(Oral Station)	5.1 현장평가 5.2 환자평가 5.3 환자처치 5.4 대인관계 5.5 통합(구두보고, 현장진단, 이송판단)
6. 소아 술기(Pediatric Skills)	6.1 소아 골강내 주입 6.2 소아 환기 관리
7. 무작위 EMT 술기(Random EMT Skills)	7.1 척추 고정(앉아 있는 환자) 7.2 척추 고정(바로 누운 환자) 7.3 지혈/쇼크 처치

(4) 정맥로 확보와 투약 술기(2개 항목)

- 여기에서는 응시생의 정맥로 확보와 약물투여 능력을 평가하기 위해 3개의 연관된 다음의 술기시험으로 구성 되었다. 수험생은 주어진 상황에 따라 1) 정맥로 확보인 마네킹에 정맥천자를 해야 한다. 2) 확립된 정맥로를 통한 약물을 일시주입하여야 한다. 3) 확립된 정맥로를 통한 약물 점적주입과 확인을 수행한다. 응시생은 총 6분의 시간 동안 정맥로 확보를 위해 총 3번의 시도를 할 수 있다. 만약 정맥로 확보를 하지 못 할 경우, 정맥로를 통한 약물투여를 할 수 없기 때문에 이 영역은 불합격 처리가 된다. 정맥로 확보를 총 3번, 6분 이내에 성공할 경우, 정맥로를 통한 약물투여를 위해 다시 3분의 시간이 주어진다.

(5) 구술시험(2개 항목)

- 구술시험 영역에서 응시생은 병원 전 출동 등 모든 측면에서 관리하는 능력(현장관리, 환자평가/관리, 대인관계, 구두보고, 현장진단, 이송판단)과 환자 처치를 오로지 구두로만 표현하여 평가 받는다. 응시생은 총 2회에 걸쳐 각기 다른 감독관으로부터 다른 시나리오를 받아 구술시험을 치르며, 각각의 시나리오 따른 구술시험은 총 15분씩 주어진다.
- 감독관은 필요에 따라 환자, 목격자, 지도의사 등의 역할을 맡아 응시생이 물어볼 경우에만 현장, 환자 평가, 환자의 임상적 정보, 병원까지의 거리 등의 요구되는 정보를 답할 수 있고, 이 때 응시생이 묻지 않는 정보는 주어지지 않는다.
- 감독관은 시나리오에 나오는 응시생의 동료로 가정되어 역할을 수행할 수 있으나, 응시생이 반드시 팀리더로서 역할을 수행해야 하며 동료인 감독관은 팀리더인 응시생의 지시 없이는 아무런 평가나 처치를 수행하지 않는다. 응시생이 환자 처치에 필요하다고 생각하는 모든 약물 및 술기는 허용된다고 가정하며, 각 시나리오마다 주어진 15분의 시간 동안 반드시 모든 평가와 처치를 오직 말로만 표현해야 한다.

(6) 소아처치 술기(2개 항목)

- 각 수험생은 주어진 상황에 따라 다음의 두 가지를 적절하게 수행해야 한다.
- 첫째, 소아 기도 관리에서는 성인 기도 관리와 마찬가지로 기도기, 백밸브마스크, 산소연결, 기관내 삽관 수행 등을 영아 마네킨에 적용하여 즉각적이고 적극적인 처치를 해야 한다.
- 둘째, 소아 골내 주사는 마네킨을 이용해 총 6분의 시간 이내에 2번의 골내 주사 및 약물투여의 기회가 주어진다. 감독관은 환자의 부모 역할을 수행할 수 있으며 응시생은 환자에 대한 필요한 정보를 감독관(부모)으로부터 얻을 수 있다.

(7) 무작위 기초 술기(1개 항목)

- 각 수험생은 다음의 술기 가운데 무작위로 추출되는 기초 술기 한 가지를 단순수기 시험 형태로 총 10분 이내에 적절하게 수행해야 한다.
  - 척추고정(앉아 있는 환자)
  - 척추고정(바로 누운 환자)
  - 지혈/쇼크 관리

2) 실기시험 운영방법

- 위의 7개 영역의 12개 실기항목을 한 명의 수험생이 하루에 약 3시간정도에 걸쳐 전부 시험을 치러야 한다.
- 2개 영역 이하가 불합격되면 당일 해당 영역에 한해 재시험 기회가 부여되며, 3개 영역 이상 불합격 시 모든 실기시험 영역을 다시 시험 봐야 한다.
- 재시험에서 기존에 불합격 했던 영역이 다시 불합격 되면 반드시 보충교육을 받아야 하며, 보충교육 후 마지막 모든 실기시험 영역을 재실시 한다.
- 만약 총 3번의 실기시험의 기회를 소진하고도 합격하지 못 했을 시에는 다시 처음부터 과정을 재이수해야 한다.

3) 통합 병원 전 시나리오(Integrated Out-Of-Hospital Scenario)

- 2017년 1월을 시작으로 NREMT는 '통합된 병원전 시나리오(IOOH)'라는 새로운 시나리오에 기반한 실기 시험을 적용한다. 전문응급구조사 응시생은 이 새로운 시험제도에서 기존 5가지 항목(외상, 역동적 심장학, 정적 심장학, 2개의 구술시험)과 통합된 병원전 시나리오 항목을 포함 총 6가지 항목을 평가받게 된다(NREMT).
- 통합된 병원전 시나리오 항목에서는 응시생에게 시나리오상의 모의환자(마네킨) 1명과 실제 전문응급구조사 동료가 주어지며, 응시생은 출동요청 건에 대한 전반적인 관리, 팀을 이끄는 능력, 효과적인 의사소통, 그리고 전문가로서의 처치에 대한 평가를 받게 된다.
- 모의환자는 고 충실도(high-fidelity) 시뮬레이션 마네킨을 필요로 하며, 정맥로 확보와 기관내삽관을 위한 별도의 마네킨을 준비하여 모든 술기가 적절히 수행되고 평가되어야 한다.
- 통합된 병원전 시나리오 항목의 평가를 위해서 응시생과 동료가 사용하게 될 장비를 미리 확인할 수 있는 시간 5분이 주어지며, 시험 시작 후 총 20분의 시간 동안 평가를 받게 된다. 이 때 환자에게 필요한 모든 평가와 처치 및 이송이 이루어져야 하며, 응시생은 반드시 20분의 시간을 모두 사용하여야 한다. 주어진 20분 이내에 시나리오를 마칠 수 없으며, 만약 20분 이내에 '이송'을 결정하더라도 남은 시간을 모두 활용해야 한다. 예를 들어, 12분에 모든 시나리오를 마치고 '이송'을 할 경우 감독관은 병원 도착까지 걸리는 시간이 '8분 소요'된다고 말함으로써 '이송 중 처치'를 지시하고 남은 시간 동안 환자평가와 그에 따른 처치가 지속되도록 한다.

4) 시험 방법

- Paramedic의 경우, 실기시험은 총 6개 평가영역으로 구분된다. 환자 평가: 외상(Patent Assessment: Trauma) 관련 문항, 심장질환 관리 문항 2개(Dynamic Cardiology, Static Cardiology), 구술시험 A, B(Oral Station Scenario A, Oral Station Scenario B), 각각의 영역에 대한 설명은 [표 1-2]과 같다.
- 특히 시나리오 바탕의 새로운 형태의 문항인 Integrated Out-of-hospital Scenario (이하 IOOH)는 2017년 1월부터 새롭게 추가되었다. 이는 상대적으로 상위 레벨인 Paramedic이 꼭 갖춰야 할 실무 역량을 실제 상황에서의 문제해결능력을 중심으로 측정하기 위한 것이다. 시나리오는 소아, 노인 및 성인 환자 중에 제시된다.
- 잘 훈련된 응급구조사 파트너가 함께 투입되며, 응시자는 모의 상황 속에서 출동요청 관리, 팀을 이끄는 리더십, 효과적인 의사소통, 그리고 프로페셔널리즘 등에 대한 역량을 평가받게 된다. 응시자가 시험 전에 참고할 수 있도록 시나리오 예시와 채점표가 NREMT 홈페이지에 공개되어 있다. IOOH의 공개된 채점표는 [그림1-1]과 같다.

표 1-2 실기시험 평가 영역

평가영역		세부내용
대분류	분류	
① Patent Assessment: Trauma		- 병력청취, 소생, 일차 조사, 현장판단 등을 포함한 모의 환자 평가 및 처치
Cardiac Management Skills	② Dynamic Cardiology	- 심장 마비 상황에서의 처치 능력
	③ Static Cardiology	- 환자 정보와 관련된 ECG 결과를 해석하는 능력
Oral Station	④ Oral Station Scenario A	- 2가지 시나리오에 맞춰 병원 전 출동(out-of-hospital call) 모든 측면에서의 관리 능력을 구술로 평가 - 평가내용에 현장관리, 환자 평가 및 관리, 대인관계기술 등이 포함
	⑤ Oral Station Scenario B	
⑥ Integrated Out-of-hospital Scenario		- 시나리오에 기반하여 모의환자와 동료 응급구조사(동료 역할을 하도록 훈련된 응급구조사)가 투입된 상황에서의 역량 평가

2. 대만의 실기시험 분석

1) 과정에 따른 실기시험 운영

- 초급 응급구조사
- 7가지 코드(과정)에 최소 40시간의 교육과정을 이수하고 최종필기시험과 술기시험을 통과하여야 한다. 중급 응급구조사은 8가지 코드(과정)에 종합훈련 32시간, 실습에 151시간을 포함하여 총 280시간의 교육과정의 이수와 술기시험을 통과하여야 한다.
- 중급 응급구조사(EMT-Intermediate)
  - 우리나라 2급 응급구조사에 해당되며, 99개의 가장 많은 기관에서 교육하고 있다.
  - 우리나라에서는 없다.
- 고급 응급구조사(Paramedic)
  - 최고급과정인 고급 응급구조사는 병원 혹은 단체에서 11개로 지정된 곳에서만 1,280시간의 교육을 이수하고 필기시험과 술기시험을 합격하여야 한다.
  - 고급 응급구조사만 병원 인턴십 과정 480시간, 구급차 인턴십 과정 240시간, 종합훈련 및 구급차커맨드 인턴십 과정 88시간 과정이 포함된다.

National Registry of Emergency Medical Technicians
Advanced Level Psychomotor Examination
INTEGRATED OUT-OF-HOSPITAL SCENARIO

Candidate: ______________________ **Examiner:** ______________________

Date: ______________________ **Signature** ______________________

Scenario: ______________________

Actual Start Time: ________

	Points Possible	Points Awarded
Leadership and Scene Management		
Thoroughly assessed and took deliberate actions to control the scene, encouraged feedback from Team Members	3	
Assessed the scene, identified potential hazards, advocated for safety at all times	2	
Incompletely assessed or managed the scene	1	
Did not assess or manage the scene	0	
Patient Assessment		
Completed an organized assessment and integrated findings to expand further assessment while maintaining situational awareness	3	
Completed primary survey, secondary assessment and reassessment given patient condition	2	
Performed an incomplete or disorganized assessment	1	
Did not complete a primary survey or reassessment of the patient	0	
Patient Management		
Managed all aspects of the patient's condition, anticipated further needs, identified changes and rapidly intervened after confirming critical interventions with partner	3	
Appropriately managed the patient's presenting condition with appropriate timeliness, prioritization/ sequence, adapted treatment plan as information became available	2	
Performed an incomplete or disorganized management	1	
Did not manage life-threatening conditions	0	
Interpersonal relations		
Encouraged feedback, took responsibility for the team, established rapport and interacted in an organized, therapeutic manner	3	
Interacted and responded appropriately with patient, crew, and bystanders using closed loop communication and appreciative inquiry	2	
Used inappropriate communication techniques	1	
Demonstrated intolerance for patient, bystanders, and crew	0	

Actual Time Patient Transported: _____

Integration (Field Impression and Transport Decision)		
Provided appropriate management, offered a brief summary of prioritized differential diagnoses and considered alternate transport options	3	
Provided appropriate management and identified appropriate field impression, patient acuity and transport destination to team	2	
Provided correct management but did not identify appropriate field impression, patient acuity or transport destination	1	
Did not provide correct management, appropriate field impression, patient acuity or transport destination	0	

Actual Time Ended: _______ **TOTAL** **15** ____

Critical Criteria

___Failure to appropriately address any of the scenario's "Mandatory Actions"
___Failure to manage the patient as a competent Paramedic
___Exhibits unacceptable affect with patient or other personnel
___Uses or orders a dangerous or inappropriate intervention

You must factually document your rationale for checking any of the above critical items on the reverse side of this form.

 p320/05-16

[그림 1-1] 미국 1급 응급구조사(Paramedic) 국가시험 실기시험 평가

–계속

Megacode Testing Checklist: Scenarios 1/3/8
Bradycardia → Pulseless VT → PEA → PCAC

American Heart Association.

Student Name ____________________ Date of Test ____________

Critical Performance Steps						Check if done correctly
Team Leader						
Assigns team member roles						
Ensures high-quality CPR at all times	Compression rate 100-120/min ☐	Compression depth of ≥2 inches ☐	Chest compression fraction >80% ☐	Chest recoil (optional) ☐	Ventilation (optional) ☐	
Ensures that team members communicate well						
Bradycardia Management						
Starts oxygen if needed, places monitor, starts IV						
Places monitor leads in proper position						
Recognizes symptomatic bradycardia						
Administers correct dose of atropine						
Prepares for second-line treatment						
Pulseless VT Management						
Recognizes pVT						
Clears before analyze and shock						
Immediately resumes CPR after shocks						
Appropriate airway management						
Appropriate cycles of drug–rhythm check/shock–CPR						
Administers appropriate drug(s) and doses						
PEA Management						
Recognizes PEA						
Verbalizes potential reversible causes of PEA (H's and T's)						
Administers appropriate drug(s) and doses						
Immediately resumes CPR after rhythm checks						
Post–Cardiac Arrest Care						
Identifies ROSC						
Ensures BP and 12-lead ECG are performed and O_2 saturation is monitored, verbalizes need for endotracheal intubation and waveform capnography, and orders laboratory tests						
Considers targeted temperature management						

STOP TEST

Test Results Check **PASS** or **NR** to indicate pass or needs remediation:	☐ **PASS**	☐ **NR**
Instructor Initials ______ Instructor Number ______________ Date ____________		

Learning Station Competency
☐ Bradycardia ☐ Tachycardia ☐ Cardiac Arrest/Post–Cardiac Arrest Care ☐ Megacode Practice

[그림 1–2] ACLS Megacode

Megacode Testing Checklist: Scenarios 2/5
Bradycardia → VF → Asystole → PCAC

American Heart Association.

Student Name ______________________ Date of Test ______________

Critical Performance Steps						Check if done correctly
Team Leader						
Assigns team member roles						
Ensures high-quality CPR at all times	Compression rate 100-120/min ☐	Compression depth of ≥2 inches ☐	Chest compression fraction >80% ☐	Chest recoil (optional) ☐	Ventilation (optional) ☐	
Ensures that team members communicate well						
Bradycardia Management						
Starts oxygen if needed, places monitor, starts IV						
Places monitor leads in proper position						
Recognizes symptomatic bradycardia						
Administers correct dose of atropine						
Prepares for second-line treatment						
VF Management						
Recognizes VF						
Clears before analyze and shock						
Immediately resumes CPR after shocks						
Appropriate airway management						
Appropriate cycles of drug–rhythm check/shock–CPR						
Administers appropriate drug(s) and doses						
Asystole Management						
Recognizes asystole						
Verbalizes potential reversible causes of asystole (H's and T's)						
Administers appropriate drug(s) and doses						
Immediately resumes CPR after rhythm checks						
Post–Cardiac Arrest Care						
Identifies ROSC						
Ensures BP and 12-lead ECG are performed and O_2 saturation is monitored, verbalizes need for endotracheal intubation and waveform capnography, and orders laboratory tests						
Considers targeted temperature management						

STOP TEST

Test Results Check **PASS** or **NR** to indicate pass or needs remediation:	☐ **PASS**	☐ **NR**
Instructor Initials ________ Instructor Number ______________ Date ______________		

Learning Station Competency
☐ Bradycardia ☐ Tachycardia ☐ Cardiac Arrest/Post-Cardiac Arrest Care ☐ Megacode Practice

[그림 1-2] ACLS Megacode

–계속

Megacode Testing Checklist: Scenarios 4/7/10
Tachycardia → VF → PEA → PCAC

American Heart Association.

Student Name ____________________ Date of Test ____________

Critical Performance Steps						Check if done correctly
Team Leader						
Assigns team member roles						
Ensures high-quality CPR at all times	Compression rate 100-120/min ☐	Compression depth of ≥2 inches ☐	Chest compression fraction >80% ☐	Chest recoil (optional) ☐	Ventilation (optional) ☐	
Ensures that team members communicate well						
Tachycardia Management						
Starts oxygen if needed, places monitor, starts IV						
Places monitor leads in proper position						
Recognizes unstable tachycardia						
Recognizes symptoms due to tachycardia						
Performs immediate synchronized cardioversion						
VF Management						
Recognizes VF						
Clears before analyze and shock						
Immediately resumes CPR after shocks						
Appropriate airway management						
Appropriate cycles of drug–rhythm check/shock–CPR						
Administers appropriate drug(s) and doses						
PEA Management						
Recognizes PEA						
Verbalizes potential reversible causes of PEA (H's and T's)						
Administers appropriate drug(s) and doses						
Immediately resumes CPR after rhythm checks						
Post–Cardiac Arrest Care						
Identifies ROSC						
Ensures BP and 12-lead ECG are performed and O_2 saturation is monitored, verbalizes need for endotracheal intubation and waveform capnography, and orders laboratory tests						
Considers targeted temperature management						

STOP TEST

Test Results	Check **PASS** or **NR** to indicate pass or needs remediation:	☐ **PASS**	☐ **NR**
Instructor Initials ______	Instructor Number ______________	Date ____________	

Learning Station Competency
☐ Bradycardia ☐ Tachycardia ☐ Cardiac Arrest/Post–Cardiac Arrest Care ☐ Megacode Practice

[그림 1-2] ACLS Megacode

-계속

Megacode Testing Checklist: Scenarios 6/11
Bradycardia → VF → PEA → PCAC

American Heart Association.

Student Name ______________________ Date of Test ______________

Critical Performance Steps						Check if done correctly
Team Leader						
Assigns team member roles						
Ensures high-quality CPR at all times	Compression rate 100-120/min ☐	Compression depth of ≥2 inches ☐	Chest compression fraction >80% ☐	Chest recoil (optional) ☐	Ventilation (optional) ☐	
Ensures that team members communicate well						
Bradycardia Management						
Starts oxygen if needed, places monitor, starts IV						
Places monitor leads in proper position						
Recognizes symptomatic bradycardia						
Administers correct dose of atropine						
Prepares for second-line treatment						
VF Management						
Recognizes VF						
Clears before analyze and shock						
Immediately resumes CPR after shocks						
Appropriate airway management						
Appropriate cycles of drug–rhythm check/shock–CPR						
Administers appropriate drug(s) and doses						
PEA Management						
Recognizes PEA						
Verbalizes potential reversible causes of PEA (H's and T's)						
Administers appropriate drug(s) and doses						
Immediately resumes CPR after rhythm checks						
Post–Cardiac Arrest Care						
Identifies ROSC						
Ensures BP and 12-lead ECG are performed and O_2 saturation is monitored, verbalizes need for endotracheal intubation and waveform capnography, and orders laboratory tests						
Considers targeted temperature management						

STOP TEST

Test Results Check **PASS** or **NR** to indicate pass or needs remediation:	☐ **PASS**	☐ **NR**
Instructor Initials ________ Instructor Number ______________ Date ______________		

Learning Station Competency
☐ Bradycardia ☐ Tachycardia ☐ Cardiac Arrest/Post–Cardiac Arrest Care ☐ Megacode Practice

[그림 1-2] ACLS Megacode

-계속

Megacode Testing Checklist: Scenario 9
Tachycardia → PEA → VF → PCAC

American Heart Association.

Student Name ______________________ Date of Test ______________

Critical Performance Steps	Check if done correctly
Team Leader	
Assigns team member roles	
Ensures high-quality CPR at all times: Compression rate 100-120/min ☐; Compression depth of ≥2 inches ☐; Chest compression fraction >80% ☐; Chest recoil (optional) ☐; Ventilation (optional) ☐	
Ensures that team members communicate well	
Tachycardia Management	
Starts oxygen if needed, places monitor, starts IV	
Places monitor leads in proper position	
Recognizes tachycardia (specific diagnosis)	
Recognizes no symptoms due to tachycardia	
Considers appropriate initial drug therapy	
PEA Management	
Recognizes PEA	
Verbalizes potential reversible causes of PEA (H's and T's)	
Administers appropriate drug(s) and doses	
Immediately resumes CPR after rhythm check and pulse checks	
VF Management	
Recognizes VF	
Clears before analyze and shock	
Immediately resumes CPR after shocks	
Appropriate airway management	
Appropriate cycles of drug–rhythm check/shock–CPR	
Administers appropriate drug(s) and doses	
Post–Cardiac Arrest Care	
Identifies ROSC	
Ensures BP and 12-lead ECG are performed and O_2 saturation is monitored, verbalizes need for endotracheal intubation and waveform capnography, and orders laboratory tests	
Considers targeted temperature management	

STOP TEST

Test Results Check **PASS** or **NR** to indicate pass or needs remediation: ☐ **PASS** ☐ **NR**

Instructor Initials ________ Instructor Number ______________ Date ______________

Learning Station Competency
☐ Bradycardia ☐ Tachycardia ☐ Cardiac Arrest/Post-Cardiac Arrest Care ☐ Megacode Practice

[그림 1-2] ACLS Megacode

-계속

Megacode Testing Checklist: Scenario 12
Bradycardia → VF → Asystole/PEA → PCAC

American Heart Association.

Student Name ______________________ Date of Test ____________

Critical Performance Steps	Check if done correctly
Team Leader	
Assigns team member roles	
Ensures high-quality CPR at all times: Compression rate 100-120/min ☐ Compression depth of ≥2 inches ☐ Chest compression fraction >80% ☐ Chest recoil (optional) ☐ Ventilation (optional) ☐	
Ensures that team members communicate well	
Bradycardia Management	
Starts oxygen if needed, places monitor, starts IV	
Places monitor leads in proper position	
Recognizes symptomatic bradycardia	
Administers correct dose of atropine	
Prepares for second-line treatment	
VF Management	
Recognizes VF	
Clears before analyze and shock	
Immediately resumes CPR after shocks	
Appropriate airway management	
Appropriate cycles of drug–rhythm check/shock–CPR	
Administers appropriate drug(s) and doses	
Asystole and PEA Management	
Recognizes asystole and PEA	
Verbalizes potential reversible causes of asystole and PEA (H's and T's)	
Administers appropriate drug(s) and doses	
Immediately resumes CPR after rhythm checks	
Post–Cardiac Arrest Care	
Identifies ROSC	
Ensures BP and 12-lead ECG are performed and O_2 saturation is monitored, verbalizes need for endotracheal intubation and waveform capnography, and orders laboratory tests	
Considers targeted temperature management	

STOP TEST

Test Results Check **PASS** or **NR** to indicate pass or needs remediation: ☐ **PASS** ☐ **NR**

Instructor Initials ________ Instructor Number ______________ Date ____________

Learning Station Competency
☐ Bradycardia ☐ Tachycardia ☐ Cardiac Arrest/Post–Cardiac Arrest Care ☐ Megacode Practice

[그림 1-2] ACLS Megacode

National Registry of Emergency Medical Technicians®
Paramedic Psychomotor Competency Portfolio Manual

MEDICAL AND CARDIAC PHYSICAL ASSESSMENT SKILLS LAB

Student Name: ______________________ Date: ______________

Instructor Evaluator: ______________ Student Evaluator: ______________
Signature Signature

SCORING	
N/A	Not applicable for this patient
0	Unsuccessful; required critical or excessive prompting; inconsistent; not yet competent
1	Not yet competent, marginal or inconsistent, this includes partial attempts
2	Successful; competent; no prompting necessary

Actual Time Started: __________

	SCORE
Scene size-up	
Safety	
Takes appropriate PPE precautions – gloves, gown, goggles, vest, helmet	N/A
Hazards – chemical, thermal, atmospheric, electrical, weapons	N/A
Environment – bystanders, hostile, ambient temperature, adequate space, day/night, patient prone to sudden behavior change	N/A
Number of patients and location	N/A
Clues/evidence at the scene – medication bottles, chemical containers, syringes, illicit drug paraphernalia, etc.	N/A
Additional resources – Hazmat, heavy rescue, law enforcement, bystanders, historians, air medical	N/A
Nature of illness – determines reason for call	N/A
Patient assessment and management	
Begins spinal precautions if indicated	N/A
Primary survey/resuscitation	
General impression	N/A
Patient appearance – posture, position, obvious distress, incontinence, vomiting, odors, pain	N/A
Estimates age, gender and weight of patient	N/A
Manages any gross visible hemorrhage – direct pressure, tourniquet	N/A
Level of responsiveness	
Awake and oriented	N/A
Response to verbal stimuli	
Opens eyes	N/A
Follows simple commands	N/A
Responds to painful stimuli	
Acknowledges presence of stimuli	N/A
Responds to irritation stimuli	N/A
Unresponsive	N/A
Airway	
Assesses airway – position, obstructions	N/A
Manages airway as appropriate – suction, adjunct, modified jaw thrust	N/A
Breathing	
Exposes the chest and inspects for injuries	N/A
Auscultates lung sounds – presence, clarity, abnormal sounds	N/A
Notes minute volume – rate, tidal volume and equal chest rise and fall	N/A

p440/01-15

[그림 1-3] Medical and Cardiac Physical Assessment Skill Lab Form

-계속

Manages any injury compromising ventilations	N/A
Administers oxygen or ventilates with appropriate device – BVM, NRB	N/A
Circulation	
Pulse	N/A
Presence, rate, quality	N/A
Skin	
Color, moisture, temperature	N/A
Turgor, edema	N/A
Capillary refill	N/A
Disability	
GCS – calculates score	N/A
Pupils – size, equality, reactivity to light	N/A
Chief complaint	
Determines chief complaint	N/A
Transport decision	
Critical – begins immediate packaging for transport or resuscitation	N/A
Non-critical – continued assessment on scene	N/A
Vital signs	
Blood pressure	N/A
Pulse	N/A
Respirations	N/A
SpO_2	N/A
Pain – if appropriate	N/A
Secondary assessment – performs secondary physical examination and assesses affected body part(s) or system(s)	
Obtains an oral history – pertinent to situation	N/A
History of the present illness	
SAMPLE – signs/symptoms; allergies; medications; past medical history; last meal; events leading up to injury	N/A
OPQRST – onset; provocation; quality; region/radiation; severity; timing	N/A
Head and Neck	
Immobilization as necessary	N/A
Interviews for pain, recent trauma, events	N/A
Inspects and palpates	
Scalp/skull	N/A
Facial bones	N/A
Facial muscles – symmetry	N/A
Jaw	N/A
Eyes – PERLA, pupil size, ocular movements, visual acuity, position of eyes	N/A
Mouth – assess tongue, says "Ah," color of palate	N/A
Ears – aligns to open canal, discharge	N/A
Nose – discharge, obstruction, nasal flaring	N/A
Neck – lumps, hard nodules	N/A
Trachea – checks for stoma	N/A
Jugular vein status	N/A
Cervical spine processes	N/A

 p440/01-15

[그림 1-3] Medical and Cardiac Physical Assessment Skill Lab Form

-계속

Chest and cardiovascular	
Interviews patient – pain, history, current medications	N/A
Inspects – rate, rhythm, depth, symmetry, effort of breathing, color, scars, lumps	N/A
Palpates – tenderness, lumps	N/A
Auscultates – vesicular, bronchial, bronchovesicular breath sounds in proper locations anteriorly and posteriorly, notes adventitious breath sounds	N/A
Percussion – symmetry of sounds	N/A
Oxygenation/ventilation – adjusts oxygen flow, changes adjunct accordingly, administers appropriate respiratory medications	N/A
Auscultates heart sounds – S_1, S_2	N/A
Cardiac management – monitor/12-lead ECG, medications	N/A
Abdomen and pelvis	
Interviews patient – location, type of pain, duration, events leading up to current complaint, food or products ingested	N/A
Inspects – scars, distention, pulsations, color, including flanks and posterior	N/A
Auscultation – bowel sounds	N/A
Palpation – guarding, tenderness with cough or increasing pressure, pulsations, rigidity	N/A
Assesses pelvic stability	N/A
Extremities	
Interviews patient – location, type of pain, duration, events	N/A
Arms – pulses, edema, capillary refill, grip strength, drift	N/A
Legs – pulses, edema, pressure sores, extension/contraction of legs/feet	N/A
Manages wounds or splints/supports fractures	N/A
Mental status examination	
Appearance – dress, eye contact, posture, depression, violence, facial grimaces, actions, mannerisms	N/A
Speech – spontaneous, slow/fast, volume, clarity, appropriate	N/A
Mood – depressed, euphoric, manic, anxious, angry, agitated, fearful, guilty	N/A
Thoughts – racing, hallucinations, delusions, suicidal, unconnected, disturbed, homicidal	N/A
Neurological	
Interviews patient – pain, paralysis; location, duration, events leading up to, changes over time, past medical history, medications	N/A
Stroke scale – facial droop, arm drift, abnormal speech	N/A
Motor system – posturing, involuntary movements, strength, coordination, flaccid, seizures, gait	N/A
Transportation decision	
Verbalizes destination decision	N/A
Other assessments and interventions	
Utilizes proper diagnostic tools at the appropriate time – ECG, glucometer, capnography	N/A
Performs appropriate treatment at the correct time – IVs, oxygenation/ventilation, medication administration	N/A

p440/01-15

[그림 1-3] Medical and Cardiac Physical Assessment Skill Lab Form

-계속

Affective	
Explains verbally the use of team members appropriately	N/A
Accepts evaluation and criticism professionally	N/A
Shows willingness to learn	N/A
Interacts with simulated patient and other personnel in professional manner	N/A

Actual Time Ended: __________

TOTAL 0 /172

Critical Criteria

___ Failure to recognize life-threatening injuries
___ Failure to take or verbalize appropriate PPE precautions
___ Failure to provide spinal precautions according to scenario
___ Failure to assess or appropriately manage problems associated with airway, breathing, cardiac rhythm, hemorrhage or shock
___ Failure to perform primary survey/management prior to secondary assessment/management
___ Failure to attempt to determine the mechanism of injury
___ Failure to properly assess, manage and package a critical patient within 10 minutes
___ Failure to manage the patient as a competent EMT
___ Exhibits unacceptable affect with patient or other personnel
___ Uses or orders a dangerous or inappropriate intervention
___ Failure to receive a total score of 130 or greater

Comments:

STUDENT SELF-EVALUATION (The examiner is to ask the student to reflect on his/her performance and document his/her response to the following question:)

Were you successful or unsuccessful in this skill? ❑ Successful
❑ Unsuccessful

 p440/01-15

[그림 1-3] Medical and Cardiac Physical Assessment Skill Lab Form

2) 실기시험 항목

표 1-3 대만 실기시험 평가 항목

구분	실기시험 유형	평가 항목
기술시험(시나리오형)	1. 비외상 시나리오(2개)	1. 내과 환자평가 2. 기도 및 O_2 관리 3. 고품질 심폐소생술 4. 제세동기 5. 기관 내 삽관 6. 정맥로 확보 및 약물투여 7. 심전도 측정 및 심전도 판독 8. 감별 진단
	2. 외상 시나리오(2개)	1. 외상 환자평가 2. 기도 및 O_2 관리 3. 척추 고정 4. 지혈법 5. 정맥로 확보 및 수액투여 6. 감별 진단
	3. 소아/신생아 시나리오(1개)	1. 소아/신생아 평가 2. 소아기도 및 O_2 관리 3. 소아/신생아 심폐소생술 4. 기관 내 삽관 5. 약물 6. 감별 진단
구술시험(문답형)	1. 재난관리 2. EMS품질관리 3. HAZMAT관리333 (??) 4. 독성학	분야별 기본지식 문답

3) 실기시험 평가방법

- 실기시험은 크게 2가지 형식으로 나누어져 있으며, 시나리오 형식의 기술시험(5가지)과 문답 형식의 구술시험(4가지)으로 구성된다.
- 기술시험은 5가지 시나리오로 구성되어 있으며, 외상 시나리오 2개, 비외상 시나리오 2개, 소아/신생아 시나리오 1개로 구분된다.
- 구술시험은 4가지 분야에서 진행되며, 세부 분야는 재난관리, EMS 품질관리, HAZMAT 관리, 독성학으로 이루어져 있다.
- 시나리오 형식의 기술 시험은 시험 중 여러 가지 술기를 완수해야 한다. 예를 들면 외상 시나리오 테스트 중 외상환자평가, 산소환기, 지혈, 정맥로 확보, 척추 고정 등을 수행해야한다.
- 평가는 총 3단계로 나누어 세부 평가를 진행하는데, 평가항목으로는 1단계 : 현장평가 및 처치 문항, 2단계 : 이송 중 평가 및 처치 문항, 3단계: 병원 도착 후 인계 문항으로 구분된다.

- 마지막 3단계의 경우 종합평가에서 외상과 비외상의 점수 배점 및 평가항목이 다소 차이가 있으나 미국과 동일하게 간단한 구술시험(Oral Station Scenario) 형태의 지식과 환자상태 표현, 전문성, 팀워크 사항에 대하여 질의 응답하는 항목이 있다.

4) 시험시나리오 및 평가표

표 1-4 대만 실기시험의 외상 시나리오 1과목

□ **문제:** 높은 곳에서 떨어짐
□ **요약:** 25세 남자, 군인, 지휘센터에서는 3층 높이에서 떨어진 것으로 의심되는 현장 출동 지령을 알렸다.
가장 가까운 병원은 구급차로 30분 소요
□ **장비 준비:** 마네킹, 응급처치 키트(산소 포함), 경추보호대, 긴 척추고정판

평가관은 응시자가 준비되면 다음 정보를 제공한다.

- **상황 정보:** 현재는 오후 3시, 관할 구역 내 25세 남성이 추락 한 것으로 알려졌다.
- **신고 내용:** "높은 곳에서 떨어짐"
- **발생 장소:** 지역 군부대, 가장 가까운 병원은 구급차로 30분
- **차량 장비:** 표준 응급 처치 장비, LMA와 Endo가 있다.
- **기타 사항:** 모든 질문은 기본적으로 답변한다.

제1부 : 현장 평가 및 처치 (43점)

상황 정보를 읽은 후, 현장안전 및 개인 감염방지, 병력조사 및 수험생이 작성한 현장 평가 및 처치를 검사하고 점수를 매긴다.
다음 정보는 응시자의 요청에 따라 제공 될 필요 없이 제공된다.

- 현장 안전 확인
- 감염방지(장갑, 마스크, 고글)
  주요 문제: 팀원은 환자가 추락 한 환자라는 것을 알고 있다.
- 환자의 주요 증상: 3층에서 실수로 떨어져 배꼽 아래로 마비감을 느낄 것이다.
- 사고기전: 잡담 중 떨어짐
- 과거 병력: 없음
- 알레르기 이력: 없음
- 약물 이력: 없음
- 마지막 식사: 점심식사
- 부상기전: 3층에서 떨어짐

[기본 평가]

- 의식 평가: 명확한 인식
- A: 환자 입 안에 출혈이 없고 스스로 말할 수 있어 기도는 개방된 상태, 경추에 명백한 압통이 없다. 그러나 환자는 높은 곳(3층)에서 떨어졌으며, 경추보호대를 사용하여 외상을 평가해야 한다.
- B: 부드러운 호흡, 호흡 20회/분, 정상적인 양측 호흡음, 중얼거림, 기관 편위 없음, 목정맥 팽대 없음, 명백한 흉부 외상 없음
- C: 양쪽의 요골 동맥: 촉지 되지 않음, 경동맥: 촉지됨, 모세혈관 재충혈 시간 >4초, 차가운 사지와 창백한 피부
- 골반 안정성 테스트: 골반을 누르자마자 소리가 나고 불안정함. 오른쪽 천골에서 상당한 멍과 붓기. 불안정한 골반 고정 (삼각타올, 시트 등으로 고정 가능)

-계속

표 1-4 대만 실기시험의 외상 시나리오 1과목

□ **평가관 질문:** 현장에서 IVF를 어떻게 줄 수 있습니까?
▸ **답:** 현장에서 병원까지 멀기 때문에 N/S 또는 L/R를 제공해야합니다. full run

- D: GCS: E4 V5 M6, 동공크기: 2.5 / 2.5, 대광반사: +/+
  신경 학적 검사: 배꼽 아래에서 마비 증상으로 다리를 들어 올릴 수 없음

□ **평가관 질문:** 환자는 임상 검사에서 어느 부위 골절을 의심해야 합니까?
▸ **답:** T10

- E: 등에 멍이 들고 통증을 호소한다. 등을 고정시키기 위해 KED와 긴척추고정판을 고려한다.

□ **평가관 질문:** 이 환자에게 쇼크 징후가 있습니까? 어떻게 아십니까?
▸ **답:** 네 있습니다, 요골 동맥이 촉지되지 않고, 모세혈관재충혈 시간이 4 초를 초과합니다, 사지, 창백한 피부 등은 명백한 쇼크 징후입니다.

□ **평가관 질문:** 이 환자는 어떤 종류의 쇼크를 받을 수 있습니까?
▸ **답:** 신경학적 또는 출혈성 쇼크.

□ **평가관 질문:** (위 두 가지 질문에 모두 대답하는 경우) 활력 징후로 구별하는 방법은?
▸ **답:** 출혈성 쇼크는 일반적으로 빠른 심장 박동을 유발하는 반면 신경학적 쇼크에는 일반적으로 서맥을 동반합니다.

□ **평가관 질문:** 명백한 환자의 하지 마비로 인한 진단은 무엇입니까?
▸ **답:** 척추손상

제2부 : 이송 중 평가 및 처치 (42점)

□ 현장에서 2차 평가는 수행되지 않는 것은 빠른 이송이 필요한 환자로 판단되어야하며 차량에서 2차 평가가 완료되어야 한다.
□ **이송 중 생체징후:** 의식 명료, **GCS:** E4 V5 M6, 호흡 20회/분, 맥박 120회/분, 혈압 80/50 mmHg, SpO_2 100%, 땀이 난 창백한 안색, 정상 체온 36.4℃, **동공 크기:** 2.5/2.5, **대광반사:** +/+, **혈당 수치:** 100mg/dl.
□ **이차평가:** 오른쪽 골반의 타박상과 등의 타박상을 제외하고 명백한 외상 없음
□ **평가관 질문:** 이송 단계에서 주의해야 할 사항이 있습니까?
▸ **답:** 평평하게 눕혀 이송 (사지 상승은 효과적이지 않으며, 환자는 흉추 골절과 골반강 골절이 의심됩니다).

제3부 : 병원 도착 후 인계 (15점)

□ (수험생이 물어보면 정보 제공: 현재 환자의 활력 징후: 혈압 100/70mmHg, 맥박 100회, GCS: E4V5M6, 산소포화도 100%).
□ **평가관 질문:** 이 환자에 대해 가능한 진단은 무엇입니까?
▸ **답:** (1) 골반 골절 (2) 척추성 쇼크 (3) 출혈성 쇼크 (4) T10 골절

표 1-5 대만 실기시험 외상시나리오 1과목 평가표

실기시험 구분채점기준 평가항목	배분	점수
제1부: 현장평가 및 처치	57	
현장안전, 감염방지	1	
완전한 외상 예비 평가 단계		
A: airway and C-spine (경추보호대 미 착용시 0점 처리)	5	
B: breathing	2	
C: circulation and stop bleeding 평가	2	
골반안정화 테스트	5	
골반고정	5	
현장에서 IVF를 어떻게 제공하는가?	2	
D: disability: 평가	2	
임상 검사에 근거하여 어느 부위 골절이 의심됩니까?	5	
환자 등 고정(KED)	2	
E: exposure: 평가	2	
쇼크의 징후가 있는가? 어떻게 알 수 있는가?	5	
어떤 유형의 쇼크를 받을 수 있는가?	5	
(위 두 가지 질문에 대답한다면) 활력징후로 구별하는 방법은?	5	
명백한 환자의 하지마비로 인한 진단은 무엇입니까?	5	
응급의료 기록 조회(외상 포함)	1	
긴척추고정판 적용	3	
제2부: 이송 중 평가 및 처치	19	
이송 중 활력징후 측정	5	
이차평가 완료작업	10	
이송 중 주의해야 할 사항이 있습니까?	4	
제3부: 병원 도착 후 인계	24	
도착 후 인계사항 (1) 손상기전 (2) 환자 상태가 완전히 전달되는지 여부(생체징후 포함) (3) ① 골반 골절 ② 척추성 쇼크 ③ 출혈성 쇼크 ④ T10골절 (진단 당 4점)	20	
전문성, 현장통제, 팀워크, 지식 및 기술	4	
총점	100	

3. 호주의 실기시험 분석

1) 실기시험 평가방법

각 시나리오에 따라 즉시 학생들은 각 카테고리를 사용하여 자신의 성과를 평가해야 한다. 시나리오에서 여러 학생이 독립적으로 다른 학생을 채점하여 자신의 성찰을 제공하고, 평가자와 토론에 앞서 생각을 구하며, 다른 학생의 점수를 채점한다. 총점은 Part A와 Part B로 구분 되며 총 10점을 기준을 평가한다. 시나리오에 따라 현장평가, 평가, 술기, 의사소통, 팀확인 등의 평가 요소가 포함된다.

2) 실기시험 평가표

Marking Rubric

Student:
Module Number:
Tutor:

CONSENSUS MARKING
PART A
CASE REFLECTION
Immediately following each scenario, students are requested to evaluate their performance using each of the categories. (Multiple students from a scenario may be marked independently, providing their own reflection/ thoughts are sought prior to tutor discussion/ grading of other students)

		Student	Tutor
SCENE	Answer 'Yes' if you believe you satisfied the questions below. • Was the scene approached safely? • Were all relevant variables considered? • Should you have done anything differently to improve the case outcomes?	Yes/No	Yes/No
		Consensus	
		/1	
REASONING	Answer 'Yes' if you believe you satisfied the questions below. • Was all the key information obtained? • Was information interpreted correctly/ afforded appropriate consideration? • Were actions well justified?	Yes/No	Yes/No
		Consensus	
		/1	
SKILLS	Answer 'Yes' if you believe you satisfied the questions below. • Were all skills performed safely? • Was equipment used confidently? • Were skills delivered proficiently? (In a timely manner?)	Yes/No	Yes/No
		Consensus	
		/1	
COMMUNICATION	Answer 'Yes' if you believe you satisfied the questions below. • Was there effective communication established/maintained between; o Crew(s) o Patient(s) and/or others o COMMS/ Other service providers • Were appropriate requests made of appropriate persons at the appropriate times?	Yes/No	Yes/No
		Consensus	
		/1	
LEAD/TEAM	Answer 'Yes' if you believe you satisfied the questions below. • Were roles clearly defined? • Were clear directions provided? • Were team actions intuitive and /or responsive?	Yes/No	Yes/No
		Consensus	
		/1	

ASSESSOR DECISION
PART B
CASE OUTCOME

5= Excellent. Faultless 4= Only minor improvements can be suggested 3= Satisfactory outcome, satisfactory performance. Multiple areas for improvement 2=Unsatisfactory. 1=Poor. Foreseeable that harm/ detriment could result 0= Critical Errors	/5
	Total Score. (Part A + B /10

[그림 1-4] 호주 응급구조사 시험지 체크리스트 및 CRITICAL CRITERIA

4. 말레이시아의 실기시험 분석

말레이시아의 실기시험은 수기문항과 진료문항, 구술문항의 3가지 항목으로 이루어져있다. 수기문항과 진료문항은 기도 및 호흡관리, 심장질환처치, 외상처치의 3가지 분야로 구분되어 있으며, 구술문항은 응급처치 관련 기본지식에 대해 1시간 동안 40개의 문제를 묻고 답하며, 70%이상 답변을 해야 합격의 기준이 된다.

수기문항과 진료문항의 구분되는 점은 수기문항의 경우 단순 술기 평가로 8개의 평가 항목이 있으며, 진료문항은 시나리오 식 평가로 4개의 평가 항목으로 구분되어 기도폐쇄 환자, 흉부 불편감 호소 환자, 출혈 환자, 가슴외상 환자에 대한 환자평가와 처치의 전체 과정을 평가한다. 말레이시아 구급대원은 ACLS, ATLS 자격증 있으면, 현장응급범위에서 응급처치가 가능하다고 한다.

표 1-6 말레이시아 실기시험 항목

방법	구분	평가항목
수기문항 OSCE	기도 및 호흡관리	1. 기관 내 삽관 2. 성문 외 기도기
	심장질환처치	1. 12리드 심전도 측정 및 판독 2. 수동 제세동
	외상처치	1. 개방성 가슴손상 평가 및 처치 2. 골반 바인더 적용 3. 누운 환자의 고정 4. 앉은 환자의 고정
진료문항 MOULAGE	기도 및 호흡관리	기도폐쇄 환자의 평가 및 처치
	심장질환처치	흉부 불편감 호소 환자의 평가 및 처치
	외상처치	1. 출혈 환자의 평가 및 처치 2. 가슴외상 환자의 평가 및 처치
구술문항 MCQ (theory Multiple Choice Question)	구술시험(1시간 40문항)	관련 기본지식 문답(70% 이상 합격)

5. 영국의 실기시험 분석

영국의 응급구조사는 처치 범위 및 교육 수준에 따라 3단계로 분류되며, 초급 응급구조사인 care assistant, 중급 응급구조사인 technician, 고급 응급구조사인 paramedic이 있다.

각 자격별 필요한 술기를 배우고 평가에 합격하면 해당 자격을 취득하는 시스템으로, 상위 단계 자격 취득을 위해 각 단계별 교육과정을 거치고 시험을 치른다.

우리나라의 1급 응급구조사에 해당하는 고급 응급구조사인 paramedic은 제세동, 기관 내 삽관, 정맥로 확보 및 수액주입, 다양한 경로의 약물투여와 관련된 내용으로 임상술기 평가를 실시하고 해부/생리, 호흡기, 심혈관, 신경계와 관련된 필기평가를 실시한다.

표 1-7 영국의 Clinical ambulance staff의 분류에 따른 기본사항

구분	필요한 술기	평가방법
care assistant	Moving & handing First aid	실습평가 필기평가
technician	Pre-hospital emergency care(6~9주) 실습평가(감독 하에 1년 이상)	실습/필기 평가 적임평가
paramedic	480시간의 수련 80시간의 병원 실습 및 술기 평가 -제세동 -기관 내 삽관 -정맥로 확보 및 수액주입 -다양한 경로를 통한 약물 투여	임상술기 평가 자료수집
	해부/생리 호흡기 심혈관 신경계	필기평가

PART Ⅱ

병원전 시뮬레이션 사례

1

내과 시뮬레이션

1. 복통 환자의 평가와 처치

1) 시나리오 개요

- **일반적 소견:** 오후 10시경 환자(여, 50)가 복통을 호소하면서 거실 바닥에 배를 웅크리고 땀을 흘리면서 뒹굴고 있음
- **주호소(증상):** 복통(P)

2) 평가항목

- 환자평가 필수항목
- 응급처치 절차 및 방법
- 응급처치 시 주의사항

3) 실습 목표

- 환자 상태를 적절히 평가하여 임상적 특징과 병력 정보를 수집한다.
- 이학적 검진을 통해 복부통증의 원인을 감별한다.
- 정맥로 확보 및 수액투여를 위한 직접의료지도를 요청하고, 환자의 정보를 적절히 제공한다.

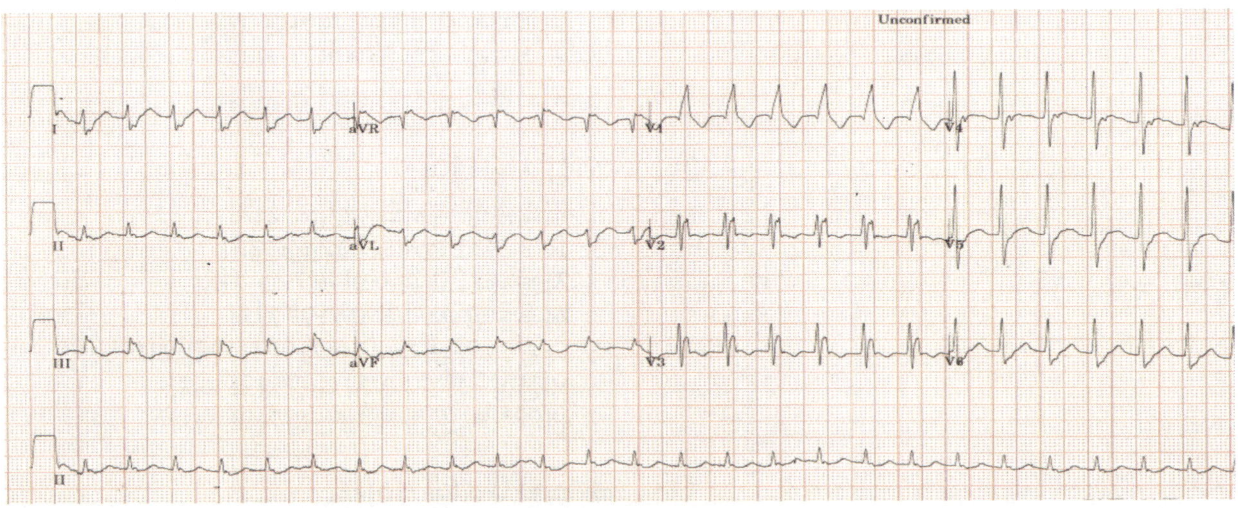

규칙		P : QRS		맥박		QRS 군	
P파		PR 간격		ST 분절		진단	

4) 시뮬레이션 셋업(준비물)

- **환경:** 거실(가정집)
- **마네킨:** 거실에 누워 있음
- **마네킨:** Hi-Fi simulator - Simman 3G 또는 ALS simulator
- **준비물:** 구급장비, 휴대용 산소 소생기, 제세동기, VS 측정 가방, 약물가방(정맥로 확보 세트 포함)
- 도우미 1인, 환자역할 – 병력, 증상 등 문진 시 정보 제공

5) 현장조사

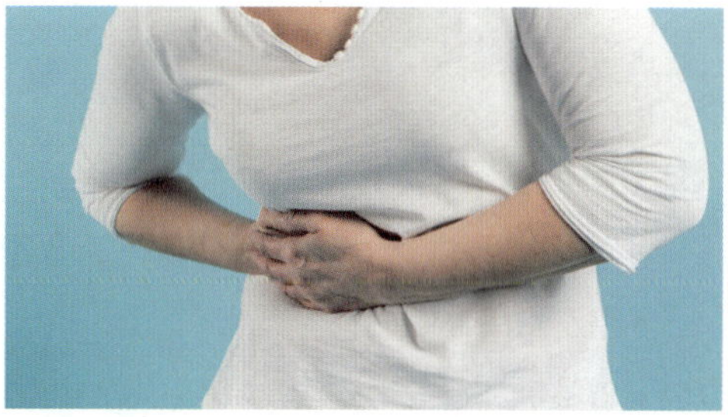

오후 10시경 환자(여, 50)가 식당에서 돌아온 후 갑자기 복통 시작되었고 남편이 119구급대에 신고 되었다. 즉시 인근 119구급대원이 현장에 출동한다. 현장에 도착했을 때 환자는 복부 광범위한 압통과 긴장된 상태로 복통을 호소한다.

6) 생각할 문제

복통 환자의 현장조사를 보고, 다음의 순서에 따라 토론한다(4명 팀원 5분). 환자평가와 처치(10분 이내)에 대한 학생의 질문(V/S)에 교수가 답해 준다. 교수역량에 따라 환자 상태 변경 가능하다.

- 필요장비
- 현장조사
- 일차평가
- 이송결정(근거)
- 이차평가
- 추정진단
- 응급처치
- 이송 중 처치
- 병원도착 시 인계요령

7) 필요 술기

- 환자 평가

  일차 평가 – 의식상태, 기도, 호흡, 순환 평가

  이차 평가 – 활력징후, 주호소에 근거한 이학적 검진, 중증외상 대상자는 의식상태 GCS평가, 동공평가, 현재병력 정보 수집
- 제세동기를 이용한 감시(심전도, 혈압, 맥박수, 호흡수, 산소포화도)
- 적절한 산소포화도 유지
- 직접의료지도에 의한 응급처치 요청
- 정맥로 확보

8) 환자평가 결과

- 일반적 소견: 땀을 흘리면서 짧은 호흡을 하며 누워 있는 50대 여자 환자
- 주호소: 복부 통증
- 일차평가

  의식 수준: 통증에 반응(P)

  A: 개방

  B: 얕고 빠른 호흡(24회/분), 호흡곤란

  C: 약하고 규칙적으로 촉진(130회/분)

  D: AVPU(GCS)

  E: 통증 부위 노출
- 이송 결정 근거: 통증 양상
- 활력징후(최초)

  혈압(95/50mmHg), 맥박수(130회/분), 호흡(24회/분), 체온(36.2℃), 산소포화도(89%)

  GCS: 12 (E2 V5 M5)
- 현재병력

  O: 집에 들어온 후 갑자기 발생

  P: 완화요인 없으며, 지속적으로 통증 있음

  Q: 찌르는 통증

  R: 복부 전체 통증, 우측 옆구리 아래 전이통

  S: 10점

  T: 지속시간 30분
- 과거병력

  Allergy: 모름

  Medications: 항고혈압제

  Past Medical Hx: 고혈압

  Last oral intake: 3시간 전 저녁식사 함

  Event : 귀가하고서 바로 증상 발생

- 가족력: 특이 사항 없음
- 사회력: 특이 사항 없음
- 심전도(최초)

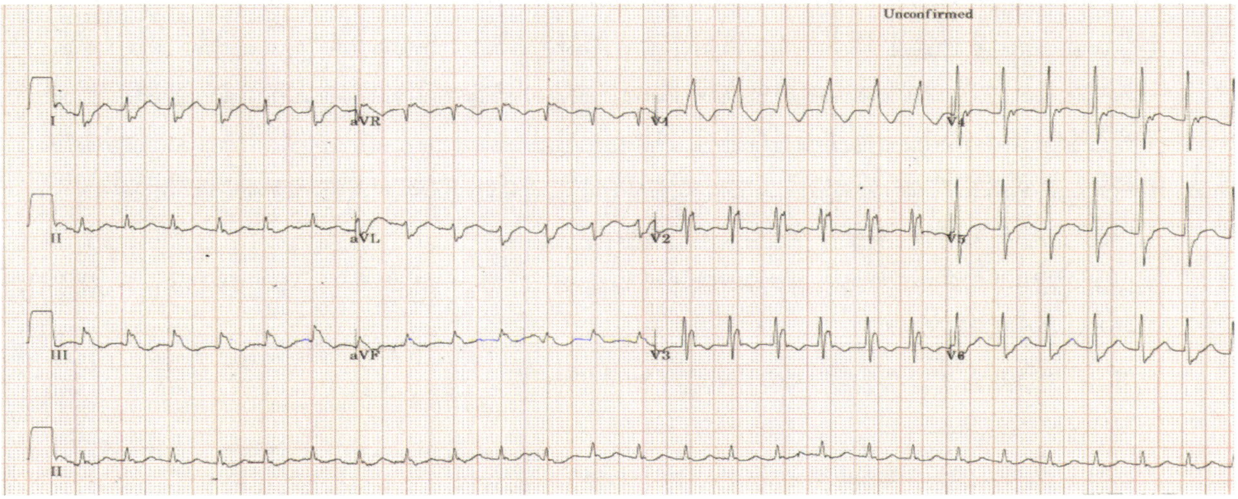

- 신체검진(초기)

  얼굴: 양측 동공 크기 정상, 동일, 대광반사 정상

  목: 기관은 정중앙, 목정맥 팽대(-)

  가슴: 규칙적 심음, 심잡음(-), 가슴 통증(-), 호흡곤란(+)

  양쪽 동일한 호흡음(정상)

  복부: 복부강직(+), 압통(전벽,+), 복통(전벽, +), 불편감(+)

  사지: 오목부종(-), 창백한 피부(+), 축축한 피부(식은땀)(+), 우측 넙다리동맥 약함
- 추정 진단: 복대동류 파열
- 현장 또는 이송 중 응급처치

  ① 활력징후를 매 3~5분 마다 확인, 환자평가와 응급 처치를 재확인

  ② 직접의료지도 요청 후 정맥로 확보와 수액 투여(두 곳)

  ③ 이송병원에 환자 정보 통보
- 디브리핑

  ① 복대동맥류 파열과 관련된 증상징후

  ② 쇼크 환자에게 적절한 응급처치

  ③ 복대동맥류 파열 환자의 적절한 이송병원

- 시나리오 알고리즘의 세부설명

① 마네킨은 거실에 눕혀서 시작(도우미로 대체 할 수 있음)

② 현장 도착시 환자는 10시쯤 집에 돌아온 후 갑자기 복통이 발생 했다는 정보를 줌.

③ 명시된 구급장비 외 다른 장비와 약물은 준비되지 않음

④ 실습생이 동맥류 파열 상태를 인지하지 못하는 경우, 환자는 “쇼크 가능성이 있다”라고 진술함 함

⑤ 환자의 의식, 호흡, 맥박을 빠르게 확인 후 제세동기의 EKG 전극을 부착하고 심전도 분석을 시행해야 함.

⑥ 산소포화도는 94%이상 유지, 필요하다면 산소 투여.

⑦ 의식수준, 활력징후, 심전도, 산소포화도 감시를 시행하고, 필요한 추가적 처치를 시행해야 함

⑧ 의료지도를 통해 정맥로 확보와 수액투여 지도를 받음.

⑨ 의료지도를 통해 환자 정보와 급성 복증 가능성에 대해 충실히 제공하고, 가까운 심혈관 중재술이 가능한 응급의료센터로 이송할 것을 이야기 함.

⑩ 협심증 악화로 쇼크 및 부정맥 발생에 대비하기 위해 정맥로 확보

⑪ 시뮬레이션의 종료

i) 피평가자가 모든 처치를 마치고 환자 이송 지시

ii) 시간 내에 정맥로 확보 미실시

iii) 의료지도 요청 및 병원 선정 못하고 10분경과

9) 시나리오 알고리즘

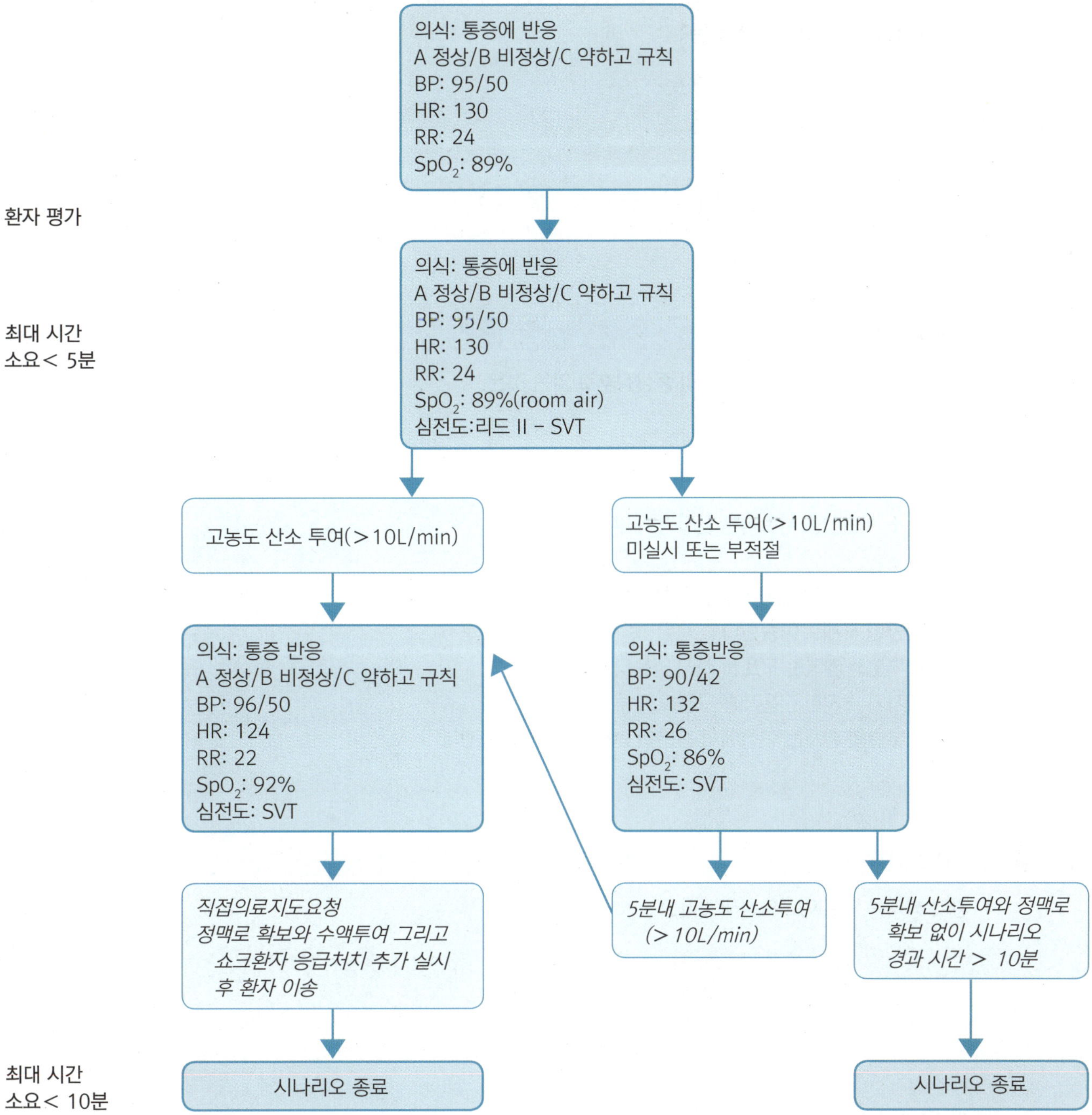
의식: 통증에 반응
A 정상/B 비정상/C 약하고 규칙
BP: 95/50
HR: 130
RR: 24
SpO2: 89%
환자 평가
최대 시간
소요< 5분
의식: 통증에 반응
A 정상/B 비정상/C 약하고 규칙
BP: 95/50
HR: 130
RR: 24
SpO2: 89%(room air)
심전도:리드 II - SVT
고농도 산소 투여(>10L/min)
고농도 산소 두여(>10L/min)
미실시 또는 부적절
의식: 통증 반응
A 정상/B 비정상/C 약하고 규칙
BP: 96/50
HR: 124
RR: 22
SpO2: 92%
심전도: SVT
의식: 통증반응
BP: 90/42
HR: 132
RR: 26
SpO2: 86%
심전도: SVT
직접의료지도요청
정맥로 확보와 수액투여 그리고
쇼크환자 응급처치 추가 실시
후 환자 이송
5분내 고농도 산소투여
(> 10L/min)
5분내 산소투여와 정맥로
확보 없이 시나리오
경과 시간 > 10분
최대 시간
소요< 10분
시나리오 종료
시나리오 종료

10) 정리

정리문제 1

Q1. 복대동맥류 파열의 증상징후는?

Q2. 쇼크 환자의 적절한 응급처치는?

정리문제 2

Q1. 다음 중 복대동맥류 파열 환자의 증상징후로 맞는 것은?

① 둔탁한 통증이 있다.
② 고혈압 지속된다.
③ 전반적 복부 압통이 있다.
④ 평소 저혈압을 치료하는 환자가 대부분이다.

Q2. 다음 중 급성 복통 환자의 응급처치로 맞는 것은?

① 편안한 자세로 이송한다.
② 대부분의 환자는 구토를 하지 않는다.
③ 환자가 소지한 진통제를 구강으로 투여한다.
④ 대부분의 환자는 현장에서 충분히 안정시킨 후 이송한다.

SUMMARY

1. 환자 상태를 의료지도 요청해 보세요.

2. 구급일지를 작성해 보세요.

정리문제 2 정답 1. ② 2. ①

시나리오 채점 기준 평가지

복통 시나리오 채점 기준 평가지

실습생 이름:		날짜:	. . .	평가자:	(인)

시나리오 수행 평가

현장	아래의 질문에 만족했다고 생각되면 해당 항목에 체크하세요.	평가자
	• 현장에 안전하게 접근하였는가?	□ 2
	• 현장평가에 모든 관련 요소를 고려하였는가?(주호소에 관한 정보를 제공하는 시각적 단서가 있는지 확인한다)	□ 2
	• 케이스 결과를 개선하기 위해 어떠한 조치를 취하였는가?	□ 2
환자평가	아래의 질문에 만족했다고 생각되면 해당 항목에 체크하세요.	평가자
	• 모든 주요 정보를 얻었는가?	□ 2
	• 정보가 올바르게 해석되었는가?/적절한 고려를 받았는가?	□ 2
	• 조치에는 정당한 이유가 있는가?	□ 2
술기	아래의 질문에 만족했다고 생각되면 해당 항목에 체크하세요.	평가자
	• 모든 술기가 안전하게 수행되었는가?	□ 2
	• 장비를 적절하게 선택하여 사용하였는가?	□ 2
	• 술기를 직질한 시기에 능숙하게 시행하었는가?	□ 2
의사소통	아래의 질문에 만족했다고 생각되면 해당 항목에 체크하세요.	평가자
	• 효과적인 의사소통이 수립되고, 유지되었는가? – 팀원 – 환자 또는 관계자(보호자) 또는 다른 의료제공자(의료지도/지도의사) • 적절한 시기에 적절한 사람에게 적절한 요청을 하였는가?	□ 2 □ 2 □ 2
팀 확인	아래의 질문에 만족했다고 생각되면 해당 항목에 체크하세요.	평가자
	• 역할을 명확하게 지정(지시)하였는가?	□ 2
	• 지시한 업무(역할)에 명확한 지침이 제공되었는가?	□ 2
	• 팀 활동이 직관적이고 /또는 대응력이 있었는가?	□ 2
통합평가	아래의 질문에 만족했다고 생각되면 해당 항목에 체크하세요.	평가자
	• 적절한 현장운영, SOAP를 요약해서 제공했는가?	□ 2
	• 이송결정 및 대안을 고려했는가?	□ 2
	합계	/ 34

심사위원 평가

숙련도 다음 항목에 체크하세요. 매우잘함 ⑥ — 잘함 ④ — 보통 ② — 잘못함 ⓪	총점: 시나리오 수행평가(34)+숙련도 평가(6) [ ] /40
Critical Point 1. 복통환자 일차평가와 이차 평가를 통해 쇼크 상태임을 인지함 □ 2. 저산소증과 저혈압 등 2차 손상을 방지함 □ 3. 의료지도를 통해 긴급 이송되어야 할 정보를 제공함 □	**종합의견**

2. 약물 중독 환자의 평가와 처치

1) 시나리오 개요

- **일반적 소견:** 오후 1시경 환자(여, 50)가 의식저하 상태로 거실(가정집)에 누워 있음
- **주호소(증상):** 의식저하(P)

2) 평가항목

- 환자평가 필수항목
- 응급처치 절차 및 방법
- 응급처치 시 주의사항

3) 실습 목표

- 환자 상태를 적절히 평가하여 임상적 특징과 병력 정보를 수집한다.
- 이학적 검진을 통해 환자상태를 파악한다.

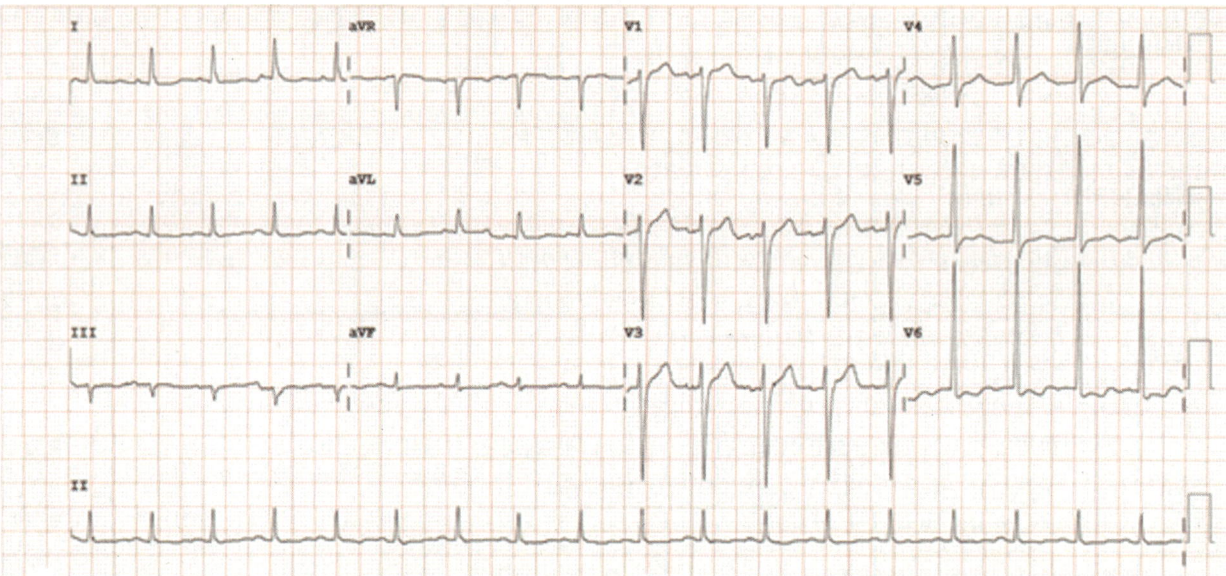

규칙		P : QRS		맥박		QRS 군	
P파		PR 간격		ST 분절		진단	

4) 시뮬레이션 셋업(준비물)

- **환경:** 거실(가정집)
- **마네킨:** 거실에 누워 있음
- **마네킨:** Hi-Fi simulator - Simman 3G 또는 ALS simulator
- **준비물:** 구급장비, 휴대용 산소 소생기, 제세동기, VS 측정 가방, 약물가방(정맥로 확보 세트 포함)
- 도우미 1인, 환자역할 – 병력, 증상 등 문진 시 정보 제공

5) 현장조사

오후 1시경 남편(신고자)이 집에 들어와 보니 환자(여,50)가 무의식 상태로 거실에 누워 있어서 119에 신고된다. 즉시 인근 119구급대원이 현장에 출동한다. 119구급대원이 현장에 도착했을 때 술병과 약통(삼환계 항우울제)이 주변에 놓여 있으며 환자는 신음 소리를 내고 있는 상황이다.

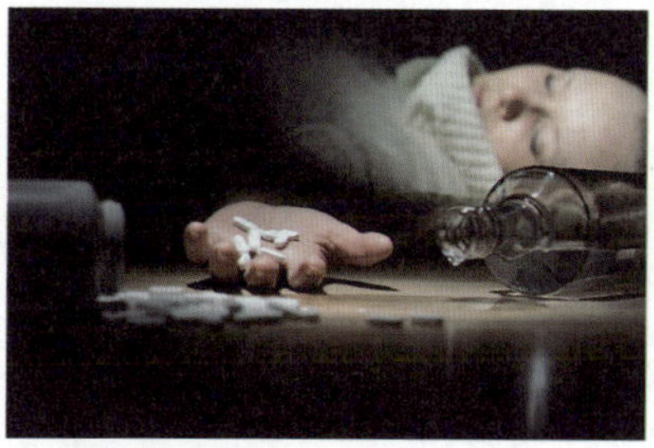

출처: https://www.avensonline.org/blog/drug-over-dosage.html

6) 생각할 문제

약물중독 환자의 현장조사를 보고, 다음의 순서에 따라 토론한다(4명 팀원 5분).
환자평가와 처치(10분 이내)에 대한 학생의 질문(V/S)에 교수가 답해 준다. 교수역량에 따라 환자 상태 변경 가능하다.

- 필요장비
- 현장조사
- 일차평가
- 이송결정(근거)
- 이차평가
- 추정진단
- 응급처치
- 이송 중 처치
- 병원도착 시 인계요령

7) 필요 술기

- 환자 평가

  일차 평가 – 의식상태, 기도, 호흡, 순환 평가

  이차 평가 – 활력징후, 주호소에 근거한 이학적 검진, 중증외상 대상자는 의식상태 GCS평가, 동공평가, 현재병력 정보 수집
- 제세동기를 이용한 감시(심전도, 혈압, 맥박수, 호흡수, 산소포화도)
- 적절한 산소포화도 유지
- 직접의료지도에 의한 응급처치 요청
- 정맥로 확보

8) 환자평가 결과

- 일반적 소견: 짧은 호흡을 하는 거실에 누워 있는 50세 여자 환자
- 주호소: 의식저하
- 일차평가(초기평가)

  의식 수준: P

  A: 개방

  B: 얕고 느린 호흡(10회/분)

  C: 약하고 빠른 맥 촉진(120회/분)

  D: AVPU(GCS)

  E: 심전도 전극 부착을 위한 가슴 부위 노출
- 이송 결정 근거: 의식 감소

  빠른 이송 – 의식장애
- 활력징후(최초)

  혈압(90/60mmHg), 맥박수(120회/분), 호흡(10회/분), 체온(37.6℃), 산소포화도(91%)
- 현재병력

  O: 알 수 없음

  P: 알 수 없음

  Q: 알 수 없음

  R: 알 수 없음

  S: 알 수 없음

  T: LNT(last normal time: 금일 8시 출근 시) LAT(last abnormal time: 금일 오후 1시경)
- 과거병력

  Allergy: 없음

  Medications: 항우울제, 고혈압약

  Past Medical Hx: 우울증, 고혈압

  Last oral intake: 알 수 없음

  Event: 점심 식사를 위해 집에 들어 왔는데 배우자가 의식 없는 상태로 누워 있었음

- 가족력: 특이 사항 없음
- 사회력: 알코올(소주 2병 정도. 주 1회)
- 심전도(최초)

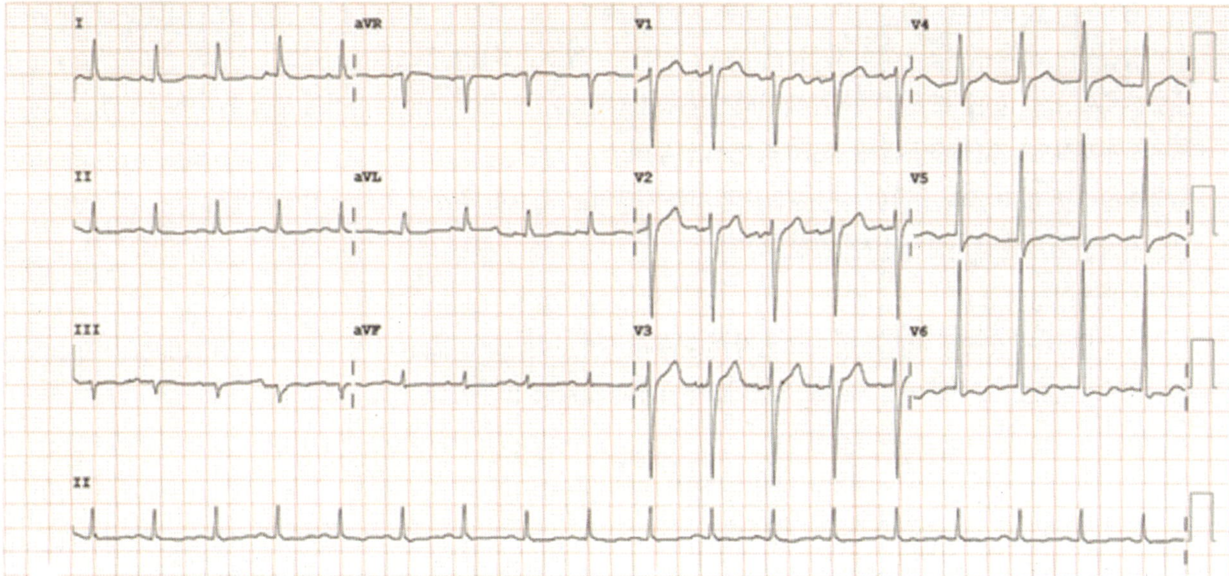

- 신체검진(초기)

얼굴: 양측 동공 크기 정상, 동일, 대광반사(느림)

목: 기관은 정중앙, 목정맥 팽대(-)

가슴: 규칙적 심음, 심잡음(-),

양쪽 동일한 호흡음(정상), 호흡 느림

복부: 복부강직(-), 압통(-)

사지: 오목부종(-), 청색증(-), 곤봉지(-), 축축한 피부(식은땀)(+)

- 추정 진단: 삼환계 항우울제 중독
- 현장 또는 이송 중 응급처치

① 활력징후를 매 3~5분마다 확인, 환자평가와 응급 처치를 재확인

② 직접의료지도 요청 후 정맥로 확보

③ 이송병원에 환자 정보 통보

- 디브리핑

① 환자평가 및 이송병원 선정 적절성 여부

② 삼환계 항우울제 중독시 증상징후

③ 12유도 심전도 측정 및 판독 가능 여부

- 시나리오 알고리즘의 세부설명

① 마네킨은 거실에 누워있는 상태에서 시작(도우미로 대체 할 수 있음)

② 119구급대원이 현장 도착 시 보호자는 환자의 과거병력, 발견 경위에 대한 정보를 제공

③ 명시된 구급장비 외 다른 장비와 약물은 준비되지 않음

④ 실습생이 약물 중독을 인지하지 못하는 경우, 환자는 우울증 치료를 받고 있다고 보호자가 진술

⑤ 환자의 의식, 호흡, 맥박을 빠르게 확인 후 제세동기의 EKG 전극을 부착하고 심전도 분석을 시행해야 함.

⑥ 산소포화도는 94%이상 유지, 필요하다면 산소 투여.

⑦ 의식수준, 활력징후, 심전도, 산소포화도 감시를 시행하고, 필요한 추가적 처치를 시행해야 함

⑧ 심각한 쇼크에 대비하기 위해 정맥로 확보

⑨ 시뮬레이션의 종료

　ⅰ) 피평가자가 모든 처치를 마치고 환자 이송 지시

　ⅱ) 의료지도 요청 및 치료 가능한 응급의료센터 선정 못하고 10분경과

9) 시나리오 알고리즘

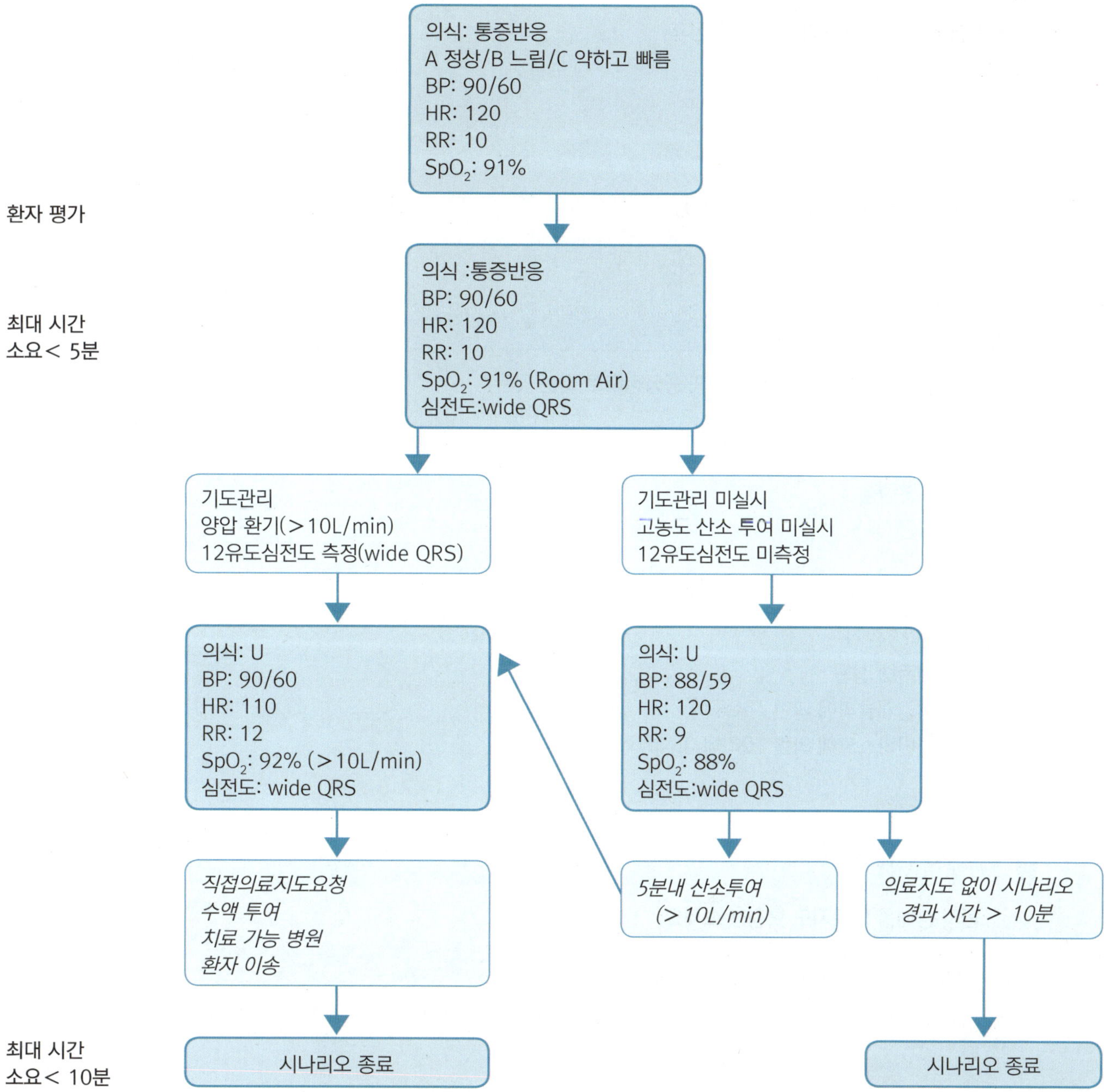
의식: 통증반응
A 정상/B 느림/C 약하고 빠름
BP: 90/60
HR: 120
RR: 10
SpO2: 91%
환자 평가
의식 :통증반응
BP: 90/60
HR: 120
RR: 10
SpO2: 91% (Room Air)
심전도:wide QRS
최대 시간
소요< 5분
기도관리
양압 환기(>10L/min)
12유도심전도 측정(wide QRS)
기도관리 미실시
고농노 산소 투여 미실시
12유도심전도 미측정
의식: U
BP: 90/60
HR: 110
RR: 12
SpO2: 92% (>10L/min)
심전도: wide QRS
의식: U
BP: 88/59
HR: 120
RR: 9
SpO2: 88%
심전도:wide QRS
직접의료지도요청
수액 투여
치료 가능 병원
환자 이송
5분내 산소투여
(>10L/min)
의료지도 없이 시나리오
경과 시간 > 10분
최대 시간
소요< 10분
시나리오 종료
시나리오 종료

10) 정리

정리문제 1

Q1. 삼환계 항우울제 중독 시 증상징후?

Q2. 약물중독 환자의 일반적 응급처치?

정리문제 2

Q1. 다음 중 삼환계 항우울제 중독의 증상징후로 맞는 것은?

① 의식명료
② 체온정상
③ 호흡정상
④ 넓은 QRS

Q2. 삼환계 항우울제 중독 시 호흡억제의 경우 병원 전 산소투여 방법은?

① BVM 환기
② 기관내 삽관
③ 비강캐뉼라에 의한 산소투여
④ 일반마스크에 의한 10리터 이상의 산소투여

SUMMARY

1. 환자 상태를 의료지도 요청해 보세요.

2. 구급일지를 작성해 보세요.

정리문제 2 정답 1. ④ 2. ①

시나리오 채점 기준 평가지

약물중독 시나리오 채점 기준 평가지

실습생 이름:		날짜:	. . .	평가자:	(인)

시나리오 수행 평가

	아래의 질문에 만족했다고 생각되면 해당 항목에 체크하세요.	평가자
현장	• 현장에 안전하게 접근하였는가? • 현장평가에 모든 관련 요소를 고려하였는가?(주호소에 관한 정보를 제공하는 시각적 단서가 있는지 확인한다) • 케이스 결과를 개선하기 위해 어떠한 조치를 취하였는가?	□ 2 □ 2 □ 2
	아래의 질문에 만족했다고 생각되면 해당 항목에 체크하세요.	평가자
환자평가	• 모든 주요 정보를 얻었는가? • 정보가 올바르게 해석되었는가?/적절한 고려를 받았는가? • 조치에는 정당한 이유가 있는가?	□ 2 □ 2 □ 2
	아래의 질문에 만족했다고 생각되면 해당 항목에 체크하세요.	평가자
술기	• 모든 술기가 안전하게 수행되었는가? • 장비를 적절하게 선택하여 사용하였는가? • 술기를 적절한 시기에 능숙하게 시행하였는가?	□ 2 □ 2 □ 2
	아래의 질문에 만족했다고 생각되면 해당 항목에 체크하세요.	평가자
의사소통	• 효과적인 의사소통이 수립되고, 유지되었는가? – 팀원 – 환자 또는 관계자(보호자) 또는 다른 의료제공자(의료지도/지도의사) • 적절한 시기에 적절한 사람에게 적절한 요청을 하였는가?	□ 2 □ 2 □ 2
	아래의 질문에 만족했다고 생각되면 해당 항목에 체크하세요.	평가자
팀 확인	• 역할을 명확하게 지정(지시)하였는가? • 지시한 업무(역할)에 명확한 지침이 제공되었는가? • 팀 활동이 직관적이고 /또는 대응력이 있었는가?	□ 2 □ 2 □ 2
	아래의 질문에 만족했다고 생각되면 해당 항목에 체크하세요.	평가자
통합평가	• 적절한 현장운영, SOAP를 요약해서 제공했는가? • 이송결정 및 대안을 고려했는가?	□ 2 □ 2
	합계	/ 34

심사위원 평가

숙련도 다음 항목에 체크하세요. 매우잘함 ⑥ — 잘함 ④ — 보통 ② — 잘못함 ⓪	총점: 시나리오 수행평가(34)+숙련도 평가(6) [ ] /40
Critical Point 1. 약물중독 환자 일차평가와 이차 평가를 통해 쇼크 상태임을 인지함 □ 2. 저산소증 등 2차 손상을 방지함 □ 3. 의료지도를 통해 긴급 이송되어야 할 정보를 제공함 □	종합의견

3. 흉통 환자의 평가와 처치

1) 시나리오 개요

- **일반적 소견:** 오후 1시경 환자(남, 50)가 흉통을 호소하면서 가정집의 쇼파에 앉아 있음
- **주호소(증상):** 가슴 통증(A)

2) 평가항목

- 환자평가 필수항목
- 응급처치 절차 및 방법
- 응급처치 시 주의사항

3) 실습 목표

- 환자 상태를 적절히 평가하여 임상적 특징과 병력 정보를 수집한다.
- 이학적 검진을 통해 급성 심근경색과 협심증을 감별한다.

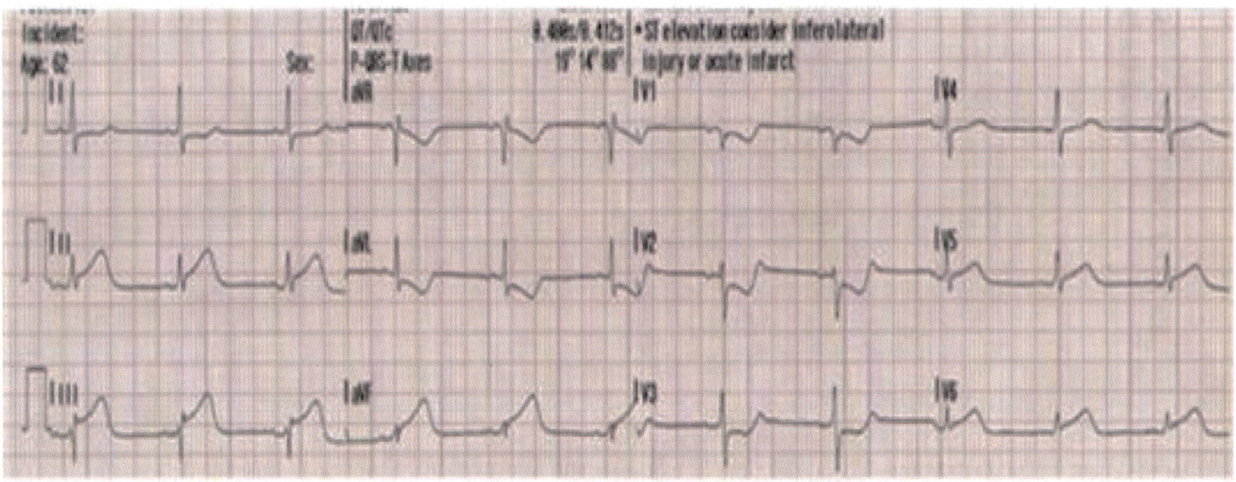

규칙		P : QRS		맥박		QRS 군	
P파		PR 간격		ST 분절		진단	

4) 시뮬레이션 셋업(준비물)

- **환경:** 쇼파(가정집)
- **마네킨:** 쇼파에 앉아있음
- **마네킨:** Hi-Fi simulator - Simman 3G 또는 ALS simulator
- **준비물:** 구급장비, 휴대용 산소 소생기, 제세동기, VS 측정 가방, 약물가방(NTG, 정맥로 확보 세트 포함)
- 도우미 1인, 환자역할 – 병력, 증상 등 문진 시 정보 제공

5) 현장조사

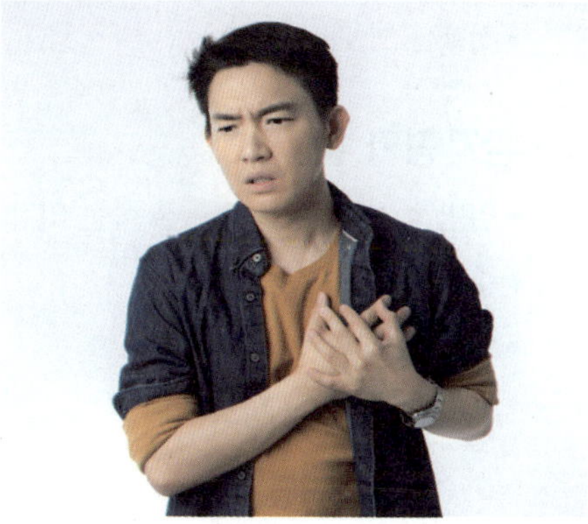

오후 1시경 환자(남, 50)가 점심 식사 후 배우자와 계단을 통하여 집에 올라오던 중 갑자기 발생한 상복부 불편감 및 흉통이 발생하였다고 119에 신고되었다. 즉시 인근 119구급대원이 현장에 출동한다. 현상에 도착했을 때 환자는 상복부(명치 주변) 불편감, 흉통을 호소한다.

6) 생각할 문제

흉통 환자의 현장조사를 보고, 다음의 순서에 따라 토론한다(4명 팀원 5분). 환자평가와 처치(10분 이내)에 대한 학생의 질문(V/S)에 교수가 답해 준다. 교수역량에 따라 환자 상태 변경 가능하다.

- 필요장비
- 현장조사
- 일차평가
- 이송결정(근거)
- 이차평가
- 추정진단
- 응급처치
- 이송 중 처치
- 병원도착 시 인계요령

7) 필요 술기

- 환자 평가

  일차 평가 – 의식상태, 기도, 호흡, 순환 평가

  이차 평가 – 활력징후, 주호소에 근거한 이학적 검진, 중증외상 대상자는 의식상태 GCS평가, 동공평가, 현재병력 정보 수집
- 제세동기를 이용한 감시(심전도, 혈압, 맥박수, 호흡수, 산소포화도)
- 적절한 산소포화도 유지
- 직접의료지도에 의한 응급처치 요청
- 정맥로 확보

8) 환자평가 결과

- 일반적 소견: 짧은 호흡을 하는 의자에 앉아 있는 50세 남자 환자
- 주호소: 가슴통증
- 일차평가(초기평가)

  의식 수준: 의식 명료(A)

  A: 개방

  B: 얕고 빠른 호흡(20회/분), 호흡곤란

  C: 강하고 규칙적으로 촉진(80회/분)

  D: AVPU(GCS)

  E: 가슴손상 부위 노출
- 이송 결정 근거: 통증 양상

  빠른 이송 – 심혈관계 증상징후
- 활력징후(최초)

  혈압(130/90mmHg), 맥박수(80회/분), 호흡(20회/분), 체온(36.2℃), 산소포화도(95%)
- 현재병력

  O: 계단을 오르다가

  P: 걸으면 통증 악화, 쉬면 다소 완화

  Q: 가슴을 누르는 느낌

  R: 가슴 가운데

  S: 9점

  T: 지속시간 10분
- 과거병력

  Allergy: 모름

  Medications: 항고혈압제, 아스피린, NTG(SL/p.r.n)

  Past Medical Hx: 협심증과 고혈압

  Last oral intake: 30분 전

  Event: 점심 식사 후 배우자와 계단을 통하여 가정집으로 올라오던 중 갑자기 발생한 상복부 불편감 및 흉통

- 가족력: 특이 사항 없음
- 사회력: 흡연(하루 1/2팩 20년), 알코올 (소주 2병 정도. 주 1회)
- 심전도(최초)

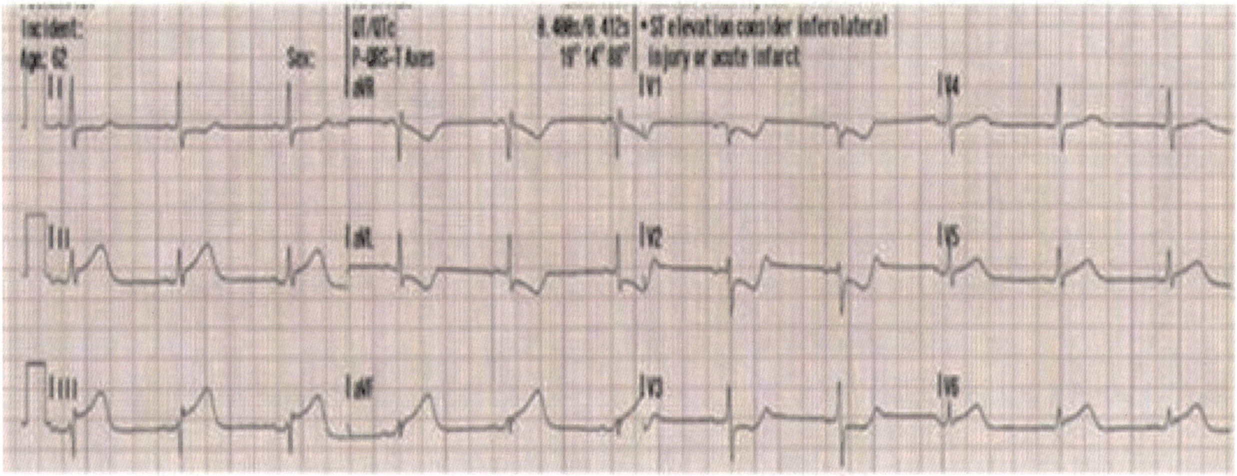

- 신체검진(초기)

  얼굴: 양측 동공 크기 정상, 동일, 대광반사 정상

  목: 기관은 정중앙, 목정맥 팽대(-)

  가슴: 규칙적 심음, 심잡음(-), 가슴 통증(+), 호흡곤란(+)

  양쪽 동일한 호흡음(정상), 호흡 정상

  좌상측 전흉부의 개방성 창상

  복부: 복부강직(-), 압통(-), 상복부(명치) 불편감(+)

  사지: 오목부종(-), 청색증(-), 곤봉지(-), 어깨 결림(+), 축축한 피부(식은땀)(+)
- 추정 진단: 10분 이상 지속된 불안전성 협심증
- 현장 또는 이송 중 응급처치

  ① 활력징후를 매 3~5분 마다 확인, 환자평가와 응급 처치를 재확인

  ② 직접의료지도 요청 후 NTG 설하 투여, 정맥로 확보

  ③ 이송병원에 환자 정보 통보
- 디브리핑

  ① 흉통 환자평가 및 이송병원 선정 적절성 여부(ONA 확인)

  ② NTG 투여 전후의 VS 연관하여 투약 금기증 확인 여부

  ③ 12유도 심전도 측정 및 판독 가능 여부

- 시나리오 알고리즘의 세부설명

① 마네킨은 쇼파에 앉은 상태에서 시작(도우미로 대체 할 수 있음)

② 현장 도착 시 환자는 점심 식사 후 배우자와 계단으로 4층에 있는 집으로 올라오던 중 상복부 불편감과 이어 흉통이 발생 했다는 정보를 줌.

③ 명시된 구급장비 외 다른 장비와 약물은 준비되지 않음

④ 실습생이 급성 심근경색을 인지하지 못하는 경우, 환자는 흉통의 악화와 협심증 치료를 받고 있다고 진술함 함

⑤ 환자의 의식, 호흡, 맥박을 빠르게 확인 후 제세동기의 EKG 전극을 부착하고 심전도 분석을 시행해야 함.

⑥ 산소포화도는 94%이상 유지, 필요하다면 산소 투여.

⑦ 의식수준, 활력징후, 심전도, 산소포화도 감시를 시행하고, 필요한 추가적 처치를 시행해야 함

⑧ 호흡곤란, 산소포화도 94% 이상에서 고농도 산소를 공급시 환자의 증상 악화

⑨ 의료지도를 통해 니트로글리세린 설하 투여에 대한 지도를 받음.

⑩ 의료지도를 통해 환자 정보와 급성 심근경색 가능성에 대해 충실히 제공하고, 가까운 심혈관 중재술이 가능한 응급의료센터로 이송할 것을 이야기 함.

⑪ 협심증 악화로 쇼크 및 부정맥 발생에 대비하기 위해 정맥로 확보

⑫ 시뮬레이션의 종료

i) 피평가자가 모든 처치를 마치고 환자 이송 지시

ii) 시간 내에 니트로글리세린 미투여

iii) 의료지도 요청 및 심혈관 중재술이 가능한 응급의료센터 선정 못하고 10분경과

9) 시나리오 알고리즘

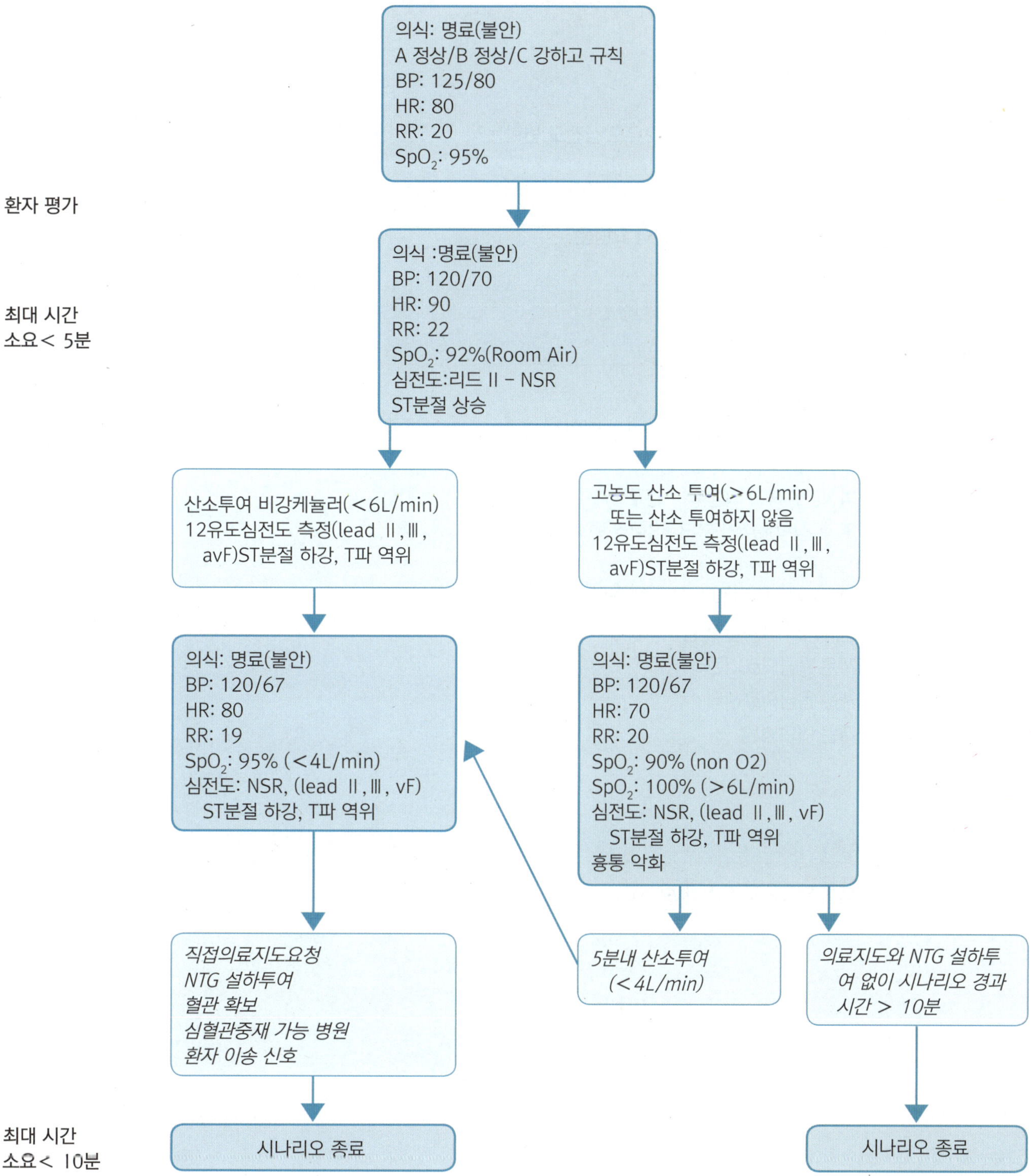
환자 평가
최대 시간 소요< 5분
의식: 명료(불안)
A 정상/B 정상/C 강하고 규칙
BP: 125/80
HR: 80
RR: 20
SpO2: 95%
의식 :명료(불안)
BP: 120/70
HR: 90
RR: 22
SpO2: 92%(Room Air)
심전도:리드 II - NSR
ST분절 상승
산소투여 비강케뉼러(<6L/min)
12유도심전도 측정(lead Ⅱ, Ⅲ, avF)ST분절 하강, T파 역위
고농도 산소 투여(>6L/min) 또는 산소 투여하지 않음
12유도심전도 측정(lead Ⅱ, Ⅲ, avF)ST분절 하강, T파 역위
의식: 명료(불안)
BP: 120/67
HR: 80
RR: 19
SpO2: 95% (<4L/min)
심전도: NSR, (lead Ⅱ, Ⅲ, vF) ST분절 하강, T파 역위
의식: 명료(불안)
BP: 120/67
HR: 70
RR: 20
SpO2: 90% (non O2)
SpO2: 100% (>6L/min)
심전도: NSR, (lead Ⅱ, Ⅲ, vF) ST분절 하강, T파 역위
흉통 악화
직접의료지도요청
NTG 설하투여
혈관 확보
심혈관중재 가능 병원
환자 이송 신호
5분내 산소투여 (<4L/min)
의료지도와 NTG 설하투여 없이 시나리오 경과 시간 > 10분
최대 시간 소요< 10분
시나리오 종료
시나리오 종료

10) 정리

정리문제 1

Q1. NTG 투여 적응증은?

Q2. 급성관상동맥 증후군일 경우 12유도 심전도 변화는?

Q3. 이송병원 선정 적절성? 사전 연락 요령은?

정리문제 2

Q1. NTG 투여가 가능한 경우는?

① 투여 후 수축기 혈압이 20mmHg 떨어진 경우
② 우심실 경색이 의심되는 경우
③ 하벽심근경색이 의심되는 경우
④ 투여 후 심박동수가 분당 68회로 변화된 경우

Q2. 심근경색 환자 이송 시 적절한 병원은?

① 재관류치료 가능한 병원
② 가까운 응급의료기관
③ 가까운 응급의료센터
④ 가까운 대학병원

SUMMARY

1. 환자 상태를 의료지도 요청해 보세요.

2. 구급일지를 작성해 보세요.

정리문제 2 정답 1. ④ 2. ①

시나리오 채점 기준 평가지

흉통 시나리오 채점 기준 평가지

실습생 이름:		날짜:	. . .	평가자:	(인)

시나리오 수행 평가

	아래의 질문에 만족했다고 생각되면 해당 항목에 체크하세요.	평가자
현장	• 현장에 안전하게 접근하였는가?	□ 2
	• 현장평가에 모든 관련 요소를 고려하였는가?(주호소에 관한 정보를 제공하는 시각적 단서가 있는지 확인한다)	□ 2
	• 케이스 결과를 개선하기 위해 어떠한 조치를 취하였는가?	□ 2
	아래의 질문에 만족했다고 생각되면 해당 항목에 체크하세요.	평가자
환자평가	• 모든 주요 정보를 얻었는가?	□ 2
	• 정보가 올바르게 해석되었는가?/적절한 고려를 받았는가?	□ 2
	• 조치에는 정당한 이유가 있는가?	□ 2
	아래의 질문에 만족했다고 생각되면 해당 항목에 체크하세요.	평가자
술기	• 모든 술기가 안전하게 수행되었는가?	□ 2
	• 장비를 직절하게 선택하여 사용하였는가?	□ 2
	• 술기를 적절한 시기에 능숙하게 시행하였는가?	□ 2
	아래의 질문에 만족했다고 생각되면 해당 항목에 체크하세요.	평가자
의사소통	• 효과적인 의사소통이 수립되고, 유지되었는가? – 팀원	□ 2
	– 환자 또는 관계자(보호자) 또는 다른 의료제공자(의료지도/지도의사)	□ 2
	• 적절한 시기에 적절한 사람에게 적절한 요청을 하였는가?	□ 2
	아래의 질문에 만족했다고 생각되면 해당 항목에 체크하세요.	평가자
팀 확인	• 역할을 명확하게 지정(지시)하였는가?	□ 2
	• 지시한 업무(역할)에 명확한 지침이 제공되었는가?	□ 2
	• 팀 활동이 직관적이고 /또는 대응력이 있었는가?	□ 2
	아래의 질문에 만족했다고 생각되면 해당 항목에 체크하세요.	평가자
통합평가	• 적절한 현장운영, SOAP를 요약해서 제공했는가?	□ 2
	• 이송결정 및 대안을 고려했는가?	□ 2
	합계	/ 34

심사위원 평가

숙련도 다음 항목에 체크하세요. 매우잘함 ⑥ — 잘함 ④ — 보통 ② — 잘못함 ⓪	총점: 시나리오 수행평가(34)+숙련도 평가(6) [ ] /40
Critical Point 1. 흉통 환자 일차평가와 이차 평가를 통해 쇼크 상태임을 인지함 □ 2. 저산소증 등 2차 손상을 방지함 □ 3. 의료지도를 통해 긴급 이송되어야 할 정보를 제공함 □	종합의견

4. 경련 환자의 평가와 처치

1) 시나리오 개요

- **일반적 소견:** 30대 남자환자 19시 40분 TV보다가 갑자기 경련함
- **주호소(증상):** 아내의 말에 의하면 경련증상(의식수준 – 지남력장애, 혼란)

2) 평가항목

- 환자평가 필수항목
- 응급처치 절차 및 방법
- 응급처치 시 주의사항

3) 실습 목표

- 환자평가를 통해 경련증상 환자를 의심할 수 있는 정보(목격자, 손상기전)를 수집한다.
- 이학적 검진을 통해 경련증상에 따라 적절하게 자세변경 및 보충적 산소, 수액을 투여하여 환자 평가 및 처치과정 최대 10분미만으로 한다.
- 정맥로 확보 및 수액투여를 위한 직접의료지도를 요청하고, 환자의 정보를 적절히 제공한다.

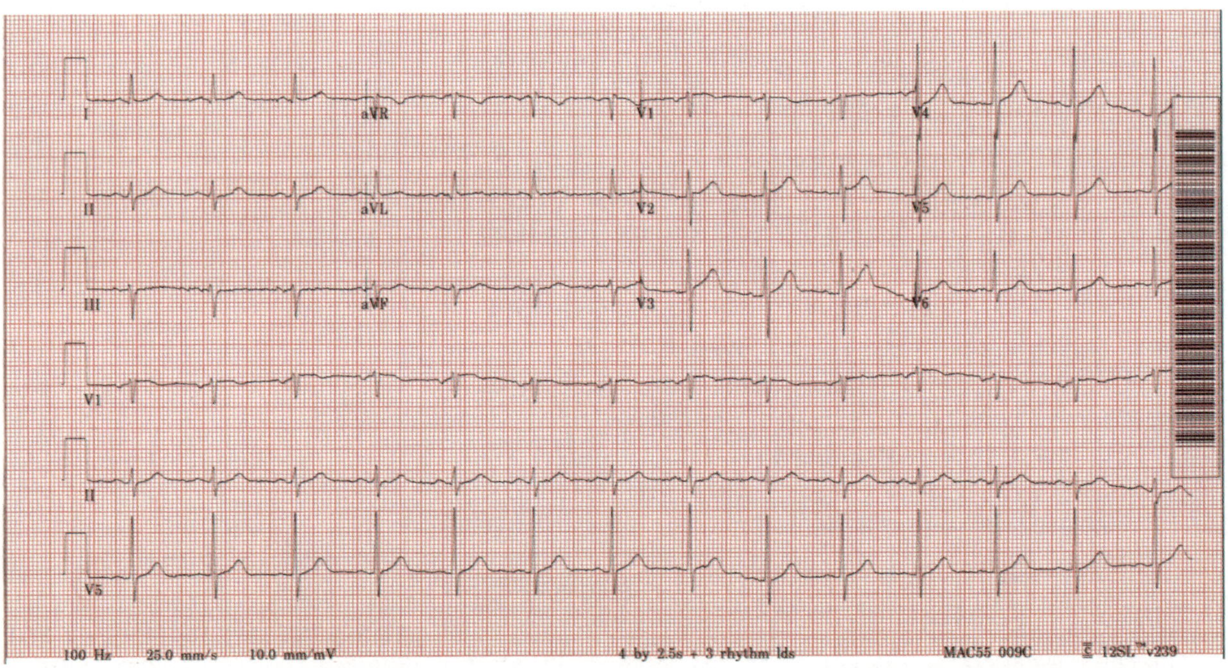

규칙		P : QRS		맥박		QRS 군	
P파		PR 간격		ST 분절		진단	

4) 시뮬레이션 셋업(준비물)

- **환경:** 거실 누워 있음
- **마네킨:** Standard Patient 대체
- **마네킨:** 관절 있는 전신 마네킨, IV 마네킨
- **준비물:** 구급장비, 소생가방(가방 내 장비는 모든 시나리오에서 동일), 외상가방, 휴대용산소통, 제세동기, VS 측정 가방
- 도우미 1인, 환자역할 – 병력, 증상 등 문진 시 정보 제공

5) 현장조사

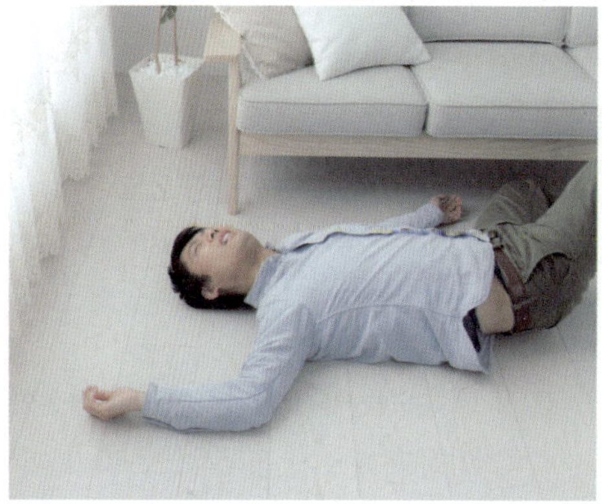

오후 19시 40분, 경련증세를 겪는다는 30대 남자환자가 있다는 신고로 가정집에 출동하였다.

현장에 도착하는데 약 8분 정도의 시간이 소요되었고, 사고현장에 도착하여 위험요소를 확인하고 들어가 보니 거실에 누워있는 환자를 발견하였다. 환자는 호흡과 맥박은 있고, 의식은 기면상태로 지남력장애와 혼란스러운 모습과 소변 실금이 보인다. 경련을 목격한 아내의 말에 의하면 환자는 경련 외 손상 없었다고 하여 손상을 배제하고 일차평가를 실시한다.

6) 생각할 문제

약물중독 환자의 현장조사를 보고, 다음의 순서에 따라 토론한다(4명 팀원 5분).
환자평가와 처치(10분 이내)에 대한 학생의 질문(V/S)에 교수가 답해 준다. 교수역량에 따라 환자 상태 변경 가능하다.

- 필요장비

- 현장조사

- 일차평가

- 이송결정(근거)

- 이차평가

- 추정진단

- 응급처치

- 이송 중 처치

- 병원도착 시 인계요령

7) 필요 술기

- 환자 평가
  일차 평가 – 의식상태, 기도, 호흡, 순환 평가
  이차 평가 – 활력징후, 주호소에 근거한 이학적 검진, 중증외상 대상자는 의식상태 GCS평가, 동공평가, 현재병력 정보 수집
- 제세동기를 이용한 감시(심전도, 혈압, 맥박수, 호흡수, 산소포화도)
- 적절한 산소포화도 유지
- 직접의료지도에 의한 응급처치 요청
- 정맥로 확보

8) 환자평가 결과

- 일차평가
  의식 수준: 언어반응
  A: 개방
  B: 호흡수는 약간 증가하였지만 적절한 호흡량
  C: 약하고 빠르게 규칙적으로 촉지, 피부는 땀을 흘리며 차가움
  D: 질문에 대답은 할 수 있으나 정확하지 않는 답변을 하는 수준
  E: 경련
- 이송 결정 근거: 경련, 의식혼미
  빠른 이송 – 의식 변화
- 활력징후
  혈압 142/85mmHg, 맥박수 118회/분, 호흡 22회/분, 체온: 정상, 산소포화도 94%
- 과거병력
  Allergy: 없음
  Medications: 당뇨, 뇌전증 약물
  Past Medical Hx: -
  Last oral intake: 1시간 전 저녁식사
  Event: TV를 보고 있는 도중에 갑자기 비명을 지르면서 경련을 일으킴
- 가족력: 특이 사항 없음
- 사회력: 흡연(+), 알코올(소주 1병 정도. 주 1회)

- 심전도(최초)

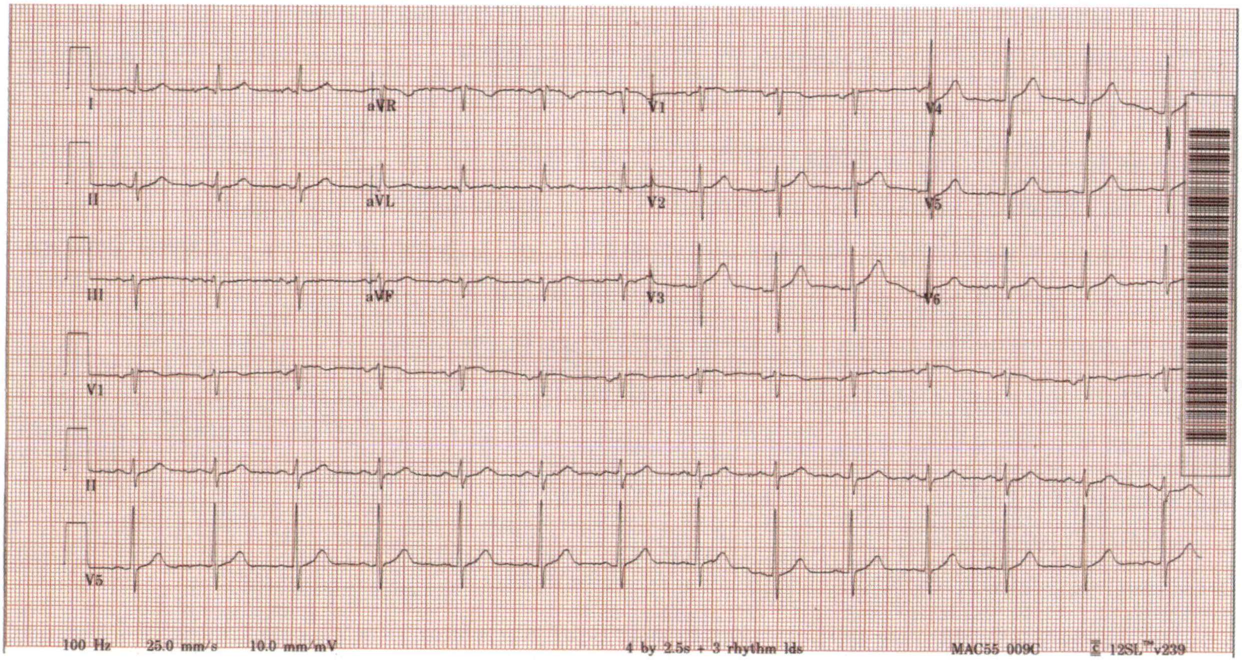

- 신체검진(초기)

  머리: 출혈(-), 부종(-)

  얼굴: 타액분비 자극, 양측 동공 크기 정상, 동일

  목: 목정맥 팽대(-)

  가슴: 규칙적 심음, 심잡음(-), 양쪽 동일한 호흡음

  복부: 복부강직(-), 압통(-)

  사지: 청색증(+). 차갑고 축축한 피부
- 추정 진단: Epilepsy에 의한 Seizure
- 응급처치

  ① 활력징후를 매 3~5분마다 확인, 환자평가와 응급 처치를 재확인

  ② 직접의료지도 요청 후 정맥로 확보

  ③ 이송병원에 환자 정보 통보
- 디브리핑

  ① 경련환자 평가

  ② 산소투여 및 BST확인 수행 여부(필요시 50%D/W 투여)

  ③ 의료지도 적절성

- 시나리오 알고리즘의 세부설명

① SP 마네킨은 바닥에 누운 상태에서 시작(입술등의 색을 통해 약간의 청색증을 표현)

② 실습생에게 평가과정에서 경련증상에 대한 정보를 얻을 수 있도록 하고 질문을 하였을 때에만 증상에 대한 정보를 줌

③ 명시된 구급장비 외 다른 장비와 약물은 준비되지 않음

④ 환자가 적절한 환자평가를 진행하지 못하는 경우, 환자는 추가적인 경련을 하며 소리를 냄

⑤ 목표 산소포화도는 94%이상까지 안면마스크로 6~10L/min의 유량 공급(필요시 양압 환기)

⑥ 목표 산소포화도를 유지한 뒤 직접의료지도를 통해 환자의 정보를 충실히 제공하고, 가까운 지역응급의료기관급 이상으로 이송할 것을 이야기 함

⑦ 실습생은 정맥로 확보 및 포도당 투여를 말로 언급 후 실제투여는 하지 않음

⑧ 산소투여하지 않거나, 의료지도를 요청하지 않은 경우 환자를 경련시키고 산소포화도를 88%로 감소시켜 산소투여와 의료지도 요청을 유도함

⑨ 모니터제세동기를 포함한 감시 장비를 유지하고 이송준비를 함

⑩ 시뮬레이션의 종료

i) 실습생이 모든 처치를 마치고 환자 이송 지시

ii) 산소포화도 94% 이하, 정맥로 확보 의료지도 요청 못하고 10분경과

9) 시나리오 알고리즘

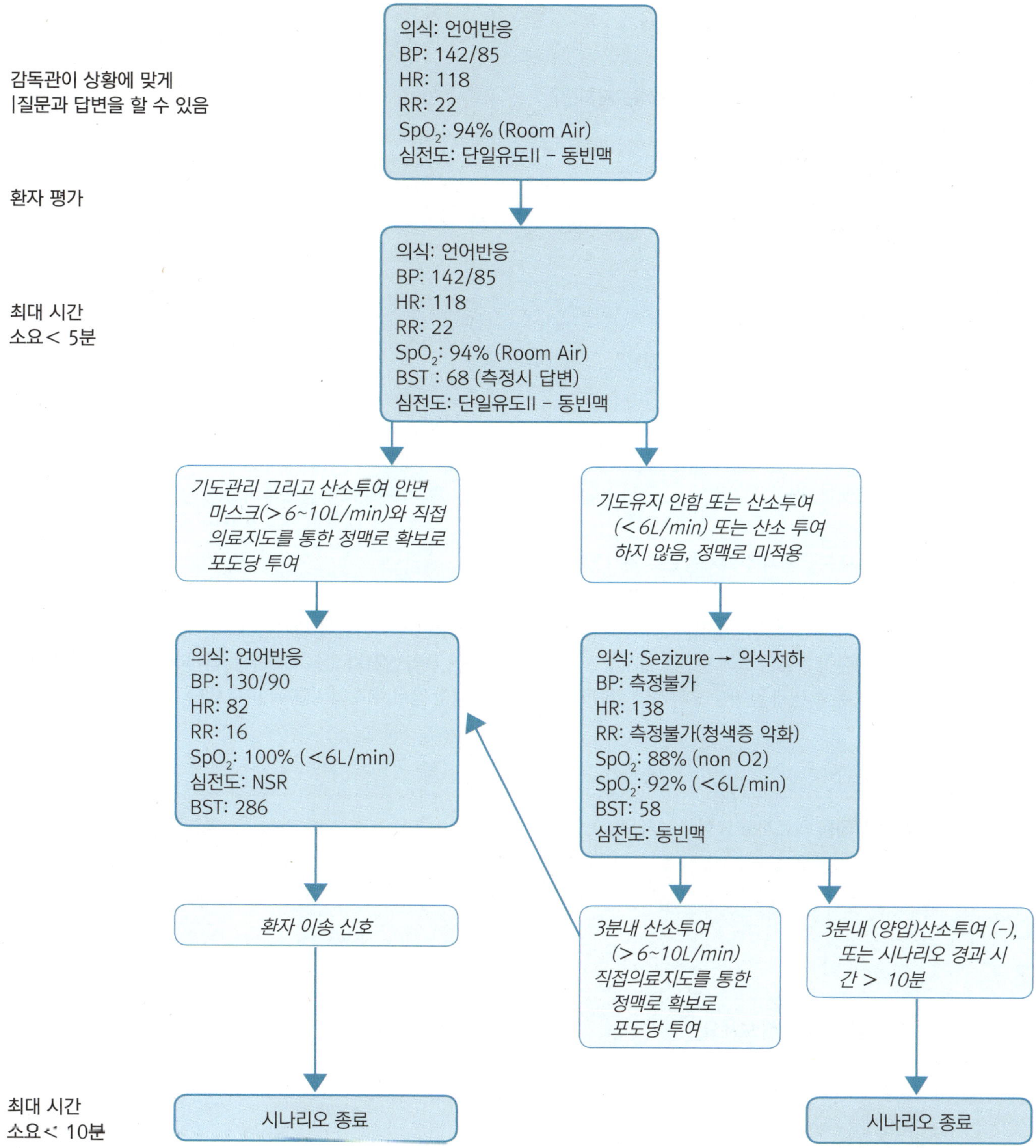
감독관이 상황에 맞게
|질문과 답변을 할 수 있음
환자 평가
최대 시간
소요< 5분
의식: 언어반응
BP: 142/85
HR: 118
RR: 22
SpO2: 94% (Room Air)
심전도: 단일유도II – 동빈맥
의식: 언어반응
BP: 142/85
HR: 118
RR: 22
SpO2: 94% (Room Air)
BST : 68 (측정시 답변)
심전도: 단일유도II – 동빈맥
기도관리 그리고 산소투여 안면 마스크(>6~10L/min)와 직접 의료지도를 통한 정맥로 확보로 포도당 투여
기도유지 안함 또는 산소투여 (<6L/min) 또는 산소 투여 하지 않음, 정맥로 미적용
의식: 언어반응
BP: 130/90
HR: 82
RR: 16
SpO2: 100% (<6L/min)
심전도: NSR
BST: 286
의식: Sezizure → 의식저하
BP: 측정불가
HR: 138
RR: 측정불가(청색증 악화)
SpO2: 88% (non O2)
SpO2: 92% (<6L/min)
BST: 58
심전도: 동빈맥
환자 이송 신호
3분내 산소투여 (>6~10L/min) 직접의료지도를 통한 정맥로 확보로 포도당 투여
3분내 (양압)산소투여 (-), 또는 시나리오 경과 시간 > 10분
최대 시간
소요< 10분
시나리오 종료
시나리오 종료

10) 정리

정리문제 1

Q1. 경련시 확인해야 하는 경련증상?

Q2. 환자가 경련 지속중일 때 해야 하는 처치는?

Q3. 경련환자 응급처치 시 주의할 점은?

Q4. 현장에서 추가적으로 확인할 수 있는 것은?

정리문제 2

Q1. 일반적인 경련의 증상이 아닌 것은?

① 호흡곤란 ② 요실금 ③ 홍반 ④ 두통

Q2. 경련하다가 저산소증에 의한 심정지 발생 시 가장 먼저 실시해야하는 응급처치는?

① 정맥로 확보 ② 가슴 압박 ③ 기도확보 및 산소투여 ④ 심전도 확인

Q3. 경련 시 응급처치 주의사항으로 옳지 않은 것은?

① 경련이 진행 중인 환자는 어떠한 것이든 경구로 공급하지 않는다.
② 경련이 진행 중인 환자는 2차 피해를 예방하기 위해 주변의 위험물을 제거한다
③ 경련이 종료된 후에 흡인을 실시하고 의식이 저하되어 구역 반사가 없을시 OPA를 삽입하여 기도를 유지한다.
④ 구토, 흡인과 같이 기도유지와 관련되는 문제가 발생할 경우 우측와위를 취할 수 있다.

SUMMARY

1. 환자 상태를 의료지도 요청해 보세요.

2. 구급일지를 작성해 보세요.

정리문제 2 정답 1. ③ 2. ② 3. ④

시나리오 채점 기준 평가지

경련 시나리오 채점 기준 평가지

실습생 이름:		날짜:	. . .	평가자:	(인)

시나리오 수행 평가

	아래의 질문에 만족했다고 생각되면 해당 항목에 체크하세요.	평가자
현장	• 현장에 안전하게 접근하였는가? • 현장평가에 모든 관련 요소를 고려하였는가?(주호소에 관한 정보를 제공하는 시각적 단서가 있는지 확인한다) • 케이스 결과를 개선하기 위해 어떠한 조치를 취하였는가?	□ 2 □ 2 □ 2
	아래의 질문에 만족했다고 생각되면 해당 항목에 체크하세요.	평가자
환자평가	• 모든 주요 정보를 얻었는가? • 정보가 올바르게 해석되었는가?/적절한 고려를 받았는가? • 조치에는 정당한 이유가 있는가?	□ 2 □ 2 □ 2
	아래의 질문에 만족했다고 생각되면 해당 항목에 체크하세요.	평가자
술기	• 모든 술기가 안전하게 수행되었는가? • 장비를 적절하게 선택하여 사용하였는가? • 술기를 적절한 시기에 능숙하게 시행하였는가?	□ 2 □ 2 □ 2
	아래의 질문에 만족했다고 생각되면 해당 항목에 체크하세요.	평가자
의사소통	• 효과적인 의사소통이 수립되고, 유지되었는가? - 팀원 - 환자 또는 관계자(보호자) 또는 다른 의료제공자(의료지도/지도의사) • 적절한 시기에 적절한 사람에게 적절한 요청을 하였는가?	□ 2 □ 2 □ 2
	아래의 질문에 만족했다고 생각되면 해당 항목에 체크하세요.	평가자
팀 확인	• 역할을 명확하게 지정(지시)하였는가? • 지시한 업무(역할)에 명확한 지침이 제공되었는가? • 팀 활동이 직관적이고 /또는 대응력이 있었는가?	□ 2 □ 2 □ 2
	아래의 질문에 만족했다고 생각되면 해당 항목에 체크하세요.	평가자
통합평가	• 적절한 현장운영, SOAP를 요약해서 제공했는가? • 이송결정 및 대안을 고려했는가?	□ 2 □ 2
	합계	/ 34

심사위원 평가

숙련도 다음 항목에 체크하세요. 매우잘함 ⑥ — 잘함 ④ — 보통 ② — 잘못함 ⓪	총점: 시나리오 수행평가(34)+숙련도 평가(6) [ ] /40
Critical Point 1. 경련환자 일차평가와 이차 평가를 통해 저혈당임을 인지하고 정맥로 확보함 □ 2. 저산소증 등 2차 손상을 방지함 □ 3. 의료지도를 통해 긴급 이송되어야 할 정보를 제공함 □	종합의견

5. 빈맥 환자의 평가와 처치

1) 시나리오 개요

- **일반적 소견:** 오전 10시경 10대 남자아이가 가슴이 두근거리고 맥박이 빠르게 뛰는 것 같다고 함
- **주호소(증상):** 가슴이 두근거려요

2) 평가항목

- 환자평가 필수항목
- 응급처치 절차 및 방법
- 직접의료지도 요청

3) 실습 목표

- 환자 상태를 적절히 평가하여 임상적 특징과 병력 정보를 수집한다.
- 이학적 검진을 통해 환자상태를 파악한다.
- 정맥로 확보 및 수액투여를 위한 직접의료지도를 요청하고, 환자의 정보를 적절히 제공한다.

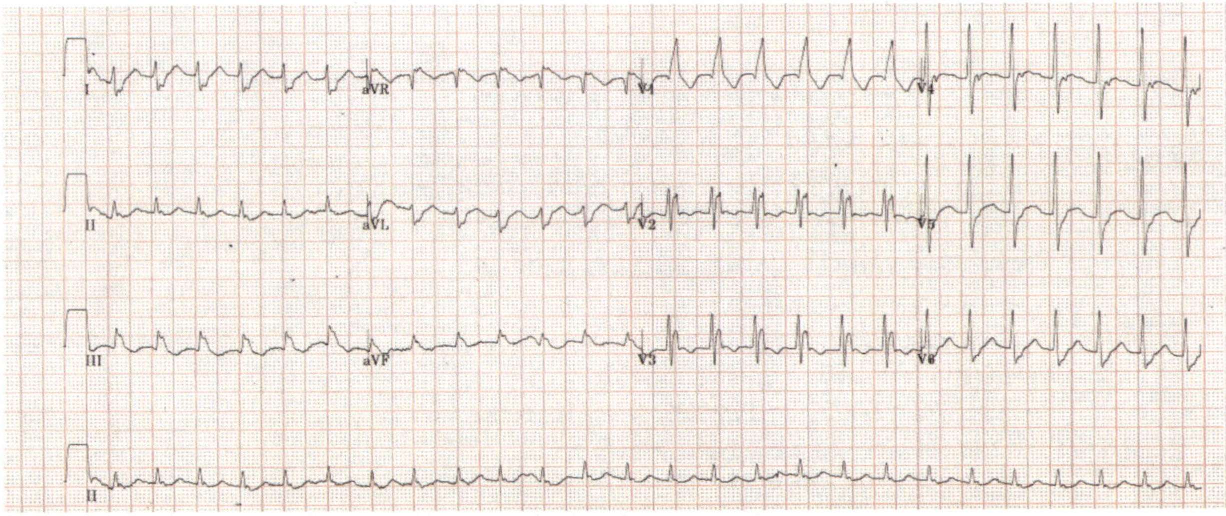

규칙		P : QRS		맥박		QRS 군	
P파		PR 간격		ST 분절		진단	

4) 시뮬레이션 셋업(준비물)

- **환경:** 거리에 앉아 있는 상태
- **마네킨:** SP 대체, IV 마네킨
- **준비물:** 구급장비, 소생가방(가방 내 장비는 모든 시나리오에서 동일), 제세동기, V/S 측정 가방, 휴대용 산소 소생기
- 도우미 1인, 환자역할 – 대원이 병력, 증상 등 문진할 경우 정보 제공

5) 현장조사

오전 10시경 일상생활 도중 알 수 없는 두근거림이 느껴진다는 신고로 출동하였다. 환자는 의식은 명료하며 거동가능한 상태고 가슴이 막 두근거려서 느낌이 이상해서 신고했다고 한다. 특별히 앓고 있는 질환은 "없다"고 한다.

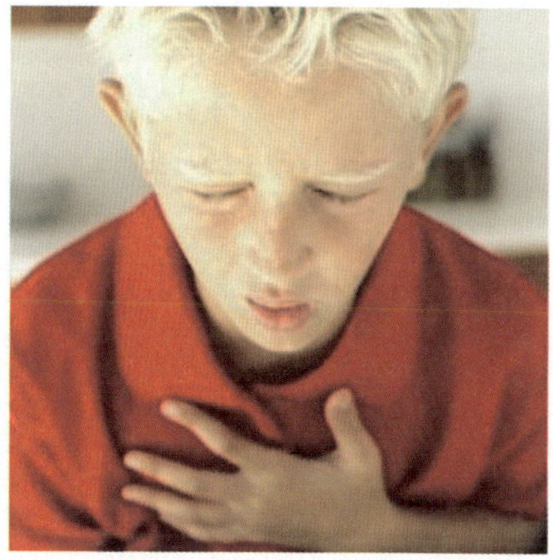

출처: https://www.childheartspecialist.com/london/chest-pain-in-children/

6) 생각할 문제

빈맥 환자의 현장조사를 보고, 다음의 순서에 따라 토론 후 작성해 본다(4명 팀원 토론 5분). 환자평가와 처치(10분 이내)에 대한 실습생의 질문(V/S)에 교수가 답해 준다. 교수역량에 따라 환자 상태 변경 가능하다.

- 필요장비
- 현장조사
- 일차평가
- 이송결정(근거)
- 이차평가
- 추정진단
- 응급처치
- 이송 중 처치
- 병원도착 시 인계요령

7) 필요 술기

- 환자 평가
  일차 평가 – 의식상태, 기도, 호흡, 순환 평가
  이차 평가 – 활력징후, 주호소에 근거한 이학적 검진, 중증외상 대상자는 의식상태 GCS평가, 동공평가, 현재병력 정보 수집
- 제세동기를 이용한 감시(심전도, 혈압, 맥박수, 산소포화도, $EtCO_2$)
- 적절한 기도유지기 삽입
- 적절한 산소포화도 유지
- 직접의료지도 요청
- 정맥로 확보 및 수액 투여

8) 환자평가 결과

- 일차평가
  의식 수준: 명료함
  A: 개방
  B: 기도 확보되어 있고 정상 호흡
  C: 강하고 빠른 맥 촉진(160회/분)
  D: 특이사항 없음
  E: 심전도 전극 부착을 위한 가슴 부위 노출
- 이송 결정 근거: 가슴의 두근거림 및 빠른 맥박으로 심혈관계 질환의심(ECG 확인해야함)
- 활력징후(최초)
  혈압(133/89mmHg), 맥박수(160회/분), 호흡(19회/분), 체온(37.2℃), 산소포화도(98%)
- 과거병력
  AMPLE 병력
  Allergy: 없음
  Medications: 없음
  Past Medical Hx: 없음
  Last oral intake: "오전 8시경 빵을 먹었다"고 함
  Event: 원인미상의 두근거림
- 가족력: 특이 사항 없음
- 사회력: 흡연(-), 알코올 (-)
  * 의료지도 요청 고려

• 심전도

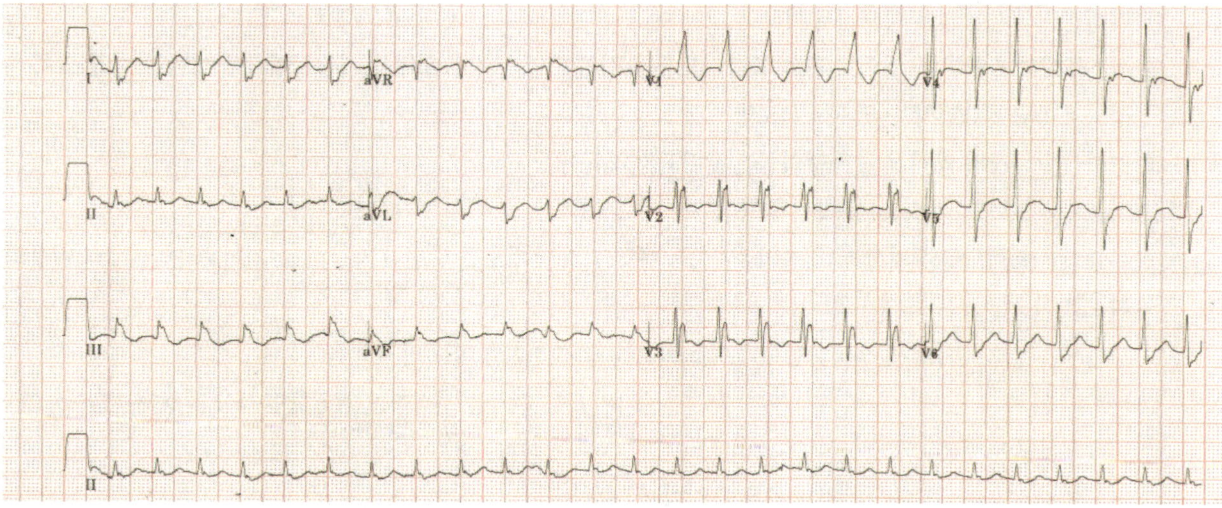

• 신체검진(초기)

얼굴: 양측 동공 크기 정상, 반응(+)

목: 기관은 정중앙, 목정맥 팽대(-)

가슴: 규칙적 심음, 심잡음(-), 빠른 심박수

양쪽 동일한 호흡음(정상)

복부: 복부강직(-), 압통(-)

사지: 식은땀(+)

• 추정 진단: 발작심실상성빈맥

• 현장 또는 이송 중 응급처치

① 활력징후를 매 3~5분마다 확인, ECG모니터링 재확인

② 필요시(심전도변화) 직접의료지도 요청 후 정맥로 확보 및 제세동

③ 이송병원에 환자 정보 통보

• 디브리핑

① 환자평가와 처치 및 이송병원 선정 적절성 여부

② 빈맥환자의 종류 넓은QRS와 좁은QRS 빈맥의 차이

③ 빈맥에 따른 ACLS

- 시나리오 알고리즘의 세부설명

① 마네킨은 의자에 앉은 상태에서 시작

② 산소투여하지 않거나, 정맥로 확보, 의료지도를 요청하지 않은 경우 환자의 가슴불편감에 대한 호소 및 호흡곤란을 발생시켜 응급처치를 할 수 있도록 유도함

③ 명시된 구급장비 외 다른 장비와 약물은 준비되지 않음

④ 목표 산소포화도는 95%이상 의 유량 공급

⑤ 목표 산소포화도를 유지한 뒤 직접의료지도를 통해 환자의 정보를 충실히 제공하고, 지역응급의료센터 이상의 의료기관으로 이송할 것을 이야기 함

⑥ 실습생은 정맥로 확보 및 생리식염수 투여를 말로 언급 후 실제투여는 하지 않음

⑦ 환자의 의식, 호흡, 맥박을 빠르게 확인 후 제세동기의 EKG 전극을 부착하고 심전도 분석을 시행해야 함

⑧ 시뮬레이션의 종료

i) 실습생이 모든 처치를 마치고 환자 이송 지시

ii) 의료지도 요청 및 치료 가능한 응급의료센터 선정 못하고 10분경과

9) 시나리오 알고리즘

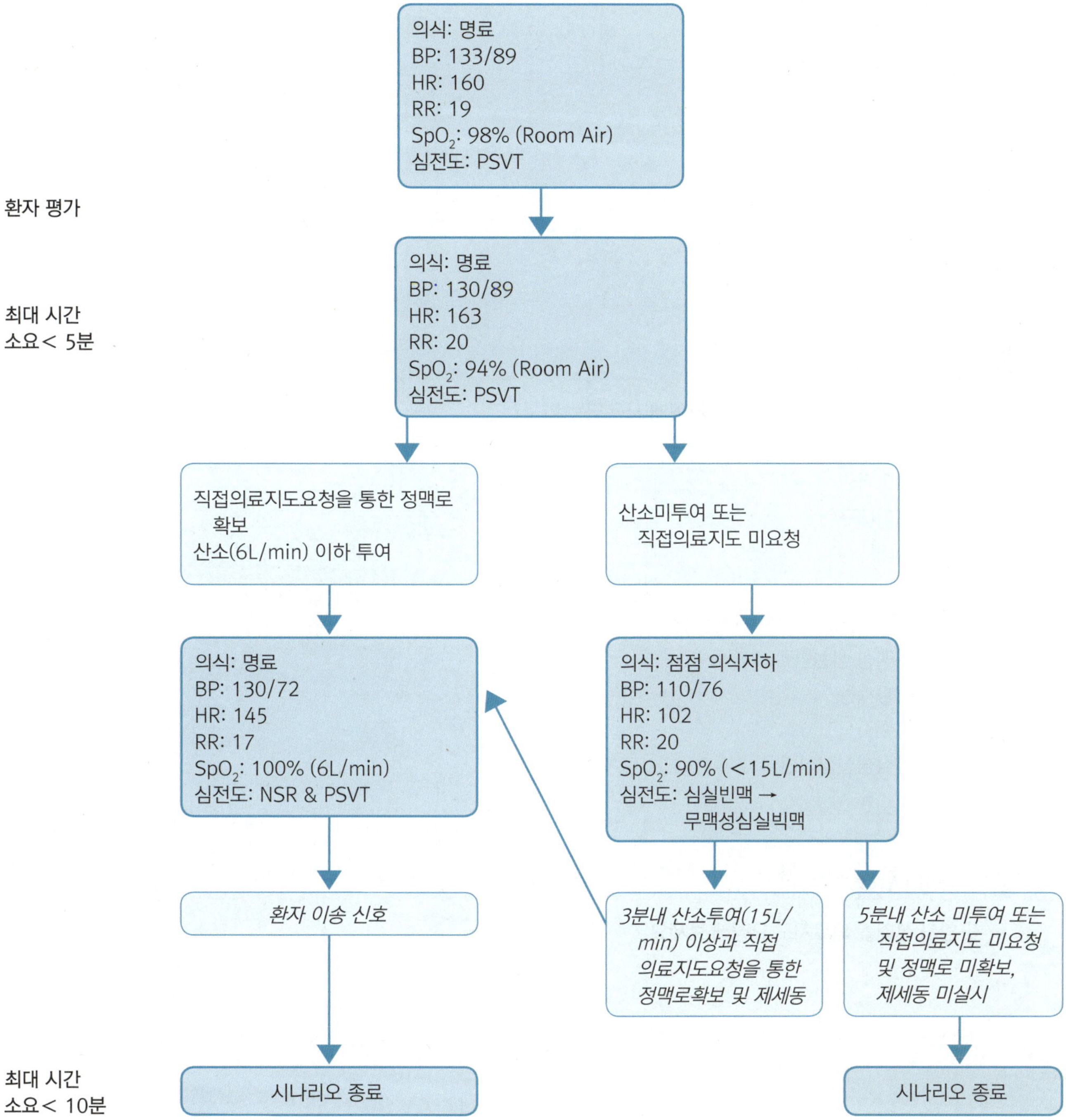
의식: 명료
BP: 133/89
HR: 160
RR: 19
SpO2: 98% (Room Air)
심전도: PSVT
환자 평가
최대 시간 소요< 5분
의식: 명료
BP: 130/89
HR: 163
RR: 20
SpO2: 94% (Room Air)
심전도: PSVT
직접의료지도요청을 통한 정맥로 확보
산소(6L/min) 이하 투여
산소미투여 또는 직접의료지도 미요청
의식: 명료
BP: 130/72
HR: 145
RR: 17
SpO2: 100% (6L/min)
심전도: NSR & PSVT
의식: 점점 의식저하
BP: 110/76
HR: 102
RR: 20
SpO2: 90% (<15L/min)
심전도: 심실빈맥 → 무맥성심실빅맥
환자 이송 신호
3분내 산소투여(15L/min) 이상과 직접 의료지도요청을 통한 정맥로확보 및 제세동
5분내 산소 미투여 또는 직접의료지도 미요청 및 정맥로 미확보, 제세동 미실시
최대 시간 소요< 10분
시나리오 종료
시나리오 종료

10) 정리

정리문제 1

Q1. 제세동이 필요한 심전도는?

Q2. 빈맥의 ACLS에 따른 응급처치?

정리문제 2

Q1. 발작심실상성빈맥(PSVT)환자에게 사용되는 약물?

① 아트로핀
② 리도카인
③ 에피네프린
④ 아데노신

Q2. 제세동이 필요한 심전도리듬은?

① 무맥성 심실빈맥
② 심방세동
③ 무수축
④ 발작심실상성빈맥

SUMMARY

1. 환자 상태를 의료지도 요청해 보세요.

2. 구급일지를 작성해 보세요.

정리문제 2 정답 1. ④ 2. ①

시나리오 채점 기준 평가지

빈맥 시나리오 채점 기준 평가지

실습생 이름:		날짜:	. . .	평가자:	(인)

시나리오 수행 평가

	아래의 질문에 만족했다고 생각되면 해당 항목에 체크하세요.	평가자
현장	• 현장에 안전하게 접근하였는가?	□ 2
	• 현장평가에 모든 관련 요소를 고려하였는가?(주호소에 관한 정보를 제공하는 시각적 단서가 있는지 확인한다)	□ 2
	• 케이스 결과를 개선하기 위해 어떠한 조치를 취하였는가?	□ 2
	아래의 질문에 만족했다고 생각되면 해당 항목에 체크하세요.	평가자
환자평가	• 모든 주요 정보를 얻었는가?	□ 2
	• 정보가 올바르게 해석되었는가?/적절한 고려를 받았는가?	□ 2
	• 조치에는 정당한 이유가 있는가?	□ 2
	아래의 질문에 만족했다고 생각되면 해당 항목에 체크하세요.	평가자
술기	• 모든 술기가 안전하게 수행되었는가?	□ 2
	• 장비를 적절하게 선택하여 사용하였는가?	□ 2
	• 술기를 적절한 시기에 능숙하게 시행하였는가?	□ 2
	아래의 질문에 만족했다고 생각되면 해당 항목에 체크하세요.	평가자
의사소통	• 효과적인 의사소통이 수립되고, 유지되었는가? – 팀원 – 환자 또는 관계자(보호자) 또는 다른 의료제공자(의료지도/지도의사)	□ 2 □ 2
	• 적절한 시기에 적절한 사람에게 적절한 요청을 하였는가?	□ 2
	아래의 질문에 만족했다고 생각되면 해당 항목에 체크하세요.	평가자
팀 확인	• 역할을 명확하게 지정(지시)하였는가?	□ 2
	• 지시한 업무(역할)에 명확한 지침이 제공되었는가?	□ 2
	• 팀 활동이 직관적이고 /또는 대응력이 있었는가?	□ 2
	아래의 질문에 만족했다고 생각되면 해당 항목에 체크하세요.	평가자
통합평가	• 적절한 현장운영, SOAP를 요약해서 제공했는가?	□ 2
	• 이송결정 및 대안을 고려했는가?	□ 2
	합계	/ 34

심사위원 평가

숙련도 다음 항목에 체크하세요. 매우잘함 ⑥ — 잘함 ④ — 보통 ② — 잘못함 ⓪	총점: 시나리오 수행평가(34)+숙련도 평가(6) [ ] /40
Critical Point 1. ECG 모니터링을 통해 환자 상태를 확인함 □ 2. 빈맥(심전도) 판독 □ 3. 의료지도를 통해 긴급 이송되어야 할 정보를 제공함 □	종합의견

6. 토혈 환자의 평가와 처치

1) 시나리오 개요

- **일반적 소견:** 저녁 21시경 60대 남자인 남편이 피를 토했다는 신고
- **주호소(증상):** 토혈

2) 평가항목

- 환자평가 필수항목
- 응급처치 절차 및 방법
- 직접의료지도 요청

3) 실습 목표

- 목격자 및 보호자를 통해 사고현장 정보, 환자의 정보를 수집한다.
- 이학적 검진을 통해 토혈환자의 중증도 및 중증환자 처치에 따라 적절하게 보충적 산소, 수액을 투여하며 중증도 손상 평가 및 처치과정 최대 10분 미만으로 한다.
- 정맥로 확보 및 수액투여를 위한 직접의료지도를 요청하고, 환자의 정보를 적절히 제공한다.

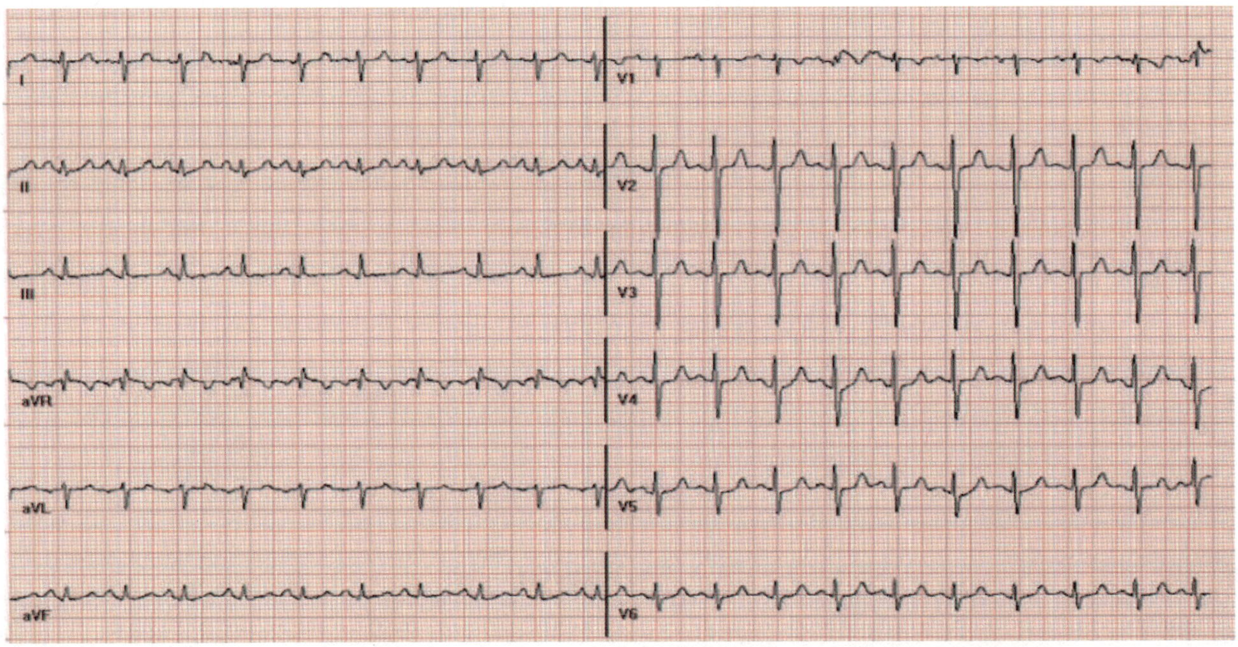

규칙		P : QRS		맥박		QRS 군	
P파		PR 간격		ST 분절		진단	

4) 시뮬레이션 셋업(준비물)

- **환경:** 거실에 앉아 있는 상태
- **마네킨:** SP 대체, IV 마네킨
- **준비물:** 구급장비, 소생가방(가방 내 장비는 모든 시나리오에서 동일), 제세동기, V/S 측정 가방, 휴대용 산소 소생기, 외상가방
- 도우미 1인, 환자역할 – 대원이 병력, 증상 등 문진할 경우 정보 제공

5) 현장조사

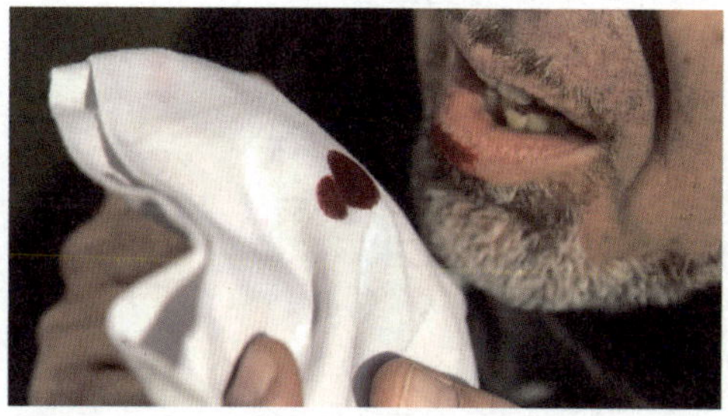
출처: https://healthjade.net/hemoptysis/

저녁 20시경 피를 토한다는 신고로 가정집에 출동하였다. 환자는 의식은 명료하며 힘이 없어 거동이 어려운 상태임. 보호자 말에 의하면 환자는 간경화로 병원 다니고 있으며, 평상시보다 힘이 없고 갑자기 토를 했는데 "선홍빛 피가 같이 나왔다"고함. 토혈은 3번 정도 하였고 "할 때마다 종이컵 반 컵 분량정도였었다"고한다.

6) 생각할 문제

도혈 흰지의 현장조사를 보고, 다음의 순서에 따라 토론 후 작성해 봅시다(4명 팀원 토론 5분). 환자평가와 처치(10분 이내)에 대한 학생의 질문(V/S)에 교수가 답해 준다. 교수역량에 따라 환자 상태 변경 가능합니다.

- 필요장비

- 현장조사

- 일차평가

- 이송결정(근거)

- 이차평가

- 추정진단

- 응급처치

- 이송 중 처치

- 병원도착 시 인계요령

7) 필요 술기

- 환자 평가

  일차 평가 – 의식상태, 기도, 호흡, 순환 평가

  이차 평가 – 활력징후, 주호소에 근거한 이학적 검진, 중증외상 대상자는 의식상태 GCS평가, 동공평가, 현재병력 정보 수집
- 제세동기를 이용한 감시(심전도, 혈압, 맥박수, 산소포화도, $EtCO_2$)
- 적절한 기도유지기 삽입
- 적절한 산소포화도 유지
- 직접의료지도 요청
- 정맥로 확보 및 수액 투여

8) 환자평가 결과

- 일차평가

  의식 수준: 명료함

  A: 개방(토혈했으나 양호한 기도상태)

  B: 기도 확보되어 있고 빠른 호흡

  C: 노동맥은 빠르고 약하게 촉지

  D: 기력 저하된 상태, 창백한 안색

  E: 구강 내 혈흔
- 이송 결정 근거: 종이컵 반 컵 분량 3번의 토혈
- 활력징후(최초)

  혈압(155/45mmHg), 맥박수(135회/분), 호흡(22회/분), 체온(37.4℃), 산소포화도(98%)
- 과거병력

  AMPLE 병력

  Allergy: 없음

  Medications: 간경화 약, 디스크질환에 의한 진통소염제, 근이완제

  Past Medical Hx: 2시간 전

  Last oral intake: 3시간 전 저녁식사

  Event: 시간의 흐름에 따른 상태악화, 기력저하, 갑작스런 토혈
- 가족력: 특이 사항 없음
- 사회력: 흡연(+), 알코올 (주 4회 소주1병)

  * 의료지도 요청 고려

- 심전도

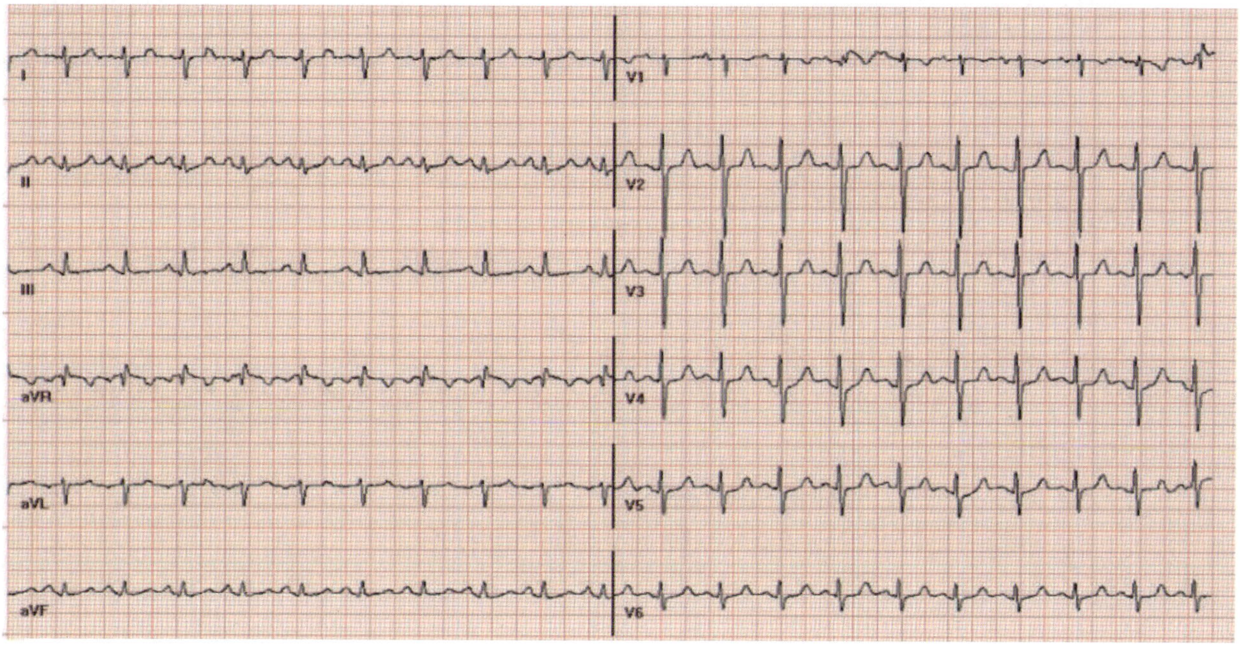

- 신체검진(초기)

얼굴: 양측 동공 크기 정상, 동일, 대광반사(느림)

목: 기관은 정중앙, 목정맥 팽대(-)

가슴: 규칙적 심음, 심잡음(-), 빠른 심박수

양쪽 동일한 호흡음(정상), 호흡 빠름

복부: 복부강직(-), 압통(+), 복부팽만(+)

사지: 오목부종(+), 창백함(+), 축축한 피부(식은땀)(+)

- 추정 진단: 상부위장관 출혈, 식도정맥류 파열
- 현장 또는 이송 중 응급처치

① 활력징후를 매 3~5분마다 확인, 환자평가와 응급 처치를 재확인

② 직접의료지도 요청 후 정맥로 확보

③ 이송병원에 환자 정보 통보

- 디브리핑

① 환자평가와 처치 및 이송병원 선정 적절성 여부

② 토혈환자에게서 의심되는 질환 등 병력청취

③ 출혈량에 따른 출혈성 쇼크의 변화

- 시나리오 알고리즘의 세부설명

① 마네킨은 의자에 앉은 상태에서 시작

② 산소투여하지 않거나, 정맥로 확보, 의료지도를 요청하지 않은 경우 환자의 출혈성 쇼크 혈압저하 및 의식저하를 발생시켜 응급처치를 할 수 있도록 유도함.

③ 명시된 구급장비 외 다른 장비와 약물은 준비되지 않음

④ 목표 산소포화도는 95%이상 의 유량 공급

⑤ 목표 산소포화도를 유지한 뒤 직접의료지도를 통해 환자의 정보를 충실히 제공하고, 지역응급의료센터 이상의 의료기관으로 이송할 것을 이야기 함.

⑥ 실습생은 정맥로 확보 및 생리식염수 투여를 말로 언급 후 실제투여는 하지 않음

⑦ 환자의 의식, 호흡, 맥박을 빠르게 확인 후 제세동기의 EKG 전극을 부착하고 심전도 분석을 시행해야 함

⑧ 시뮬레이션의 종료

i) 실습생이 모든 처치를 마치고 환자 이송 지시

ii) 의료지도 요청 및 치료 가능한 응급의료센터 선정 못하고 10분경과

9) 시나리오 알고리즘

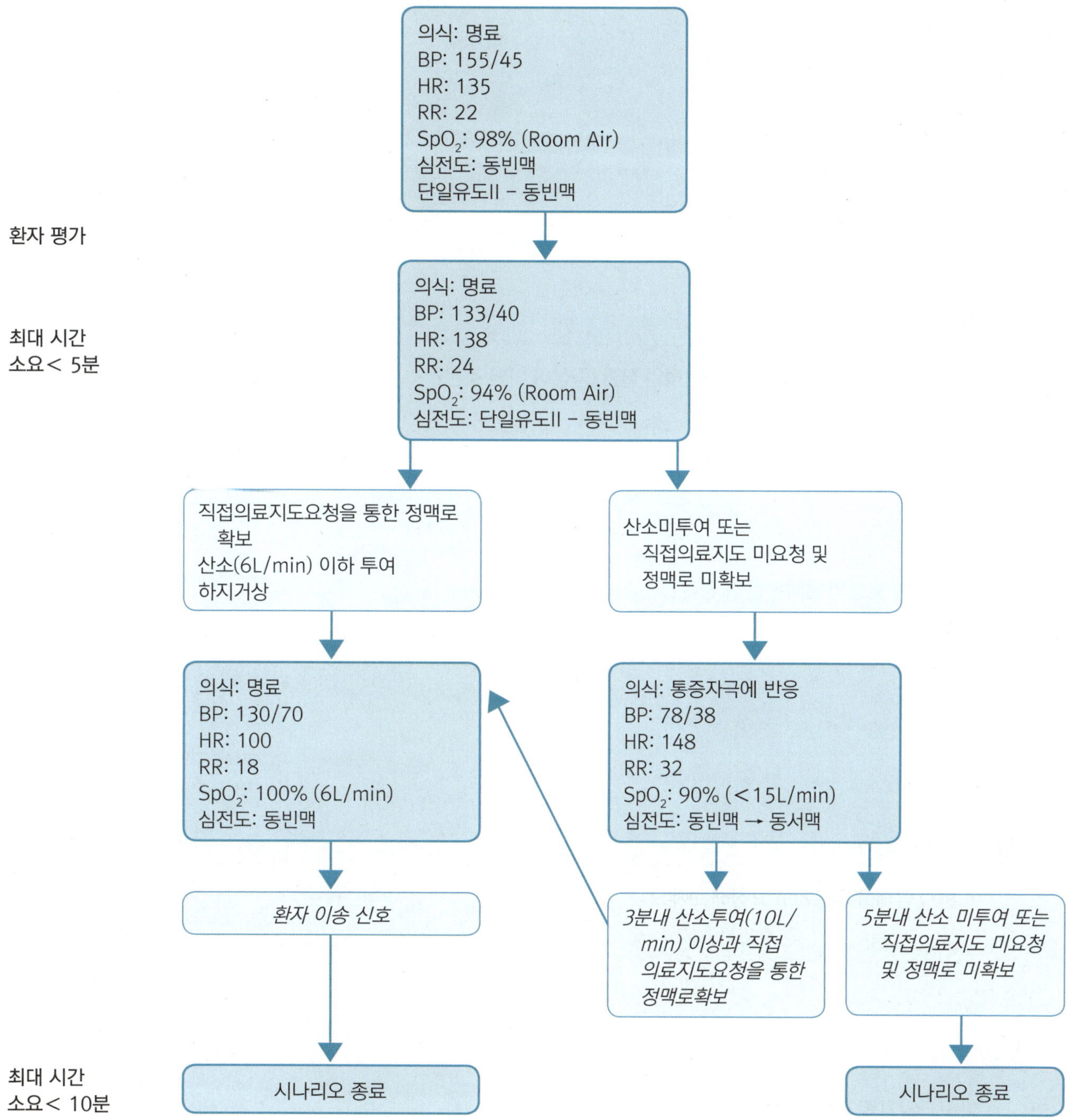
의식: 명료
BP: 155/45
HR: 135
RR: 22
SpO2: 98% (Room Air)
심전도: 동빈맥
단일유도II – 동빈맥
환자 평가
최대 시간 소요< 5분
의식: 명료
BP: 133/40
HR: 138
RR: 24
SpO2: 94% (Room Air)
심전도: 단일유도II – 동빈맥
직접의료지도요청을 통한 정맥로 확보
산소(6L/min) 이하 투여
하지거상
산소미투여 또는 직접의료지도 미요청 및 정맥로 미확보
의식: 명료
BP: 130/70
HR: 100
RR: 18
SpO2: 100% (6L/min)
심전도: 동빈맥
의식: 통증자극에 반응
BP: 78/38
HR: 148
RR: 32
SpO2: 90% (<15L/min)
심전도: 동빈맥 → 동서맥
환자 이송 신호
3분내 산소투여(10L/min) 이상과 직접 의료지도요청을 통한 정맥로확보
5분내 산소 미투여 또는 직접의료지도 미요청 및 정맥로 미확보
최대 시간 소요< 10분
시나리오 종료
시나리오 종료

10) 정리

정리문제 1

Q1. 토혈 및 혈변환자의 증상징후?

Q2. 출혈량에 따른 출혈성쇼크 분류는?

정리문제 2

Q1. 토혈환자에게서 의심되는 일반적인 질환/증상이 아닌 것은?

① 위장관 출혈
② 십이지장 궤양
③ 창백한 피부
④ 발작

Q2. 3단계 출혈의 혈액손실 % 량은?

① 5%
② 15%
③ 25%
④ 35%

SUMMARY

1. 환자 상태를 의료지도 요청해 보세요.

2. 구급일지를 작성해 보세요.

정리문제 2 정답 1. ④ 2. ④

시나리오 채점 기준 평가지

토혈 시나리오 채점 기준 평가지

실습생 이름:		날짜:	. . .	평가자:	(인)

시나리오 수행 평가

	아래의 질문에 만족했다고 생각되면 해당 항목에 체크하세요.	평가자
현장	• 현장에 안전하게 접근하였는가? • 현장평가에 모든 관련 요소를 고려하였는가?(주호소에 관한 정보를 제공하는 시각적 단서가 있는지 확인한다) • 케이스 결과를 개선하기 위해 어떠한 조치를 취하였는가?	□ 2 □ 2 □ 2
	아래의 질문에 만족했다고 생각되면 해당 항목에 체크하세요.	평가자
환자평가	• 모든 주요 정보를 얻었는가? • 정보가 올바르게 해석되었는가?/적절한 고려를 받았는가? • 조치에는 정당한 이유가 있는가?	□ 2 □ 2 □ 2
	아래의 질문에 만족했다고 생각되면 해당 항목에 체크하세요.	평가자
술기	• 모든 술기가 안전하게 수행되었는가? • 장비를 적절하게 선택하여 사용하였는가? • 술기를 적절한 시기에 능숙하게 시행하였는가?	□ 2 □ 2 □ 2
	아래의 질문에 만족했다고 생각되면 해당 항목에 체크하세요.	평가자
의사소통	• 효과적인 의사소통이 수립되고, 유지되었는가? – 팀원 – 환자 또는 관계자(보호자) 또는 다른 의료제공자(의료지도/지도의사) • 적절한 시기에 적절한 사람에게 적절한 요청을 하였는가?	□ 2 □ 2 □ 2
	아래의 질문에 만족했다고 생각되면 해당 항목에 체크하세요.	평가자
팀 확인	• 역할을 명확하게 지정(지시)하였는가? • 지시한 업무(역할)에 명확한 지침이 제공되었는가? • 팀 활동이 직관적이고 /또는 대응력이 있었는가?	□ 2 □ 2 □ 2
	아래의 질문에 만족했다고 생각되면 해당 항목에 체크하세요.	평가자
통합평가	• 적절한 현장운영, SOAP를 요약해서 제공했는가? • 이송결정 및 대안을 고려했는가?	□ 2 □ 2
	합계	/ 34

심사위원 평가

숙련도 다음 항목에 체크하세요. 매우잘함 ⑥ — 잘함 ④ — 보통 ② — 잘못함 ⓪	총점: 시나리오 수행평가(34)+숙련도 평가(6) [ ] /40
Critical Point 1. 토혈 환자 일차평가와 이차 평가를 통해 출혈성 쇼크 상태를 확인함 □ 2. 토혈로 인한 기도유지에 주의함 □ 3. 의료지도를 통해 긴급 이송되어야 할 정보를 제공함 □	종합의견

7. 급성 뇌졸중 환자의 평가와 처치

1) 시나리오 개요

- **일반적 소견:** 19시경 50대 남자가 두통, 어지럼증 호소한다고 119에 신고
- **주호소(증상):** 어눌한 발음, 어지럼증, 우측 상하지 감각 이상

2) 평가항목

- 내과 환자평가 필수항목
- 응급처치 절차 및 방법
- 직접의료지도 요청

3) 실습 목표

- 환자 상태를 적절히 평가하여 임상적 특징과 병력 정보를 수집한다.
- 이학적 검진을 통해 환자 급성 뇌졸중의 임상적 특징에 따라 적절하게 자세변경 및 보충적 산소, 수액을 투여하며 평가 및 처치과정을 최대 10분으로 한다.
- 급성 뇌졸중 환자에게 현장응급처치 표준지침을 기준으로 올바른 응급처치 적용 및 병원 이송을 결정할 수 있다.

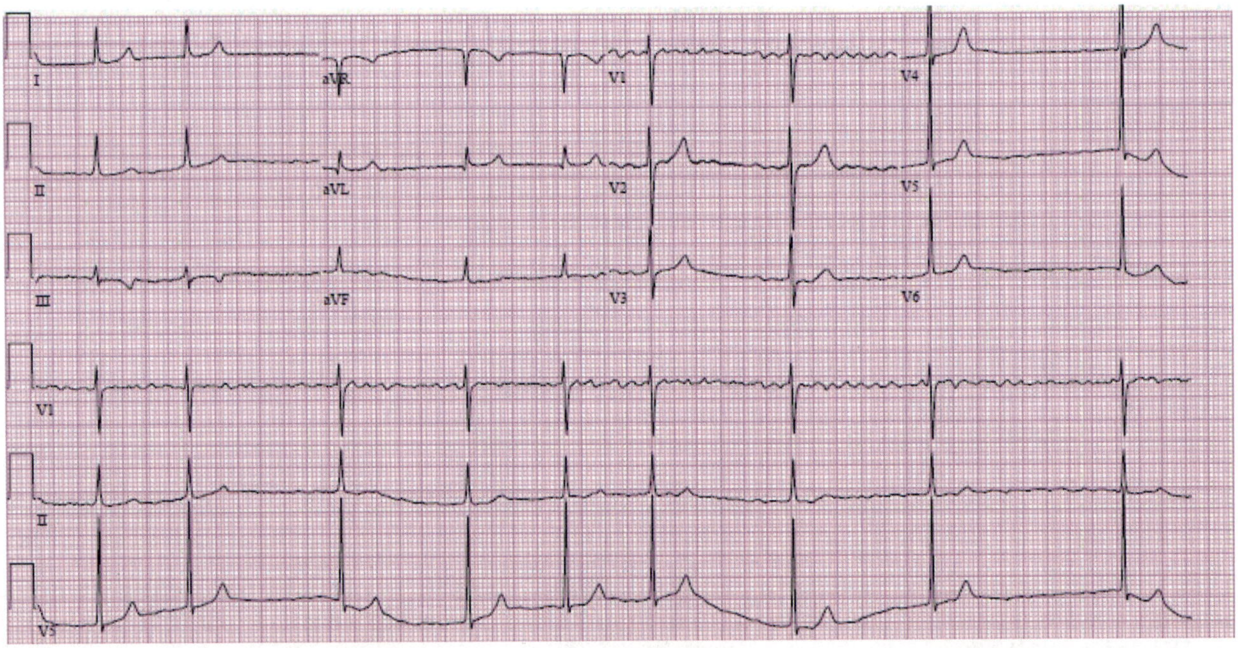

규칙		P : QRS		맥박		QRS 군	
P파		PR 간격		ST 분절		진단	

4) 시뮬레이션 셋업(준비물)

- **환경:** 집 안(거실 소파)
- **마네킨:** 앉아 있음, Standard Patient 대체
- **마네킨:** Hi-Fi simulator (예. Simman 3G 또는 ALS simulator)
- **준비물:** 구급장비, 소생가방(가방 내 장비는 모든 시나리오에서 동일), 구급가방(비외상 환자용, ALS용), V/S 측정 가방, 휴대용 산소소생기, 제세동기
- 도우미 1인, 환자역할 – 병력, 증상 등 문진 시 정보 제공

5) 현장조사

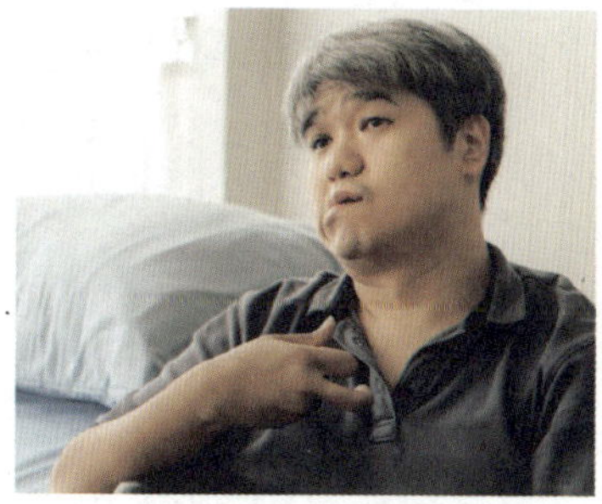

오후 7시경 가나아파트에서 53세 남자가 두통, 어지러움과 갑자기 말이 어눌해진 것 같다는 신고가 접수되어 출동하였다. 현장에 도착하는데 약 10분 정도의 시간이 소요되었고, 현장 도착 후 신고자로부터 환자는 1명이고 거실 소파에 앉아 있다는 설명을 들었다. 환자는 호흡과 맥박은 있고, 의식상태는 A에 해당한다.

환자 퇴근 후 집에 와서 쉬는데 말이 어눌해지는 것 같고 오른쪽으로 힘이 빠지는 것처럼 감각이 이상하다고 하였다. 현장 안전요원에 의해 주변 통제가 되고 있고, 추가 위험 요소는 없어 보인다.

6) 생각할 문제

상기 환자의 현장조사를 보고, 다음의 순서에 따라 토론 후 작성해 봅시다(4명 팀원 토론 5분). 환자평가와 처치(10분 이내)에 대한 학생의 질문(V/S)에 교수가 답해 준다. 교수역량에 따라 환자 상태 변경 가능합니다.

- 필요장비

- 현장조사

- 일차평가

- 이송결정(근거)

- 이차평가

- 추정진단

- 응급처치

- 이송 중 처치

- 병원도착 시 인계요령

7) 필요 술기

- 환자 평가

  일차 평가 – 의식상태, 기도, 호흡, 순환 평가

  이차 평가 – 활력징후, 주호소에 근거한 이학적 검진, 중증외상 대상자는 의식상태 GCS평가, 동공평가, 현재병력 정보 수집
- 제세동기를 이용한 감시(심전도, 혈압, 맥박수, 산소포화도, $EtCO_2$)
- 혈당 측정
- 보충적 산소투여
- 적절한 산소포화도 유지
- 정맥로 확보
- 직접의료지도 요청

8) 환자평가 결과

- 일반적 소견 : 두통, 어지럼증 호소하며 소파에 앉아 있는 53세 남자 환자
- 주호소: 어눌한 발음, 어지럼증, 우측 상하지 감각 이상
- 일차평가

  의식 수준: 명료

  A: 개방

  B: 정상(15회/분)

  C: 강하고 불규칙적으로 촉지(100회/분)

  D: 의식상태 명료

  E: 구른쪽 입꼬리가 처져 있음
- 이송 결정 근거: 신경학적 검사(CPSS, LAPSS)
- 활력징후(최초)

  혈압(150/90mmHg), 맥박수(100회/분), 호흡(15회/분), 체온(36.2℃), 산소포화도(94%), BST: 100mg/dL
- GCS: 12 (E3 V4 M5)
- OPQRST 병력

  Onset : 30분 전

  Provocation : 해당 없음

  Quality : 머리가 아프고 말이 어눌하며 우측으로 힘이 들어가지 않음

  Radiating pain : 해당 없음

  Several : 해당 없음

  Time: 30분 전부터 점점 더 심해짐

- 과거병력

  AMPLE 병력

  Allergy: 없음

  Medications: 항고혈압제, 항고지혈증약

  Past Medical Hx: 고혈압과 고지혈증으로 정기적으로 진료 받음

  Last oral intake: 1시간 전 저녁식사

  Event prior: 퇴근 후 어지럼증 호소하며 말이 어눌해지고 우측 상하지의 감각 이상 발생
- 가족력: 특이 사항 없음
- 사회력: 흡연(-), 알코올(-)
- 심전도

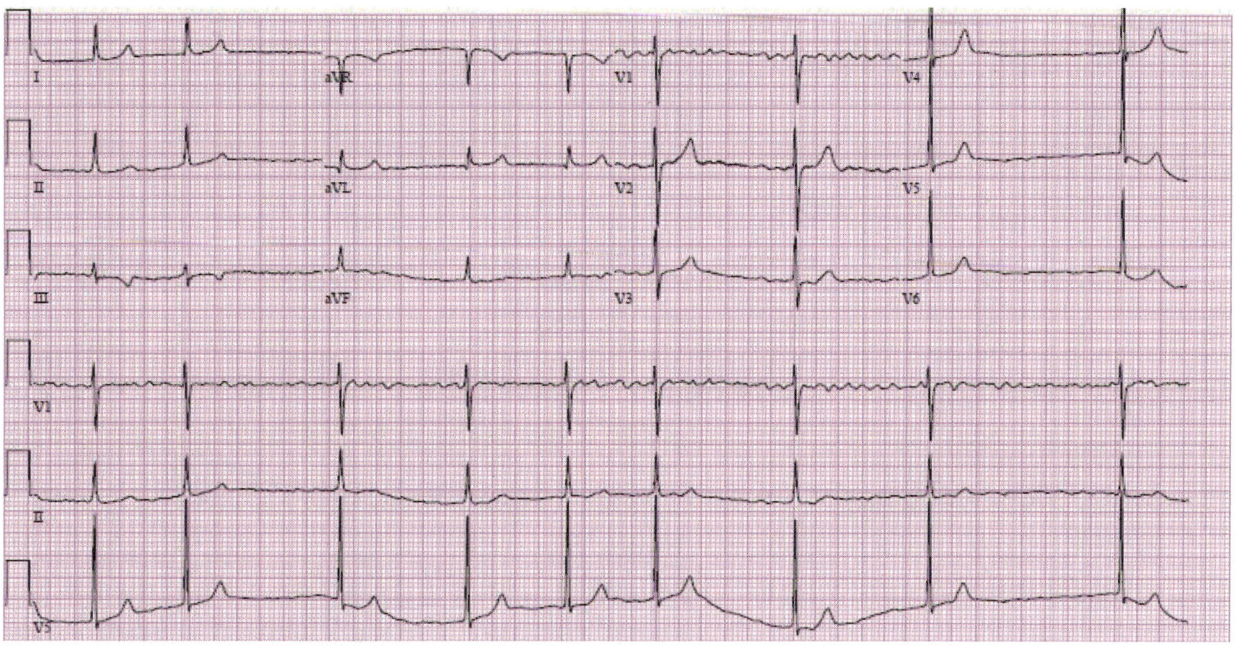

- 신체검진(초기) – 주호소에 따른 신체검진

  얼굴: 양측 동공 크기 정상, 동일, 대광반사 느림

  목: 목정맥 팽대 (-)

  가슴: 불규칙적 심음, 심잡음(-), 양쪽 동일한 호흡음 (정상)

  복부: 복부강직(-), 압통(-)

  골반: 비빔 소리(-), 압통(-)

  사지: 오목부종(-), 청색증(-), 우측 상하지 감각 이상

  등: 특이사항 없음
- 추정 진단: 급성 뇌졸중

- 응급처치
  ① 혈당측정
  ② 보충적 산소 투여
  ③ 수액 처치(정맥로 확보)
- 이송 중 처치
  일차 평가 및 이차평가 중심으로 활력징후를 매 3~5분 마다 환자평가와 처치를 한 것을 확인한다(환자 상태 악화에 대한 대처).
- 디브리핑
  ① 내과환자 분류 및 평가의 적절성
  ② 혈당 측정으로 저혈당과 감별진단의 적절성
  ③ 뇌졸중 평가도구 적용의 적절성
  ④ 정맥로 확보 및 수액투여 수행 여부
  ⑤ 의료지도 적절성
- 시나리오 알고리즘의 세부설명
  ① 마네킨은 거실 소파에 앉은 상태에서 시작(도우미로 대체 할 수 있음)
  ② 현장 도착 시 환자는 회의실 의자에 앉아 있는 상태로 회의 도중 어지럼증 발현 이후 말이 어눌해졌으며 우측 상하지 감각 이상이 발생했다는 정보를 줌
  ③ 명시된 구급장비 외 다른 장비와 약물은 준비되지 않음
  ④ 실습생이 급성 뇌졸중의증에 의해 발생한 증상임을 인지하지 못하는 경우, 환자는 의식저하와 우측의 상하지에 편마비 증상이 있다고 호소함
  ⑤ 환자의 뇌졸중 위험 인자에 대한 병력 청취와 일반적인 뇌졸중 증상 정보를 파악해야 함
  ⑥ 산소포화도는 94%이상 유지, 필요하다면 보충적 산소 공급
  ⑦ 의식수준, 활력징후, 심전도, 산소포화도 감시를 시행하고, 혈당측정 및 필요한 추가적 처치를 시행해야 함
  ⑧ 호흡곤란이 없거나 산소포화도가 94% 이상 유지되는 환자에서 고농도 산소공급 시 환자의 증상 악화
  ⑨ 의료지도를 통해 환자 정보와 급성 뇌졸중의증 가능성에 대해 충실히 제공하고, 뇌졸중 치료 중재가 가능한 응급의료센터로 이송할 것을 이야기 함
  ⑩ 시뮬레이션의 종료
    ⅰ) 실습생이 모든 처치를 마치고 환자이송 지시
    ⅱ) 제한 시간(10분) 경과

9) 시나리오 알고리즘

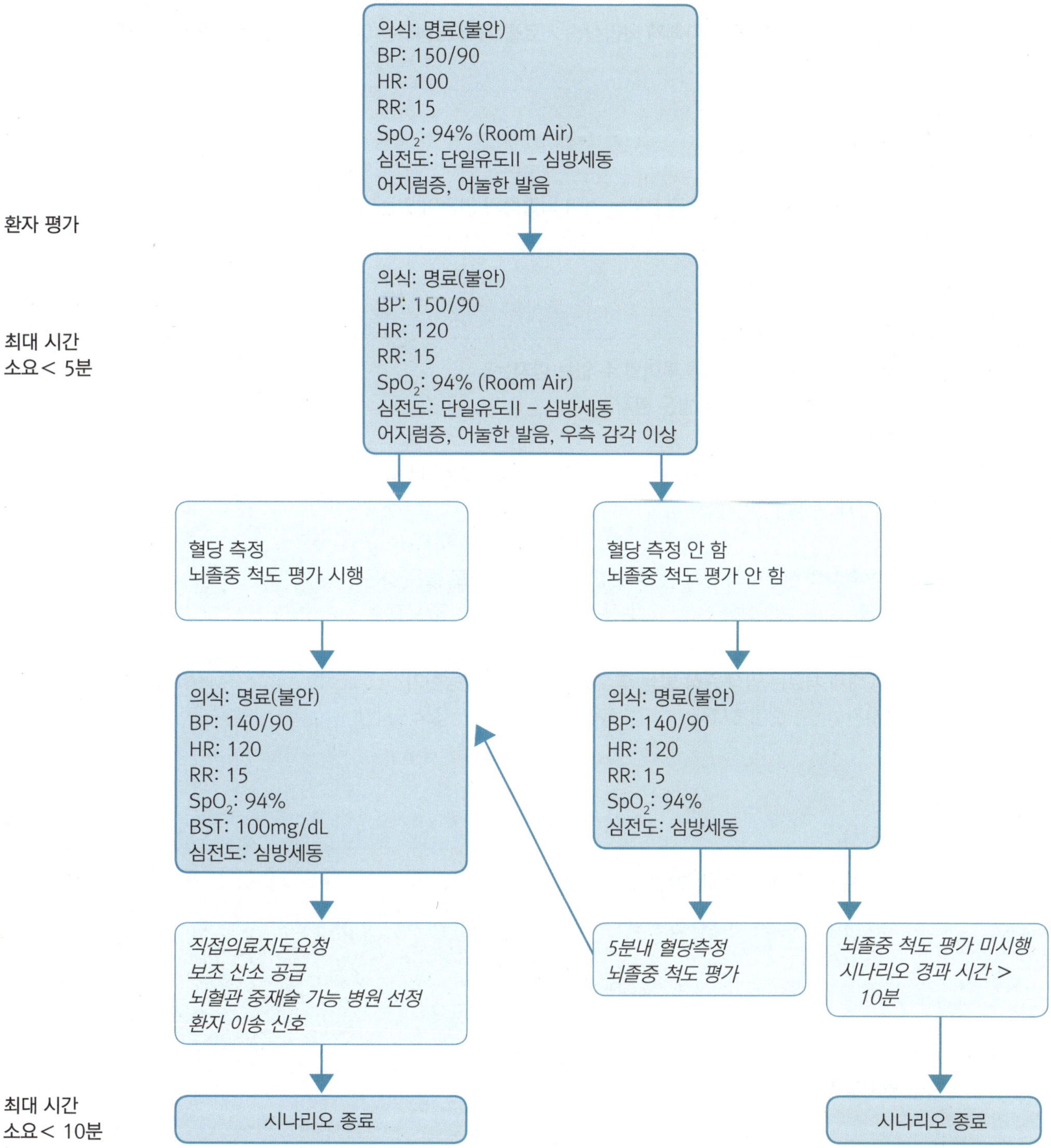
의식: 명료(불안)
BP: 150/90
HR: 100
RR: 15
SpO_2: 94% (Room Air)
심전도: 단일유도II – 심방세동
어지럼증, 어눌한 발음
환자 평가
최대 시간 소요< 5분
의식: 명료(불안)
BP: 150/90
HR: 120
RR: 15
SpO_2: 94% (Room Air)
심전도: 단일유도II – 심방세동
어지럼증, 어눌한 발음, 우측 감각 이상
혈당 측정
뇌졸중 척도 평가 시행
혈당 측정 안 함
뇌졸중 척도 평가 안 함
의식: 명료(불안)
BP: 140/90
HR: 120
RR: 15
SpO_2: 94%
BST: 100mg/dL
심전도: 심방세동
의식: 명료(불안)
BP: 140/90
HR: 120
RR: 15
SpO_2: 94%
심전도: 심방세동
직접의료지도요청
보조 산소 공급
뇌혈관 중재술 가능 병원 선정
환자 이송 신호
5분내 혈당측정
뇌졸중 척도 평가
뇌졸중 척도 평가 미시행
시나리오 경과 시간 > 10분
최대 시간 소요< 10분
시나리오 종료
시나리오 종료

10) 정리

정리문제 1

Q1. 응급실에 내원한 뇌졸중 환자에게 뇌압상승 치료를 위해 시행되는 일반적인 치료는 무엇이 있나요?

Q2. 환자 심전도에서 심방세동이 관찰되는 것이 뇌졸중과 연관이 있는가?

정리문제 2

Q1. 다음의 뇌경색 환자 중 tPA를 투여할 수 없는 환자는?

① 4개월 전에 척추 수술을 받은 환자
② 혈당이 60mg/dl인 환자
③ 수축기 혈압이 140mmHg, 이완기 혈압이 100mmHg인 환자
④ 두개 내 종양이 있는 환자

Q2. 뇌졸중 환자의 신경학적 검사 중 LAPSS의 조사 항목으로 옳은 것은?

① 혈압 ② 혈당 ③ 산소포화도 ④ 호흡수

Q3. 혈전용해제 치료는 임상 증상 발생 후 몇 시간 이내에 가능한가?

① 3시간 ② 3.5시간 ③ 4시간 ④ 4.5시간

SUMMARY

1. 환자 상태를 의료지도 요청해 보세요.

2. 구급일지를 작성해 보세요.

정리문제 2 정답 1. ④ 2. ② 3. ①

시나리오 채점 기준 평가지

급성 뇌졸중 시나리오 채점 기준 평가지

실습생 이름:		날짜:	. . .	평가자:	(인)

시나리오 수행 평가

현장	아래의 질문에 만족했다고 생각되면 해당 항목에 체크하세요.	평가자
	• 현장에 안전하게 접근하였는가?	□ 2
	• 현장평가에 모든 관련 요소를 고려하였는가?(주호소에 관한 정보를 제공하는 시각적 단서가 있는지 확인한다)	□ 2
	• 케이스 결과를 개선하기 위해 어떠한 조치를 취하였는가?	□ 2
환자평가	아래의 질문에 만족했다고 생각되년 해당 항목에 체크하세요.	평가자
	• 모든 주요 정보를 얻었는가?	□ 2
	• 정보가 올바르게 해석되었는가?/적절한 고려를 받았는가?	□ 2
	• 조치에는 정당한 이유가 있는가?	□ 2
술기	아래의 질문에 만족했다고 생각되면 해당 항목에 체크하세요.	평가자
	• 모든 술기가 안전하게 수행되었는가?	□ 2
	• 장비를 적절하게 선택하여 사용하였는가?	□ 2
	• 술기를 적절한 시기에 능숙하게 시행하였는가?	□ 2
의사소통	아래의 질문에 만족했다고 생각되면 해당 항목에 체크하세요.	평가자
	• 효과적인 의사소통이 수립되고, 유지되었는가? - 팀원 - 환자 또는 관계자(보호자) 또는 다른 의료제공자(의료지도/지도의사)	□ 2 □ 2
	• 적절한 시기에 적절한 사람에게 적절한 요청을 하였는가?	□ 2
팀 확인	아래의 질문에 만족했다고 생각되면 해당 항목에 체크하세요.	평가자
	• 역할을 명확하게 지정(지시)하였는가?	□ 2
	• 지시한 업무(역할)에 명확한 지침이 제공되었는가?	□ 2
	• 팀 활동이 직관적이고 /또는 대응력이 있었는가?	□ 2
통합평가	아래의 질문에 만족했다고 생각되면 해당 항목에 체크하세요.	평가자
	• 적절한 현장운영, SOAP를 요약해서 제공했는가?	□ 2
	• 이송결정 및 대안을 고려했는가?	□ 2
	합계	/ 34

심사위원 평가

숙련도 다음 항목에 체크하세요. 매우잘함 ⑥ — 잘함 ④ — 보통 ② — 잘못함 ⓪	총점: 시나리오 수행평가(34)+숙련도 평가(6) [ ] /40
Critical Point 1. SpO_2 94% 이상에서 고농도/고유량 산소를 투여 금지하는가? □ 2. 혈당검사로 저혈당과 감별진단을 하는가? □ 3. 뇌졸중 평가도구를 사용하는가(CPSS, LAPSS)? □	**종합의견**

8. 비외상성 쇼크 환자의 평가와 처치

1) 시나리오 개요

- **일반적 소견:** 오전 7시 30분, 환자(남, 60)가 호흡하기가 힘들고 가슴이 답답하다고 119에 신고
- **주호소(증상):** 호흡곤란, 가슴 답답함, 의식 저하

2) 평가항목

- 내과 환자평가 필수항목
- 응급처치 절차 및 방법
- 직접의료지도 요청

3) 실습 목표

- 환자평가를 통해 쇼크 환자를 판단할 수 있는 임상적 특징과 병력 정보를 수집한다.
- 이학적 검진을 통해 쇼크의 중증도에 따라 적절하게 자세변경 및 보충적 산소, 수액을 투여하며 평가 및 처치과정을 최대 10분으로 한다.
- 정맥로 확보 및 수액투여를 위한 직접의료지도를 요청하고, 환자의 정보를 적절히 제공한다.

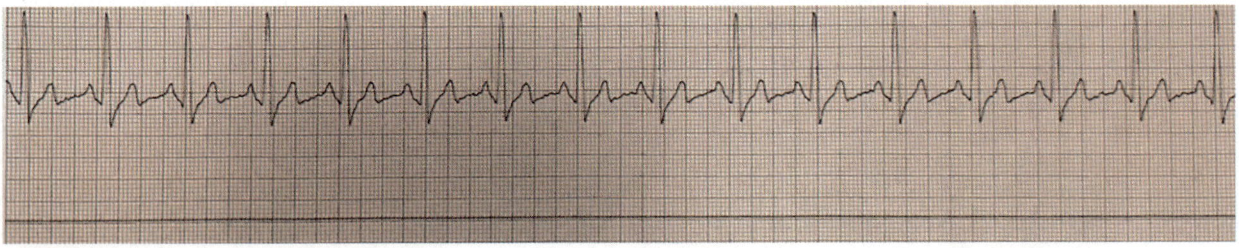

규칙		P : QRS		맥박		QRS 군	
P파		PR 간격		ST 분절		진단	

4) 시뮬레이션 셋업(준비물)

- **환경:** 집 안(방 침대)
- **마네킨:** Standard Patient 대체
- **마네킨:** 관절 있는 전신 마네킨, IV 패드 또는 마네킹
- **준비물:** 구급장비, 소생가방(가방 내 장비는 모든 시나리오에서 동일), 구급가방(비외상 환자용), V/S 측정 가방, 휴대용 산소 소생기, 제세동기
- 도우미 1인, 환자역할 – 대원이 병력, 증상 등 문진할 경우 정보 제공

5) 현장조사

오전 7시 30분 가나아파트에서 60세 남자가 호흡하기가 힘들고, 가슴이 답답하며 점점 의식이 떨어지는 것 같다는 신고가 접수되어 출동하였다. 목격자로부터 환자는 1명이며, 쇼파에 기대어 있다는 설명을 들었다. 환자는 호흡과 맥박은 있고, 의식상태는 V에 해당한다. 현장에 도착하는데 약 5분 정도의 시간이 소요되었고, 현장에 도착하여 위험요소를 조사하면서 방으로 접근한다.

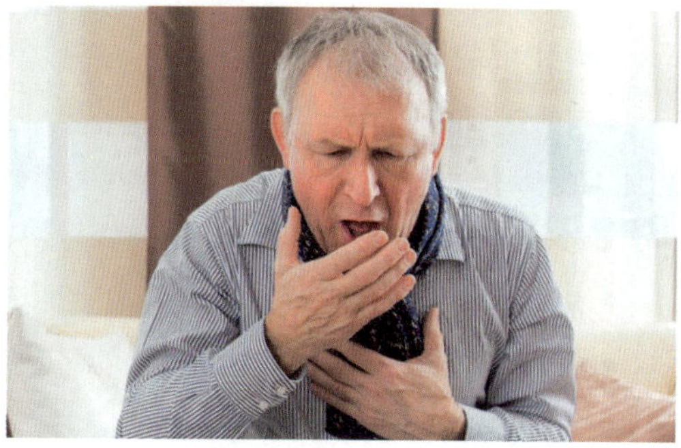

출처: https://wellnessbible.net/heres-how-to-identify-and-treat copd/

6) 생각할 문제

상기 환자의 현장조사를 보고, 다음의 순서에 따라 토론 후 작성해 본다(4명 팀원 토론 5분). 환자평가와 처치(10분 이내)에 대한 학생의 질문(V/S)에 교수가 답해 준다. 교수역량에 따라 환자 상태 변경 가능하다.

- 필요장비
- 현장조사
- 일차평가
- 이송결정(근거)
- 이차평가
- 추정진단
- 응급처치
- 이송 중 처치
- 병원도착 시 인계요령

7) 필요 술기

- 환자 평가
  일차 평가 – 의식상태, 기도, 호흡, 순환 평가
  이차 평가 – 현병력 청취(OPQRST), 과거력 청취(SAMPLE), 활력징후, 의식상태(GCS), 동공평가, 주호소에 근거한 이학적 검진
- 제세동기를 이용한 감시(심전도, 혈압, 맥박수, 산소포화도, $EtCO_2$)
- 적절한 기도 유지
- 산소투여
- 직접의료지도 요청
- 정맥로 확보 및 수액 투여

8) 환자평가 결과

- 일반적 소견 : 가슴이 답답하다며 침대에 누워있는 60세 남자 환자
- 주호소: 호흡곤란, 가슴 답답함, 의식 저하상
- 일차평가
  의식 수준: 언어반응(V)
  A: 개방
  B: 얕고 빠른 호흡(25회/분)
  C: 규칙적이며 약하게 촉진(115회/분), 피부는 차고 축축하며 창백함
  D: 언어 자극에 천천히 대답할 수 있는 수준
- 이송 결정 근거: 의식 저하
- 활력징후(최초)
  혈압(85/45mmHg), 맥박수(115회/분), 호흡(25회/분), 체온(36.5℃), 산소포화도(90%)
- GCS: 14 (E3 V5 M6)
- OPQRST 병력
  Onset : 20분 전
  Provocation : 해당 없음
  Quality : 어제부터 가슴이 답답함
  Radiating pain : 없음
  Several : 10점 중 7점
  Time: 20분 전부터 점점 더 심해짐

- AMPLE 병력
  Allergy: 없음
  Medications: 항고혈압제, 심부전 약물 복용
  Past Medical Hx: 심부전, 고혈압
  Last oral intake: 어제 점심식사 이후로 먹지 않음
  Event prior: 어제부터 지속되는 호흡곤란과 가슴 답답함이 심해짐
- 심전도

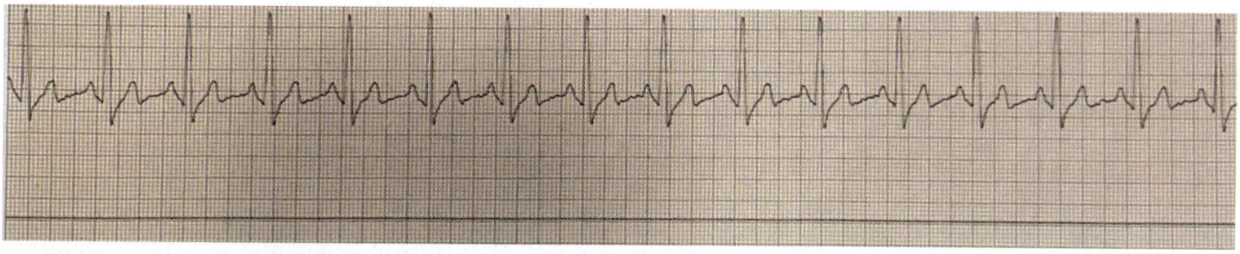

- 신체검진(초기) – 주호소에 따른 신체검진
  머리: 양측 동공 크기 정상, 동일, 대광반사 정상
  목: 목정맥 팽대 (+)
  가슴: 불규칙적 심음, 심잡음(-), 수포음
  복부: 복부강직(-), 압통(-)
  골반: 비빔 소리(-), 압통(-)
  사지: 축축한 피부, 식은땀(+), 청색증(+)
  등: 특이사항 없음
- 추정 진단: 심부전에 의한 심장성 쇼크
- 응급처치
  ① 기도유지
  ② 산소투여
  ③ 수액 처치(정맥로 확보)
- 이송 중 처치
  일차 평가 및 이차평가 중심으로 활력징후를 매 3~5분 마다 환자평가와 처치를 한 것을 확인한다(환자 상태 악화에 대한 대처).
- 디브리핑
  ① 심장성 쇼크 환자 평가의 적절성(필수 문진 항목)
  ② 기도유지 및 산소 투여의 적절성
  ③ 정맥로 확보 및 수액투여 수행 여부
  ④ 의료지도 적절성

- 시나리오 알고리즘의 세부설명

① 감시 장비와 Ⅳ 패드는 환자에게 미리 연결한 상태에서 시작

② 실습생에게 평가과정에서 환자의 증상(호흡곤란, 흉통, 저혈압) 및 과거력(심부전, 고혈압) 등에 대한 정보를 충분히 제시하여, 심장성 쇼크 증상을 의심할 수 있게 유도함.

③ 명시된 구급장비 외 다른 장비와 약물은 준비되지 않음

④ 실습생이 환자 평가와 SAMPLE병력 청취, 생체징후 측정 등을 실시 도중 환자는 쇼크 증상을 보인다.

⑤ 실습생은 환자의 기도를 유지하고 비재호흡마스크로 15L/분 산소를 투여한다.

⑥ 산소포화도는 94%이상 유지, 정상 수치여도 충분한 산소공급

⑦ 환자의 의식이 V이하로 저하되고 호흡이 10회 미만이면 백밸브 마스크로 환기 보조

⑧ 환자의 상태가 쇼크 상태를 지속한다면 의료지도를 요청 후 정맥로 확보하고 수액을 보충한다.

⑨ 직접의료지도를 통해 환자의 정보를 충실히 제공, 지도의사는 "정맥로 확보 후 수액 투여해 주시고 응급의료센터로 이송해주세요"라고 지도함.(정맥로 확보는 실제로 실시)

⑩ 환자의 수축기혈압이 90mmHg이하인 경우 다리를 올려주고, 의료지도를 받은 후 정맥로를 확보하여 생리식염수나 젖산 링거액을 투여한다.

⑪ 수액은 환자 원인이 심장기능부전이며 폐부종이 없는 경우 250mL를 투여하고, 환자 폐부종이 동반된 경우 의료지도에 따라 수액투여를 한다.

⑫ 백밸브 마스크 환기 및 정맥로 확보 술기 적절한지 확인

⑬ 제세동기를 포함한 감시 장비를 유지하고 이송 준비를 함

⑭ 필수처치 : 병력청취, 생체징후 측정, 백밸브 마스크 환기, 정맥로 확보 후 수액 투여

⑮ 시뮬레이션의 종료

 ⅰ) 실습생이 모든 처치를 마치고 환자이송 지시

 ⅱ) 제한시간(10분) 경과

9) 시나리오 알고리즘

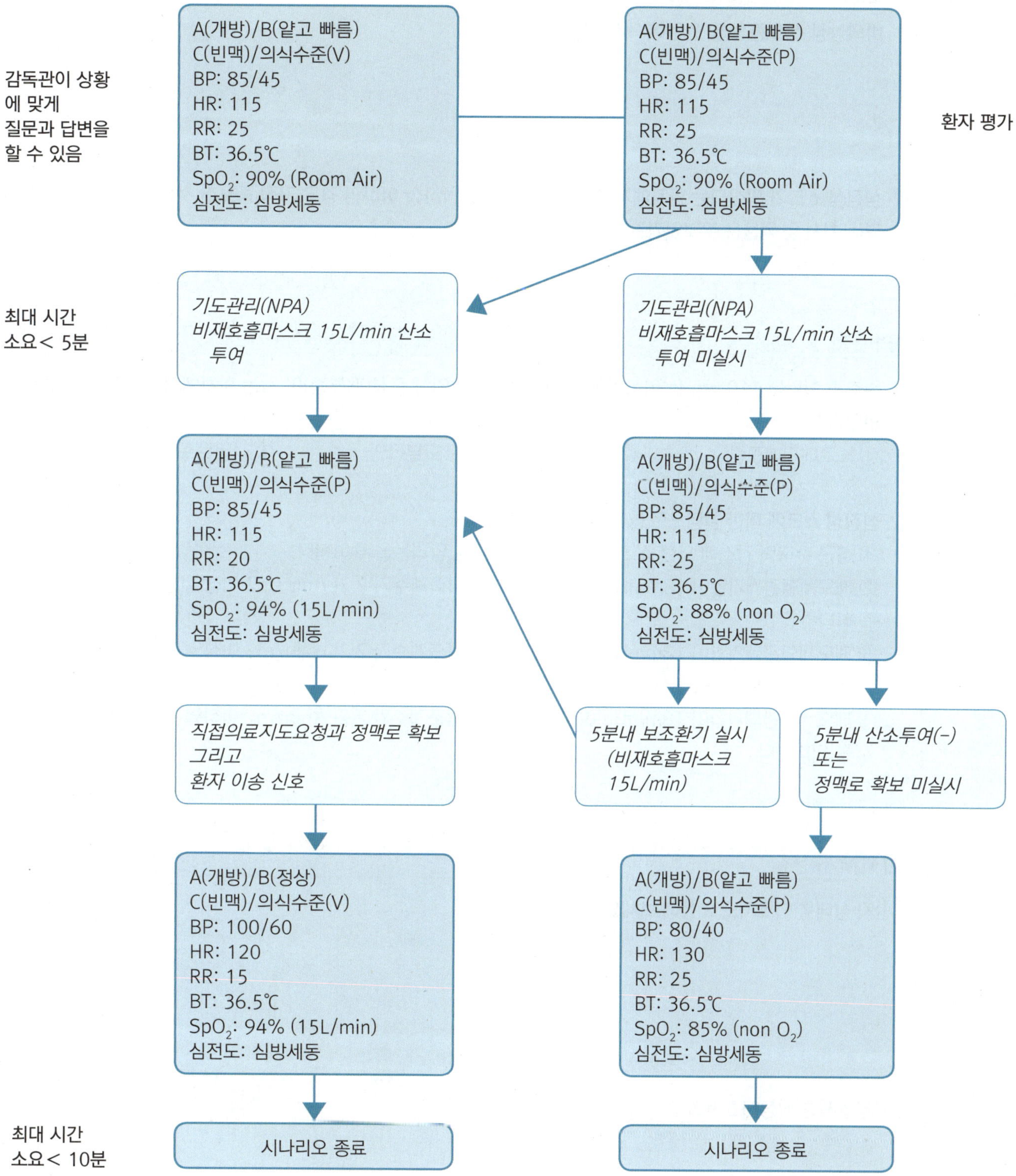
감독관이 상황에 맞게 질문과 답변을 할 수 있음
A(개방)/B(얕고 빠름)
C(빈맥)/의식수준(V)
BP: 85/45
HR: 115
RR: 25
BT: 36.5℃
SpO2: 90% (Room Air)
심전도: 심방세동
A(개방)/B(얕고 빠름)
C(빈맥)/의식수준(P)
BP: 85/45
HR: 115
RR: 25
BT: 36.5℃
SpO2: 90% (Room Air)
심전도: 심방세동
환자 평가
최대 시간 소요< 5분
기도관리(NPA)
비재호흡마스크 15L/min 산소 투여
기도관리(NPA)
비재호흡마스크 15L/min 산소 투여 미실시
A(개방)/B(얕고 빠름)
C(빈맥)/의식수준(P)
BP: 85/45
HR: 115
RR: 20
BT: 36.5℃
SpO2: 94% (15L/min)
심전도: 심방세동
A(개방)/B(얕고 빠름)
C(빈맥)/의식수준(P)
BP: 85/45
HR: 115
RR: 25
BT: 36.5℃
SpO2: 88% (non O2)
심전도: 심방세동
직접의료지도요청과 정맥로 확보 그리고
환자 이송 신호
5분내 보조환기 실시 (비재호흡마스크 15L/min)
5분내 산소투여(-) 또는
정맥로 확보 미실시
A(개방)/B(정상)
C(빈맥)/의식수준(V)
BP: 100/60
HR: 120
RR: 15
BT: 36.5℃
SpO2: 94% (15L/min)
심전도: 심방세동
A(개방)/B(얕고 빠름)
C(빈맥)/의식수준(P)
BP: 80/40
HR: 130
RR: 25
BT: 36.5℃
SpO2: 85% (non O2)
심전도: 심방세동
최대 시간 소요< 10분
시나리오 종료
시나리오 종료

10) 정리

정리문제 1

Q1. 비외상성 쇼크 종류 및 원인에 대해 서술하시오.

Q2. 심장성 쇼크가 의심되는 환자에서 수축기 혈압이 90mmHg 이하인 경우 가장 중요한 것은 무엇이며 시행해야 되는 처치 및 약물은 무엇인가?

정리문제 2

Q1. 수축기 혈압이 110mmHg 이상이면서 좌심실부전의 임상 증상(폐부종)이 있는 환자에게 사용되는 약물은 무엇인가?

① 노르에피네프린　② 도파민　③ 도부타민　④ 나이트로글리세린

Q2. 심장성 쇼크에 대한 설명으로 옳지 않은 것을 고르시오.

① 심근 수축력 감소에 의한 쇼크에 도부타민, 도파민, 암리논을 투여한다.

② 폐모세혈관쐐기압이 18mmHg 이하이면서 심장박출계수기 2.2L/min/m2 이상일 경우 수액 처치가 필요하다.

③ 폐모세혈관쐐기압이 18mmHg 이상이면서 심장박출계수가 2.2L/min/m2 이상일 경우 순환량이 증가 되어 있는 상태로 이뇨제 투여가 필요하다.

④ 폐모세혈관쐐기압이 18mmHg 이상이면서 심장박출계수가 2.2L/min/m2 이하일 경우 심장성 쇼크 상태를 의미한다.

SUMMARY

1. 환자 상태를 의료지도 요청해 보세요.

2. 구급일지를 작성해 보세요.

정리문제 2 정답 1. ③ 2. ④

시나리오 채점 기준 평가지

비외상성 쇼크 시나리오 평가 채점기준 평가지

실습생 이름:		날짜:	. . .	평가자:	(인)

시나리오 수행 평가

구분	아래의 질문에 만족했다고 생각되면 해당 항목에 체크하세요.	평가자
현장	• 현장에 안전하게 접근하였는가? • 현장평가에 모든 관련 요소를 고려하였는가?(주호소에 관한 정보를 제공하는 시각적 단서가 있는지 확인한다) • 케이스 결과를 개선하기 위해 어떠한 조치를 취하였는가?	□ 2 □ 2 □ 2
환자평가	• 모든 주요 정보를 얻었는가? • 정보가 올바르게 해석되었는가?/적절한 고려를 받았는가? • 조치에는 정당한 이유가 있는가?	□ 2 □ 2 □ 2
술기	• 모든 술기가 안전하게 수행되었는가? • 장비를 적절하게 선택하여 사용하였는가? • 술기를 적절한 시기에 능숙하게 시행하였는가?	□ 2 □ 2 □ 2
의사소통	• 효과적인 의사소통이 수립되고, 유지되었는가? - 팀원 - 환자 또는 관계자(보호자) 또는 다른 의료제공자(의료지도/지도의사) • 적절한 시기에 적절한 사람에게 적절한 요청을 하였는가?	□ 2 □ 2 □ 2
팀 확인	• 역할을 명확하게 지정(지시)하였는가? • 지시한 업무(역할)에 명확한 지침이 제공되었는가? • 팀 활동이 직관적이고 /또는 대응력이 있었는가?	□ 2 □ 2 □ 2
통합평가	• 적절한 현장운영, SOAP를 요약해서 제공했는가? • 이송결정 및 대안을 고려했는가?	□ 2 □ 2
	합계	/ 34

심사위원 평가

숙련도	총점: 시나리오 수행평가(34)+숙련도 평가(6)
다음 항목에 체크하세요. 매우잘함 ⑥ — 잘함 ④ — 보통 ② — 잘못함 ⓪	[ ] /40
Critical Point 1. V/S 체크를 적시에 확인하는가? □ 2. 쇼크 인지 여부 □ 3. 의식 V이하에서 NPA 삽입 후 산소마스크 공급 여부 □	**종합의견**

9. 급성 저혈당 환자의 평가와 처치

1) 시나리오 개요

- **일반적 소견:** 오전 10시경 65세 여자가 샤워 중 어지러움과 식은땀이 난다며 119에 신고
- **주호소(증상):** 어지러움, 식은땀, 심한 피로감

2) 평가항목

- 내과 환자평가 필수항목
- 혈당측정과 수액요법 절차와 방법
- 직접의료지도 요청기준

3) 실습 목표

- 내과 환자의 상태를 평가하여 임상적 특징과 병력 정보를 수집한다.
- 이학적 검진을 통해 환자의 급성 저혈당에 대한 평가를 올바르게 수행할 수 있다.
- 급성 저혈당 환자에게 현장응급처치 표준지침을 기준으로 올바른 응급처치 적용 및 병원 이송을 결정할 수 있다.

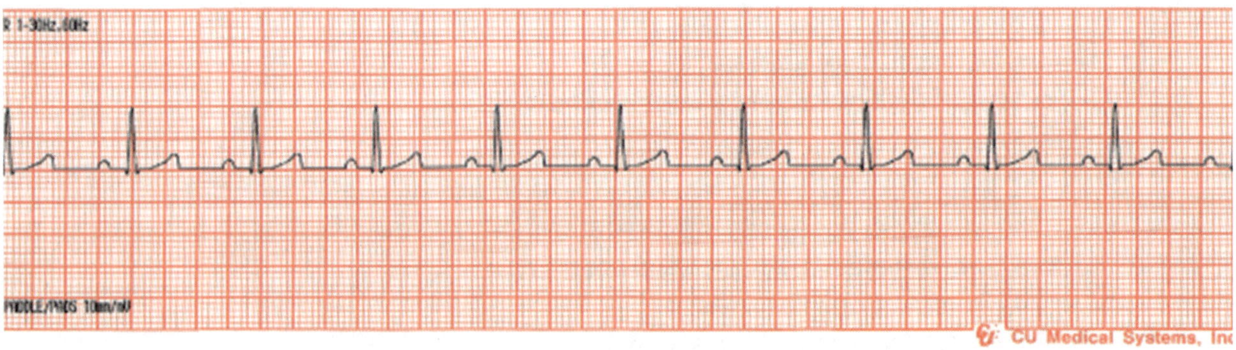

규칙		P : QRS		맥박		QRS 군	
P파		PR 간격		ST 분절		진단	

4) 시뮬레이션 셋업(준비물)

- **환경:** 화장실 앞바닥에 앉아 있음
- **마네킨:** Standard Patient 대체
- **마네킨:** 관절 있는 전신 마네킨, IV 패드 또는 마네킹
- **준비물:** 구급장비, 소생가방, 구급가방(비외상 환자용), V/S 측정 가방, Airway 및 약물 가방, 휴대용 산소소생기, 제세동기
- 도우미 1인, 환자역할 – 대원이 병력, 증상 등 문진할 경우 정보 제공

5) 현장조사

오전 10시경 가나아파트에서 65세 여자가 어지러움과 식은땀을 호소하는 신고가 접수되어 출동하였다. 현장에 도착하는데 약 10분 정도의 시간이 소요되었고, 현장 도착 후 신고자로부터 환자는 1명이고 화장실 앞 벽에 기대어 앉아있다는 설명을 들었다. 환자는 호흡과 맥박은 있고, 의식 상태는 V에 해당한다.

환자 샤워 중 어지러움을 느끼기는 했으나 의식을 잃거나 쓰러지지는 않았다고 한다. 현장 안전요원에 의해 주변 통제가 되고 있고, 추가 위험 요소는 없어 보인다.

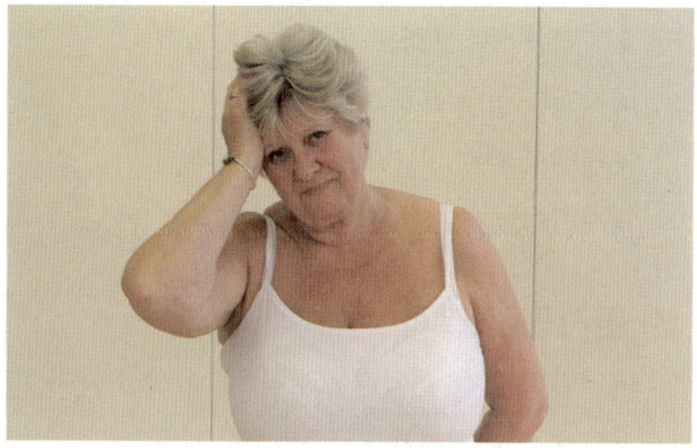

출처: https://www.manchesterphysio.co.uk/what-we-treat/vestibular-physiotherapy/dizziness-in-the-elderly.php

6) 생각할 문제

상기 환자의 현장조사를 보고, 다음의 순서에 따라 토론한다(4명 팀원 5분).

환자평가와 처치(10분 이내)에 대한 학생의 질문(V/S)에 교수가 답해 준다. 교수역량에 따라 환자 상태 변경 가능하다.

- 필요장비
- 현장조사
- 일차평가
- 이송결정(근거)
- 이차평가
- 추정진단
- 응급처치
- 이송 중 처치
- 병원도착 시 인계요령

7) 필요 술기

- 환자 평가

  일차 평가 – 의식상태, 기도, 호흡, 순환 평가

  이차 평가 – 현병력 청취(OPQRST), 과거력 청취(SAMPLE), 활력징후, 의식상태(GCS), 동공평가, 주호소에 근거한 이학적 검진
- 제세동기를 이용한 감시 (심전도, 혈압, 맥박수, 호흡수, 산소포화도)
- 적절한 기도유지기 삽입
- 적절한 산소포화도 유지
- 적절한 혈당 측정
- 정맥로 확보 및 수액(포도당) 투여
- 직접의료지도 요청

8) 환자평가 결과

- 일반적 소견: 어지러움과 식은땀을 호소하며 화장실 앞에 앉아 있는 65세 여자 환자
- 주호소: 어지러움, 식은땀, 심한 피로감
- 일차평가

  의식 수준: 언어반응(V)

  A: 개방

  B: 깊고 빠른 호흡(120회)

  C: 약하고 빠르게 촉진, 피부는 축축한 상태(120회/분)

  D: 언어 자극에 천천히 대답할 수 있는 수준
- 이송 결정 근거: GCS, AVPU
- 활력징후(최초)

  혈압(140/80mmHg), 맥박수(120회/분), 호흡(24회/분), 체온: (36.4℃), 산소포화도 95%, BST: 58mg/dL
- GCS: 12 (E3 V4 M5)
- OPQRST 병력

  Onset : 10분 전

  Provocation : 해당 없음

  Quality : 어지럽고 졸린 느낌이 듦

  Radiating pain : 해당 없음

  Several : 해당 없음

  Time: 10분전부터 점점 더 심해짐
- AMPLE 병력

  Allergy: 없음

  Medications: 고혈압약, 당뇨약

  Past Medical Hx: 고혈압, 당뇨

Last oral intake: 12시간 전

Event prior: 샤워 중 어지러움이 더 심해지고 식은땀 증상 발생

- 심전도

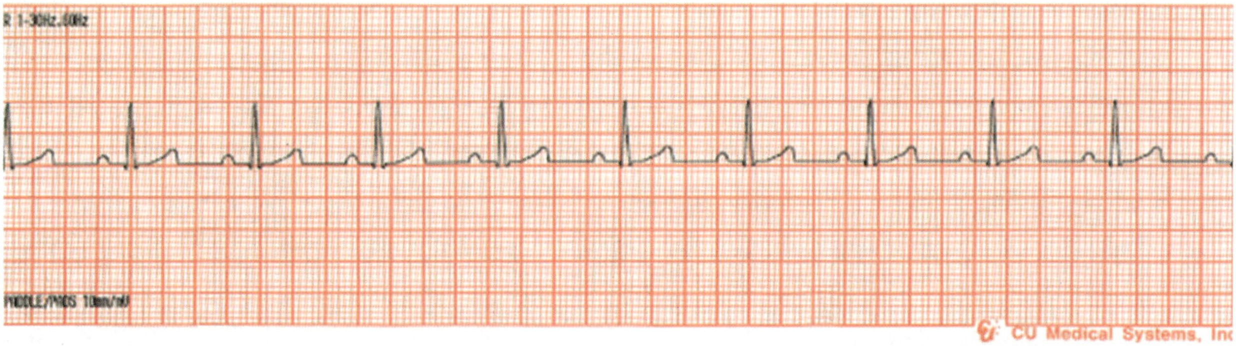

- 신체검진(초기) – 주호소에 따른 신체검진

머리: 양측 동공크기 동일, 대광반사 정상

목: 목정맥 팽대(-)

가슴: 심음, 심잡음(-), 양쪽 호흡음 동일

복부: 복부강직(-), 입통(-)

골반: 비빔 소리(-), 압통(-)

사지: 축축한 피부, 식은땀(+)

등: 특이사항 없음

- 추정 진단: 저혈당증
- 응급처치

① 혈당측정

② 산소 투여

③ 경구를 이용한 포도당 투여

④ 수액 처치(정맥로 확보)

- 이송 중 처치

일차 평가 및 이차평가 중심으로 활력징후를 매 3~5분 마다 환자평가와 처치를 한 것을 확인한다(환자 상태 악화에 대한 대처).

- 디브리핑

① 내과환자 분류 및 평가의 적절성

② 혈당측정의 적절성

③ 정맥로 확보 및 수액투여 수행 여부

④ 의료지도 적절성

- 시나리오 알고리즘의 세부설명

① 감시 장비와 IV 패드는 환자에게 미리 연결한 상태에서 시작

② 실습생에게 평가과정에서 환자의 증상(현기증, 식은땀, 전신쇠약) 등에 대한 정보를 충분히 제시하여, 급성 저혈당 증상을 의심할 수 있게 유도함.

③ 명시된 구급 장비 외 다른 장비와 약물은 준비되지 않음.

④ 실습생이 내과환자 평가와 SAMPLE병력 청취, 생체징후 측정 등을 실시 도중 환자는 횡설수설하는 증상을 약간 보인다.

⑤ 환자의 혈당을 측정하고 입으로 수치를 말한 후 환자가 의식이 있고 구역반사가 있다면 경구로 50% 포도당 용액 100mL를 마시게 한다.

⑥ 혈당 측정 과정 올바르게 시행하는지 확인, 평가관은 포도당 경구투여량 질문 & 답변

☞ 경구투여

- 10세 미만: 25그램(50 mL)
- 10세 이상: 50그램(100 mL)

⑦ 환자의 증상이 더욱 심해지고 의식 수준이 떨어지면 직접 의료지도를 얻은 후 정맥로를 확보하고 포도당 용액을 주입한다.

⑧ 직접의료지도를 통해 환자의 정보를 충실히 제공, 지도의사는 "정맥로 확보 후 포도당 투여 해주시고 응급의료센터로 이송해 주세요"라고 지도함.(IV line 확보는 실제로 실시)

⑨ 정맥로 확보 술기 올바른 방법인지 확인, 정맥 투여량 질문 & 답변 실시

☞ 정맥투여

- 10세 미만: 10% 포도당 용액 2 mL/kg
- 10세 이상: 50% 포도당 용액 50 mL

⑩ 제세동기를 포함한 감시 장비를 유지하고 이송 준비를 함

⑪ 필수처치 : 병력청취, 생체징후 측정, 혈당측정, 정맥로 확보 후 포도당 투여

⑫ 시뮬레이션의 종료시점

i) 실습생이 모든 처치를 마치고 환자이송 지시

ii) 제한시간(10분) 경과

9) 시나리오 알고리즘

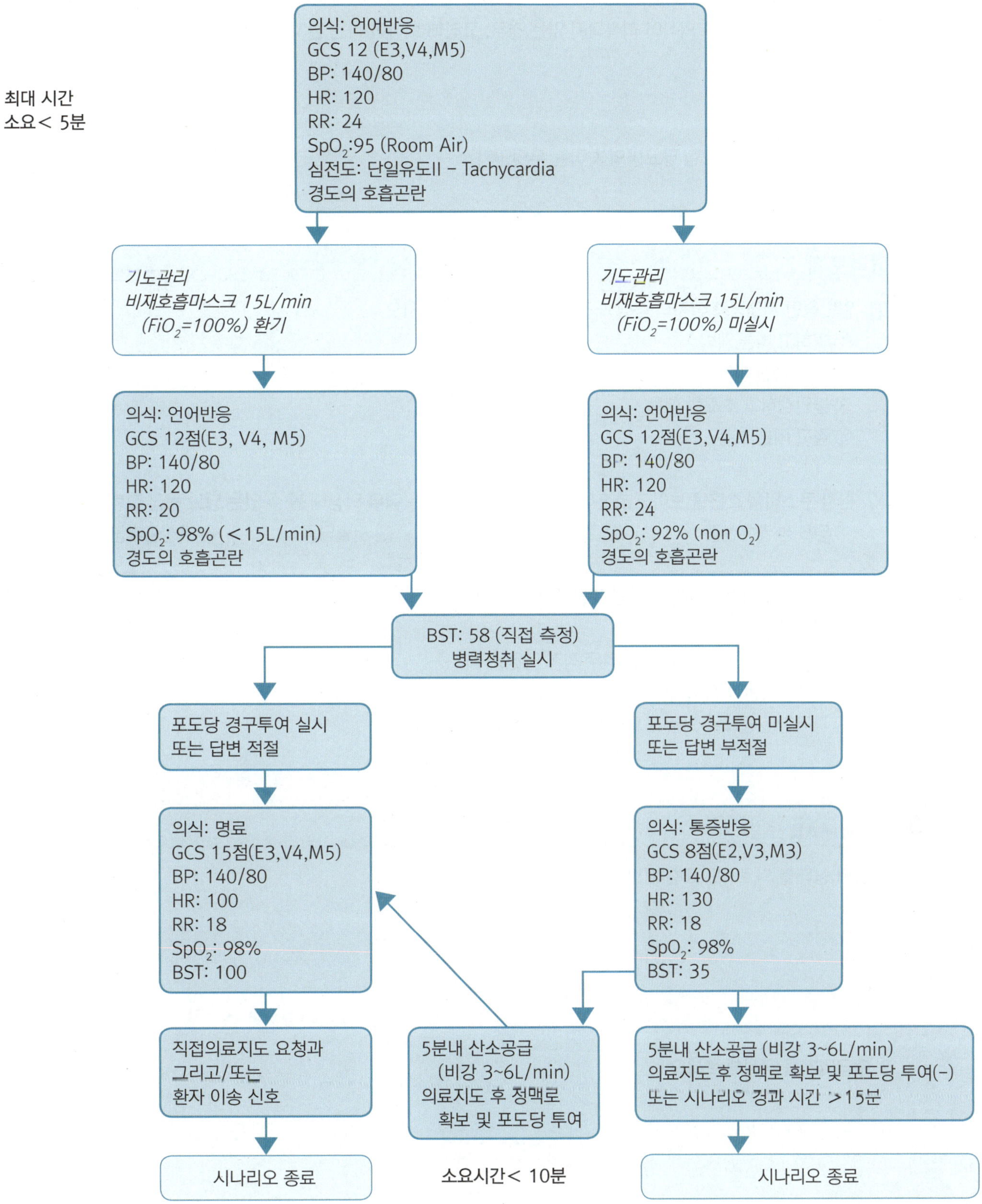
최대 시간 소요< 5분
의식: 언어반응
GCS 12 (E3,V4,M5)
BP: 140/80
HR: 120
RR: 24
SpO2:95 (Room Air)
심전도: 단일유도II - Tachycardia
경도의 호흡곤란
기노관리
비재호흡마스크 15L/min
(FiO2=100%) 환기
기도관리
비재호흡마스크 15L/min
(FiO2=100%) 미실시
의식: 언어반응
GCS 12점(E3, V4, M5)
BP: 140/80
HR: 120
RR: 20
SpO2: 98% (<15L/min)
경도의 호흡곤란
의식: 언어반응
GCS 12점(E3,V4,M5)
BP: 140/80
HR: 120
RR: 24
SpO2: 92% (non O2)
경도의 호흡곤란
BST: 58 (직접 측정)
병력청취 실시
포도당 경구투여 실시
또는 답변 적절
포도당 경구투여 미실시
또는 답변 부적절
의식: 명료
GCS 15점(E3,V4,M5)
BP: 140/80
HR: 100
RR: 18
SpO2: 98%
BST: 100
의식: 통증반응
GCS 8점(E2,V3,M3)
BP: 140/80
HR: 130
RR: 18
SpO2: 98%
BST: 35
직접의료지도 요청과
그리고/또는
환자 이송 신호
5분내 산소공급
(비강 3~6L/min)
의료지도 후 정맥로
확보 및 포도당 투여
5분내 산소공급 (비강 3~6L/min)
의료지도 후 정맥로 확보 및 포도당 투여(-)
또는 시나리오 경과 시간 >15분
시나리오 종료
소요시간< 10분
시나리오 종료

10) 정리

정리문제 1

Q1. 포도당 투여 후 환자 의식이 회복되지 않는 경우, 고려해 보아야 하는 환자 상태는 무엇인가?

Q2. 제1형 당뇨병과 제2형 당뇨병의 차이는 무엇인가?

정리문제 2

Q1. 일반적인 저혈당증 환자의 증상과 징후가 아닌 것을 고르시오.
① 약하고 빠른 맥박
② 차고 습한 피부
③ 불안정하고 초조한 행동
④ 깊고 빠른 호흡

Q2. 환자 쿠스마울 호흡을 보이고 호흡에서 달콤한 냄새가 나는 경우 의심해 볼 수 있는 당뇨 응급 질환은 무엇인가?
① 당뇨성 케톤산증 ② 고삼투성 고혈당 ③ 저혈당증 ④ 쿠싱증후군

Q3. 다음 중 저혈당증의 원인이 아닌 것을 고르시오.
① 너무 많은 인슐린 투여
② 인슐린 용략에 비해 음식을 너무 적게 먹었을 때
③ 카테콜라민과 잠재적인 글루카곤 효과
④ 과격한 운동으로 모든 포도당을 소모했을 때

SUMMARY

1. 환자 상태를 의료지도 요청해 보세요

2. 구급일지를 작성해 보세요.

정리문제 2 정답 1.④ 2.① 3.③

시나리오 채점 기준 평가지

급성 저혈당 환자 시나리오 채점 기준 평가지

실습생 이름:		날짜:	. . .	평가자:	(인)

시나리오 수행 평가

현장	아래의 질문에 만족했다고 생각되면 해당 항목에 체크하세요.	평가자
	• 현장에 안전하게 접근하였는가? • 현장평가에 모든 관련 요소를 고려하였는가?(주호소에 관한 정보를 제공하는 시각적 단서가 있는지 확인한다) • 케이스 결과를 개선하기 위해 어떠한 조치를 취하였는가?	□ 2 □ 2 □ 2
환자평가	아래의 질문에 만족했다고 생각되면 해당 항목에 체크하세요.	평가자
	• 모든 주요 정보를 얻었는가? • 정보가 올바르게 해석되었는가?/적절한 고려를 받았는가? • 조치에는 정당한 이유가 있는가?	□ 2 □ 2 □ 2
술기	아래의 질문에 만족했다고 생각되면 해당 항목에 체크하세요.	평가자
	• 모든 술기가 안전하게 수행되었는가? • 장비를 적절하게 선택하여 사용하였는가? • 술기를 적절한 시기에 능숙하게 시행하였는가?	□ 2 □ 2 □ 2
의사소통	아래의 질문에 만족했다고 생각되면 해당 항목에 체크하세요.	평가자
	• 효과적인 의사소통이 수립되고, 유지되었는가? - 팀원 - 환자 또는 관계자(보호자) 또는 다른 의료제공자(의료지도/지도의사) • 적절한 시기에 적절한 사람에게 적절한 요청을 하였는가?	□ 2 □ 2 □ 2
팀 확인	아래의 질문에 만족했다고 생각되면 해당 항목에 체크하세요.	평가자
	• 역할을 명확하게 지정(지시)하였는가? • 지시한 업무(역할)에 명확한 지침이 제공되었는가? • 팀 활동이 직관적이고 /또는 대응력이 있었는가?	□ 2 □ 2 □ 2
통합평가	아래의 질문에 만족했다고 생각되면 해당 항목에 체크하세요.	평가자
	• 적절한 현장운영, SOAP를 요약해서 제공했는가? • 이송결정 및 대안을 고려했는가?	□ 2 □ 2
합계		/ 34

심사위원 평가

숙련도 다음 항목에 체크하세요. 매우잘함 ⑥ — 잘함 ④ — 보통 ② — 잘못함 ⓪	총점: 시나리오 수행평가(34)+숙련도 평가(6) [ ] /40
Critical Point 1. 포도당 주입 전/후에 혈당 검사로 수치를 확인하는가? □ 2. 의료지도 받을 때 저혈당 기준을 알고 설명하는가? □ 3. 정맥로 확보 여부 □	**종합의견**

10. 가슴 통증 환자의 평가와 처치

1) 시나리오 개요

- **일반적 소견:** 길을 걷다가 서울대 연구실 앞 50대 여성이 “갑자기 저혈당이 온 것 같다”며 119 신고
- **주호소(증상):** 어지럽고, 가슴이 답답함, 불안, 식은땀, 거동 불편

2) 평가항목

- 가슴 통증 증상을 호소하는 환자 평가 및 응급처치 장비 준비
- 현장에서의 응급처치 안전 및 공간 확보
- 직접의료지도 요청

3) 실습 목표

- 환자 상태를 적절히 평가하여 임상적 특징과 병력 정보를 수집한다.
- 이학적 검진을 통해 환자 가슴 통증에 대한 평가를 올바르게 수행할 수 있다.
- 가슴 통증 환자에게 현장 응급처치 표준지침을 기준으로 올바른 응급처치 적용 및 병원 이송을 결정할 수 있다.

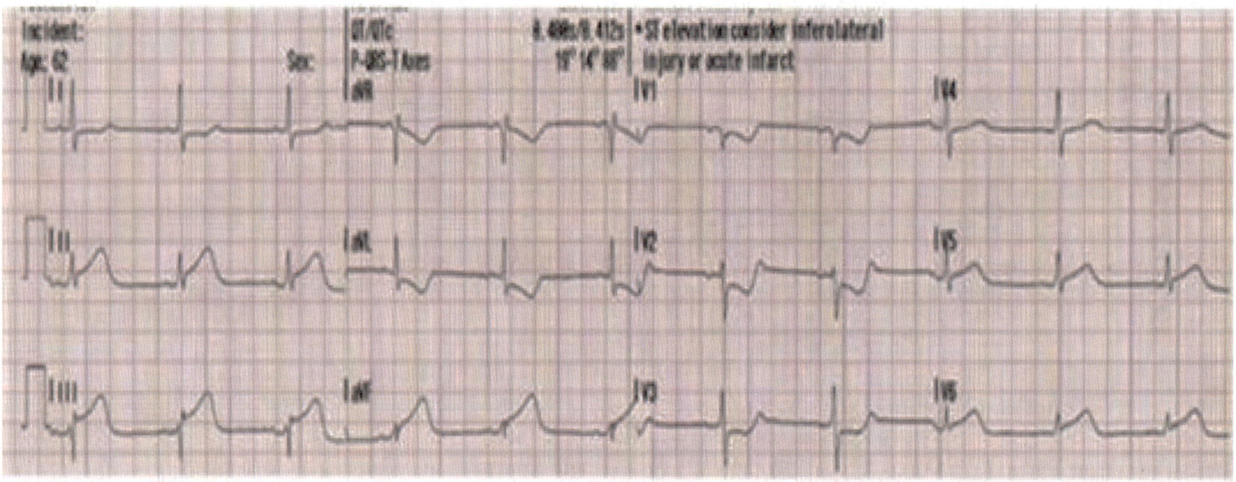

규칙		P : QRS		맥박		QRS 군	
P파		PR 간격		ST 분절		진단	

4) 시뮬레이션 셋업(준비물)

- **환경:** 현장 바닥에 거동이 불편
- **마네킨:** Standard Patient 대체
- **마네킨:** Hi-Fi simulator (예.Simman 3G 또는 ALS simulator)
- **준비물:** 소생 가방(가방 내 장비는 모든 시나리오에서 동일), 구급 가방(비 외상환자용, ALS용), V/S 측정 가방 , 휴대용 산소소생기, 고급형 모니터 제세동기, IV SET, Intubation set, 주 들것
- 도우미 1인, 환자역할 – 병력, 증상 등 문진 시 정보 제공

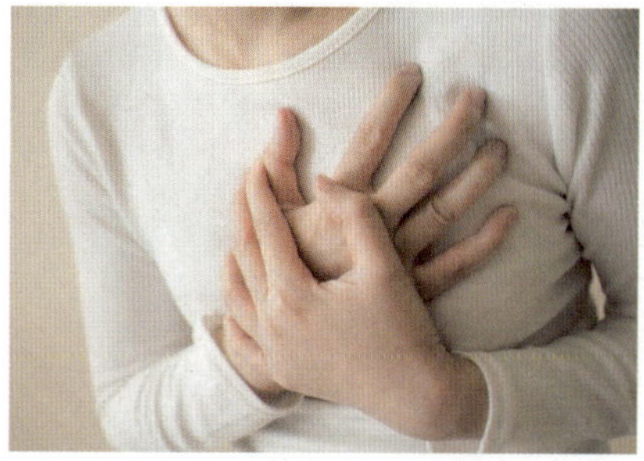

5) 현장조사

오후 12시 50분 서울대 연구실 앞 50세 여성이 조교 선생님이랑 같이 점심 식사 후 연구동 307호 연구실 문을 열다가 갑자기 가슴이 답답하다 하고 쓰러짐. 이에 연구실 조교가 119에 신고를 함

신고자: 의식은 있고, 저혈당이 온 것 같아요. 매우 힘들고 걸을 수가 없어요. 전에도 같은 증상 있었습니다. 여기는 서울대 연구동 연구실 307호 문 앞 입니다.

구급대원: 네, 저희가 신고자 위치를 파악했습니다. 조금 후 도착 예정이니, 전화 끊지 마시고 환자분의 의식을 잃거나 다른 문제가 발생하면 바로 알려주세요.

6) 생각할 문제

상기 환자의 현장 조사를 보고, 자기결정(다음의 순서에)에 따라 환자 평가를 토론 후 작성해 본다(팀원 토론 10분).

- 필요장비
- 현장조사
- 일차평가
- 이송결정(근거)
- 이차평가
- 추정진단
- 응급처치
- 이송 중 서시
- 병원도착 시 인계요령

7) 필요 술기

- 환자 평가
  일차 평가 – 의식상태, 기도, 호흡, 순환 평가
  이차 평가 – 신체검진, 활력징후, 현 병력 청취(OPQRST), 과거력 청취(SAMPLE)
- 제세동기를 이용한 감시(심전도, 혈압, 맥박수, 호흡수, 산소포화도)
- 혈당 측정
- 보충적 산소투여
- 적절한 산소포화도 유지
- 정맥로 확보
- 직접 의료 지도 요청

8) 환자평가 결과

- 일반적 소견: 어지럽고, 가슴이 답답함, 불안, 식은땀, 거동 불편한 50대 여성
- 주호소: 의식 명료
- 일차평가
  의식 수준: AVPU(A: 의식 명료)
  A: 기도상태 양호
  B: 호흡 양호
  C: 느리고 약한 노동맥, 차갑고 축축한 피부
  D: AVPU(GCS)
  E: 심전도 전극 부착을 위한 가슴 부위 노출
- 이송 결정 근거: 심전도 감시 및 가슴이 답답해요.
- 활력징후
  혈압(90/70mmHg), 맥박(25회/분), 호흡(20회/분), 체온(35.1℃), 산소포화도(-), BST(185mg/dL)
- 현재 병력
  S (Sign / Symptoms): 어지럽고 가슴이 답답함
  A (Allergy): 특이사항 없음
  M (Medicine): 인슐린 주사
  P (past Illness): 당뇨, 전에도 비슷한 증상 경험
  L (Last meal): 오전 12시경 점심
  E (Event): 점심 먹고 학교 연구실로 걷다가 발생

  O (Onset): 점심 식사 후 학교 복귀하면서
  P (Provocation): 걸으면 힘들고 완화가 되지 않음
  Q (Quality): 무거운 것이 가슴을 누르는 듯함
  R (Radiation): 가슴 전체

S (Severity): 10점에 7점

T (Time): 약 20분간 지속

- 과거병력

Allergy: 없음

Medications: 저혈당 약

Past Medical Hx: 당뇨

Last oral intake: 오전 12:00 학교 구내식당에서 점심

Event: 점심 식사 마친 후 학교 연구실 문 앞에서 쓰러짐

- 가족력: 가족 중에 아버지가 저혈당 가지고 계심
- 사회력: 흡연(-), 알코올(-)
- 심전도

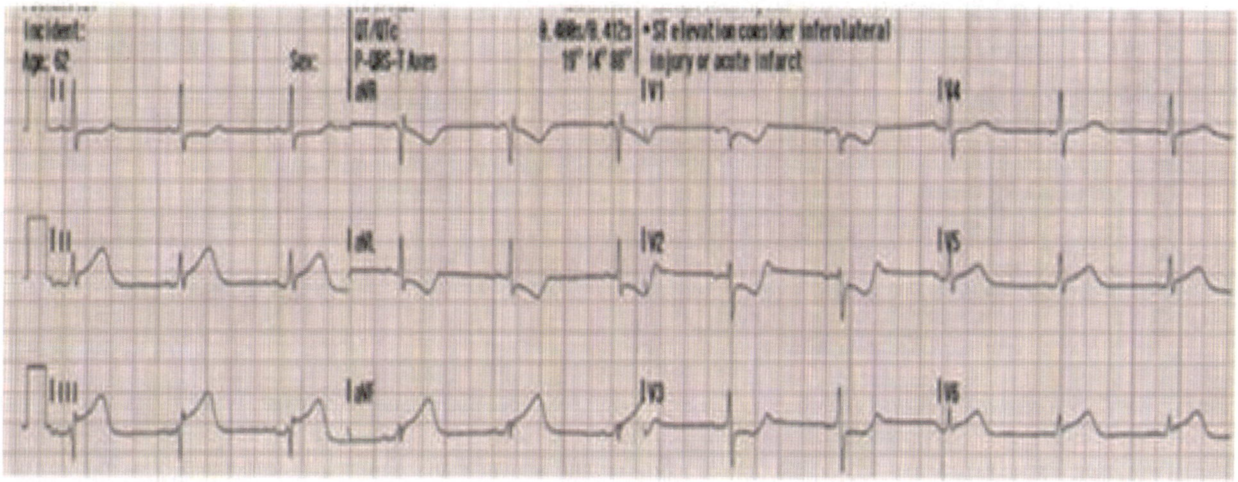

- 신체검진(초기)

머리: 창백, 식은땀

목: 목정맥 팽대 없음

가슴: 불규칙적 심음, 호흡 빠름

- 추정 진단: MI (ST elevation in I, aVL, V5, and V6 & ST depression in V1, V2, and V3)
- 응급처치

① 산소: 저산소 증 또는 허혈성

② 니트로글리세린 : 말초동맥, 정맥 확장 전부하, 후부하 및 심근 산소 감소

③ 정맥로(IV) 확보

④ 심전도 감시

- 이송 중 처치

1차 평가 및 2차 평가 중심으로 활력징후를 매 3~5분 환자 평가 처치

- 디브리핑
  ① 심근경색 환자 분류 및 평가의 적절성
  ② 혈당 측정으로 저혈당과 감별진단의 적절
  ③ 정맥로 확보 및 약물 수행 여부
  ④ 의료 지도 적절성
- 시나리오 알고리즘의 세부설명
  ① 응급처치 장비(심전도, IV) 미리 세팅한 상황에서 시작(도우미로 대체 할 수 있음)
  ② 현장 도착 시 환자는 회의실 의자에 앉아 있는 상태로 회의 도중 어지럼증 발현
  ③ 명시된 구급 장비 외 다른 장비와 약물은 준비되지 않음
  ④ 실습생이 가슴 통증에 의해 발생한 증상임을 인지하지 못하는 경우, 환자는 의식 저하와 가슴 통증 호소
  ⑤ 환자의 가슴 통증 위험 인자에 대한 병력 청취와 일반적인 가슴 통증 증상 정보를 파악해야 함
  ⑥ 산소포화도는 94% 이상 유지, 필요하다면 보충적 산소 공급.
  ⑦ 의식 수준, 활력징후, 심전도, 산소포화도 감시를 시행하고, 혈당 측정 및 필요한 추가적 처치를 시행해야 함
  ⑧ 호흡곤란이 없거나 산소포화도가 94% 이상 유지되는 환자에서 고농도 산소를 공급 시 환자의 증상 악화
  ⑨ 의료 지도를 통해 환자 정보와 가슴 통증 가능성에 대해 충실히 제공 하고, 가슴 통증 치료 중재가 가능한 응급의료센터로 이송할 것을 이야기 함
  ⑩ 시뮬레이션의 종료
    ⅰ) 실습생이 모든 처치를 마치고 환자 이송 지시
    ⅱ) 제한 시간(10분) 경과

9) 시나리오 알고리즘

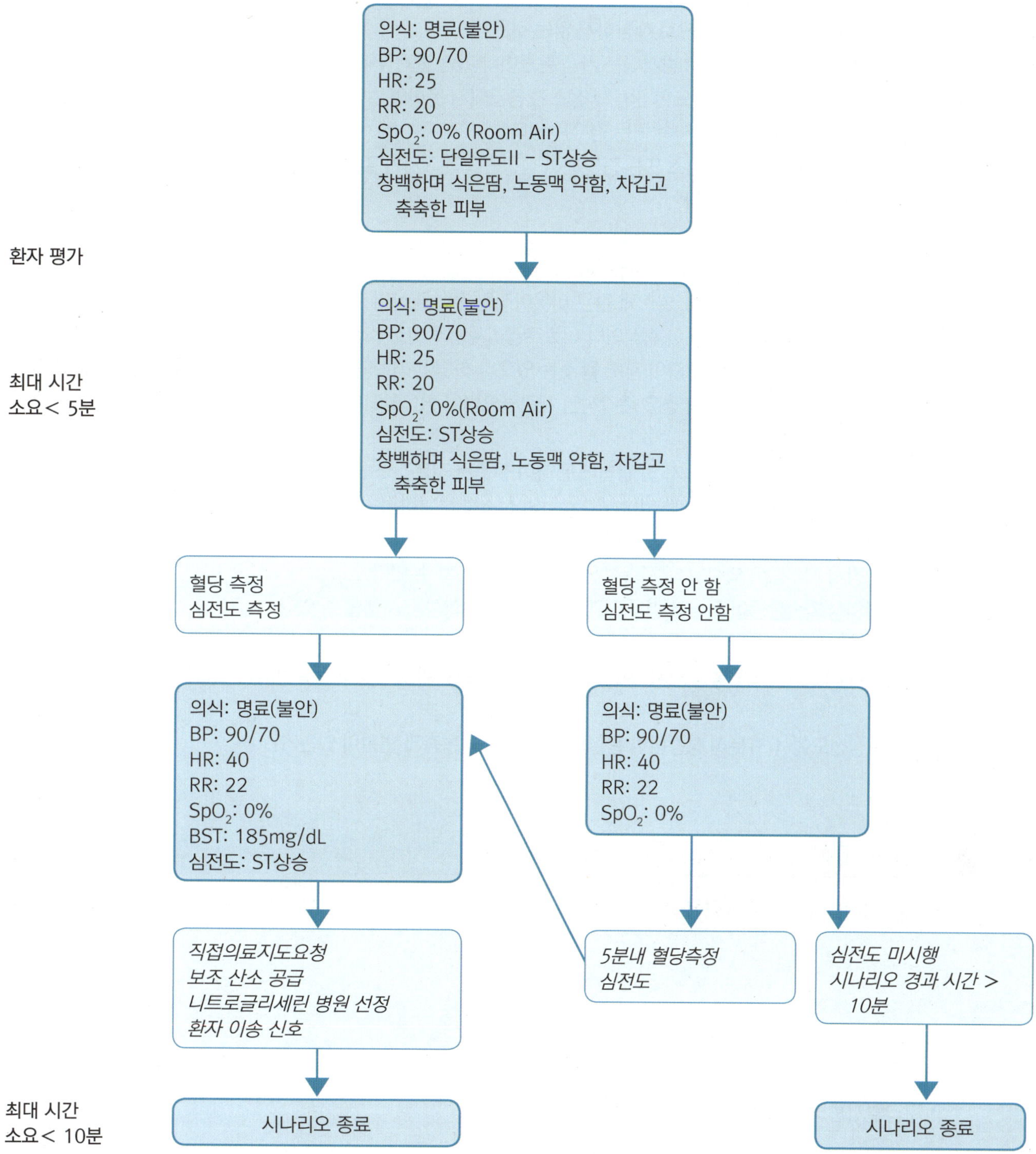
환자 평가
최대 시간 소요< 5분
의식: 명료(불안)
BP: 90/70
HR: 25
RR: 20
SpO2: 0% (Room Air)
심전도: 단일유도II - ST상승
창백하며 식은땀, 노동맥 약함, 차갑고 축축한 피부
의식: 명료(불안)
BP: 90/70
HR: 25
RR: 20
SpO2: 0%(Room Air)
심전도: ST상승
창백하며 식은땀, 노동맥 약함, 차갑고 축축한 피부
혈당 측정
심전도 측정
혈당 측정 안 함
심전도 측정 안함
의식: 명료(불안)
BP: 90/70
HR: 40
RR: 22
SpO2: 0%
BST: 185mg/dL
심전도: ST상승
의식: 명료(불안)
BP: 90/70
HR: 40
RR: 22
SpO2: 0%
직접의료지도요청
보조 산소 공급
니트로글리세린 병원 선정
환자 이송 신호
5분내 혈당측정
심전도
심전도 미시행
시나리오 경과 시간 > 10분
최대 시간 소요< 10분
시나리오 종료
시나리오 종료

10) 정리

정리문제

Q1. 허혈성 심장질환 흔한 증상으로 해당하지 않는 것은?

① 어깨, 목, 턱, 또는 등으로 방사되는 가슴 통증이나 가슴 불쾌감이 나타난다.
② 협심증은 심장근육에 필요한 만큼의 산소가 공급되지 못하여 발생한다.
③ 보통 10분 이상 통증이 지속 되는 경우는 없다.
④ 심장근육의 혈류 공급 감소 또는 중단되어 심장근육의 괴사가 일어난다.
⑤ 혈당이 60mg/dl인 환자

Q2. 가슴 통증 환자의 임상적 특징이 아닌 것은?

① 갑작스러운 무력감, 오심, 발한과 같은 비특이적인 전신 증상이 나타난다.
② 협심증의 경우 가슴 통증이 휴식이나 니트로글리세린 투여로 소실된다.
③ 심근경색의 경우 가슴 통증이 감소 될 수는 있으나 허혈이 해소되지 않으므로 통증이 지속되는 경향이 있다.
④ ST분절 상승 심근경색의 경우 즉각적인 재관류요법이 필요하지는 않다.

Q3. 가슴 통증 환자 응급처치 절차 및 방법에 관하여 잘못된 것은?

① 산소투여를 통하여 비강캐뉼라로 4L/min의 산소를 투여하되 산소포화도를 94% 이상 유지한다.
② 니트로글리세린을 설하로 매 1분 간격으로 총 3회까지 투여할 수 있다.
③ 심장서 폐부종이 의심될 때 지속적 양압 환기를 사용할 수 있다.
④ 심인성 가슴통증이 의심할 경우 정맥로 확보는 총 2회까지 시행할 수 있다.

Q4. 응급실에 내원한 가슴 통증 환자에게 ST분절 상승 치료를 위해 시행되는 일반적인 약물은 무엇이 있나요?

Q5. 환자 심전도에서 ST분절 상승이이 관찰되는 것이 가슴 통증과 연관이 있는가?

SUMMARY

1. 환자 상태를 의료지도 요청해 보세요.

2. 구급일지를 작성해 보세요.

정리문제 정답 1. ④ 2. ④ 3. ② 4. 니트로글리세린 5. 있다

시나리오 채점 기준 평가지

가슴통증 시나리오 채점 기준 평가지

실습생 이름:		날짜:	. . .	평가자:	(인)

시나리오 수행 평가

	아래의 질문에 만족했다고 생각되면 해당 항목에 체크하세요.	평가자
현장	• 현장에 안전하게 접근하였는가? • 현장평가에 모든 관련 요소를 고려하였는가?(주호소에 관한 정보를 제공하는 시각적 단서가 있는지 확인한다) • 케이스 결과를 개선하기 위해 어떠한 조치를 취하였는가?	□ 2 □ 2 □ 2
	아래의 질문에 만족했다고 생각되면 해당 항목에 체크하세요.	평가자
환자평가	• 모든 주요 정보를 얻었는가? • 정보가 올바르게 해석되었는가?/적절한 고려를 받았는가? • 조치에는 정당한 이유가 있는가?	□ 2 □ 2 □ 2
	아래의 질문에 만족했다고 생각되면 해당 항목에 체크하세요.	평가자
술기	• 모든 술기가 안전하게 수행되었는가? • 장비를 적절하게 선택하여 사용하였는가? • 술기를 적절한 시기에 능숙하게 시행하였는가?	□ 2 □ 2 □ 2
	아래의 질문에 만족했다고 생각되면 해당 항목에 체크하세요.	평가자
의사소통	• 효과적인 의사소통이 수립되고, 유지되었는가? – 팀원 – 환자 또는 관계자(보호자) 또는 다른 의료제공자(의료지도/지도의사) • 적절한 시기에 적절한 사람에게 적절한 요청을 하였는가?	□ 2 □ 2 □ 2
	아래의 질문에 만족했다고 생각되면 해당 항목에 체크하세요.	평가자
팀 확인	• 역할을 명확하게 지정(지시)하였는가? • 지시한 업무(역할)에 명확한 지침이 제공되었는가? • 팀 활동이 직관적이고 /또는 대응력이 있었는가?	□ 2 □ 2 □ 2
	아래의 질문에 만족했다고 생각되면 해당 항목에 체크하세요.	평가자
통합평가	• 적절한 현장운영, SOAP를 요약해서 제공했는가? • 이송결정 및 대안을 고려했는가?	□ 2 □ 2
	합계	/ 34

심사위원 평가

숙련도 다음 항목에 체크하세요. 매우잘함 ⑥ — 잘함 ④ — 보통 ② — 잘못함 ⓪	총점: 시나리오 수행평가(34)+숙련도 평가(6) [ ] /40
Critical Point 1. 호흡곤란 환자의 1차 평가와 이차평가를 적절히 시행함 □ 2. 가슴증 및 2차 손상을 방지함 □ 3. 직접의료지도를 통해 긴급 이송되어야 할 정보 제공함 □	**종합의견**

11. 심정지(비외상성) 환자의 평가와 처치

1) 시나리오 개요

- **일반적 소견:** 잠실야구장 매표소 입구, 55세 남성이 매표소에서 티켓팅 하다가 갑자기 기절함
- **주호소(증상):** 의식상실, 무반응, 통증에 대한 무반응, 청색증, 의식저하 (AVPU)

2) 평가항목

- 환자에게 필요한 응급처치 장비 준비
- 응급처치 절차 및 방법
- 응급처치 주의사항

3) 실습 목표

- 환자 상태를 적절히 평가하여 임상적 특징과 병력 정보를 수집한다.
- 이학적 검진을 통해 환자 느린 맥에 대한 평가를 올바르게 수행할 수 있다.
- 느린 맥 환자에게 현장 응급처치 표준지침을 기준으로 올바른 응급처치 적용 및 병원 이송을 결정할 수 있다.

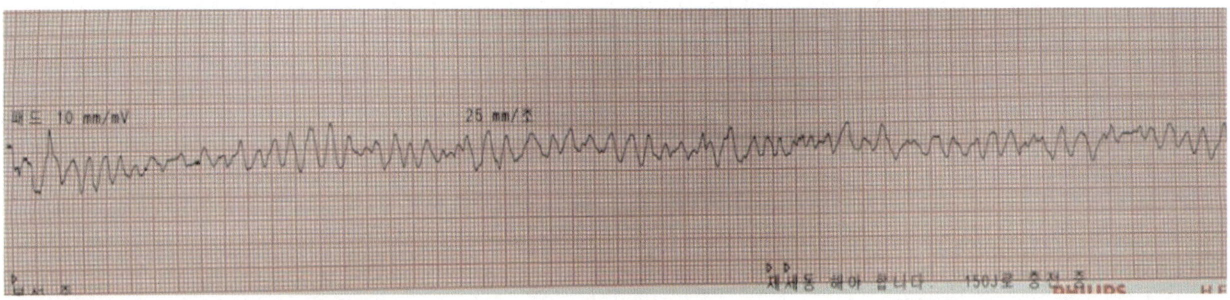

규칙		P : QRS		맥박		QRS 군	
P파		PR 간격		ST 분절		진단	

4) 시뮬레이션 셋업(준비물)

- **환경:** 현장에 무반응 환자 누워있음
- **마네킨:** Standard Patient 대체
- **마네킨:** Hi-Fi simulator (예: Simman 3G 또는 ALS simulator)
- **준비물:** 구급 장비, 소생 가방(가방 내 장비는 모든 시나리오에서 동일), 구급 가방(심정지 환자용, ALS용), V/S 측정 가방, OPA, BVM, IV set (약물 대비), 전문기도확보술(기관내삽관, 후드 마스크), 고급형 AED 모니터
- 도우미 1인, 환자역할 – 병력, 증상 등 문진 시 정보 제공

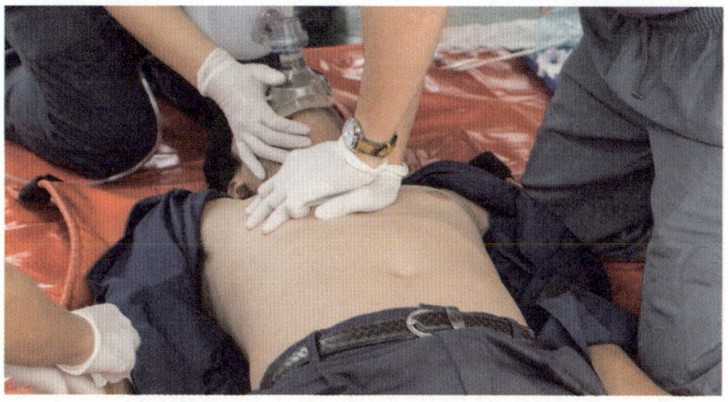

5) 현장조사

잠실야구장 매표소 입구, 55세 남성이 매표소에서 티켓팅 하다가 갑자기 기절하여 티켓 매표소 직원이 신고하고, 매표소 직원이 가슴압박 시작했다. 현장 출동 5분 만에 119구급대원 CPR 시행, 다른 구급대원이 의료 지도 요청했다.

6) 생각할 문제

상기 환자의 현장 조사를 보고, 자기결정(다음의 순서에)에 따라 환자 평가를 토론 후 작성해 본다(4명 팀원 토론 5분). 환자 평가와 처치(10분 이내)에 대한 학생의 질문(V/S)에 교수가 답해 준다. 교수역량에 따라 환자 상태 변경 가능하다.

- 필요장비
- 현장조사
- 일차평가
- 이송결정(근거)
- 이차평가
- 추정진단
- 응급처치
- 이송 중 처치
- 병원도착 시 인계요령

7) 필요 술기

- 환자 평가
  일차 평가 – 의식상태, 기도, 호흡, 순환 평가
  이차 평가 – 소생(ROSC)후 신체검진, ROSC 후 활력징후
- 제세동기를 이용한 감시(심전도, 혈압, 맥박수, 호흡수, 산소포화도)
- 혈당 측정
- OPA, BVM, $ETCO_2$
- 적절한 가슴압박
- 전문 기도 삽관술(기관내삽관, 후두마스크)
- 적절한 산소포화도 유지
- 정맥로 확보
- 약물
- 직접 의료 지도 요청

8) 환자평가 결과

- 일반적 소견: 의식이 없는 55세 남성 환자
- 주호소: 의식 저하
- 일차평가
  A: 기도개방
  B: 호흡 없음
  C: 맥박없음
  D: AVPU
  E: 심전도 전극 부착을 위한 가슴 부위 노출
- 이송 결정 근거: 심정지
- 활력징후(최초)
  혈압(측정불가), 맥박수(0회/분), 호흡(0회/분), 체온(33.7℃), 산소포화도(0%)
- 이차 평가 [ROSC 후 활력징후]
  혈압(100/60mmHg), 맥박수(110회/분), 호흡(20회/분) 체온(36.0℃), 산소포화도(84%)
- 과거병력
  S (Sign/Symptoms): 심정지
  A (Allergy): 확인 안 됨
  M (Medicine): 확인 안 됨
  P (past Illness): 확인 안 됨
  L (Last meal): 확인 안 됨
  E (Event): 야구장 티켓 예매

- 가족력: 특이 사항 없음
- 사회력: 알코올(소주 2병 정도. 주 1회)
- 심전도

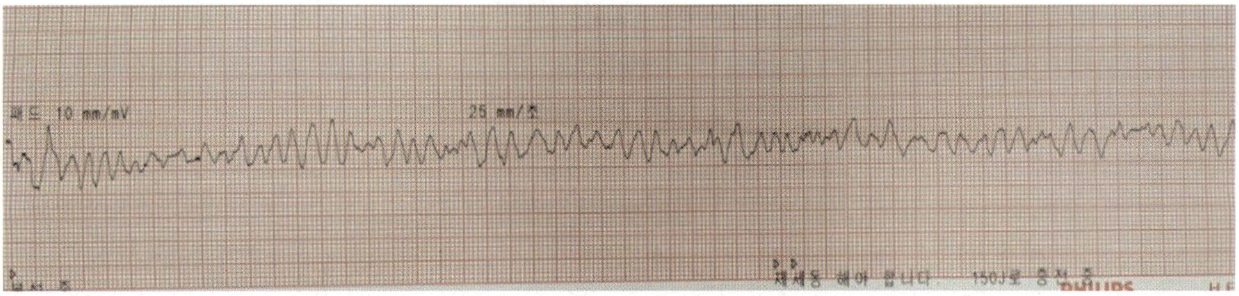

- 추정 진단: VF
- 응급처치

  ① 산소 공급(OPA, BVM)

  ② 활력징후(BP, RR, BT, SpO2 , BST)

  ③ 고급형 AED 모니터 감시(심전도, 산소포화도, 혈압, 맥박수)

  ④ 전문 기도 삽관술(후두 마스크)

  ⑤ IV(약물 대비 및 저혈당)
- 이송 중 처치

  일차 평가 및 이차 평가 중심으로 활력징후를 매 3~5분마다 환자 평가 처치를 한 것을 확인한다.
- 디브리핑

  ① 심정지 환자 분류 및 평가의 적절성

  ② 산소 공급(OPA, BVM)

  ③ 고급형 AED 모니터 감시(심전도, 산소포화도, 혈압, 맥박수)

  ④ 전문 기도 삽관술(후두 마스크)

  ⑤ 정맥로 확보 및 약물(에피네프린) 투여

  ⑥ 의료 지도 적절성

- 시나리오 알고리즘의 세부설명
  ① 응급처치 장비(심전도, IV, 전문기도삽관술)미리 세팅한 상황에서 시작(도우미로 대체 할 수 있음)
  ② 현장 도착 시 환자는 심정지 환자 바닥에 누워있음
  ③ 명시된 구급 장비 외 다른 장비와 약물은 준비되지 않음
  ④ 실습생이 심정지에 의해 발생한 증상임을 인지하지 못하는 경우, 환자는 의식 저하와 심정지가 올 수 있음
  ⑤ 환자의 심정지 인자에 대한 병력 청취와 일반적인 느린맥 증상 정보를 파악해야 함
  ⑤ 산소포화도는 94% 이상 유지, 필요하다면 보충적 산소 공급
  ⑤ 의식 수준, 활력징후, 심전도, 산소포화도 감시를 시행하고, 혈당 측정 및 필요한 추가적 처치를 시행해야 함
  ⑤ 호흡곤란이 없거나 산소포화도가 94% 이상 유지되는 환자에서 고농도 산소를 공급 시 환자의 증상 악화
  ⑤ 의료 지도를 통해 환자 정보와 심정지 가능성에 대해 충실히 제공하고, 심정지 치료 중재가 가능한 응급의료센터로 이송할 것을 이야기함
  ⑤ 시뮬레이션의 종료
    i) 실습생이 모든 처치를 마치고 환자이송 지시
    ii) 의료 지도 요청 및 치료 가능한 응급의료센터 선정 못 한 채 10분 경과

9) 시나리오 알고리즘

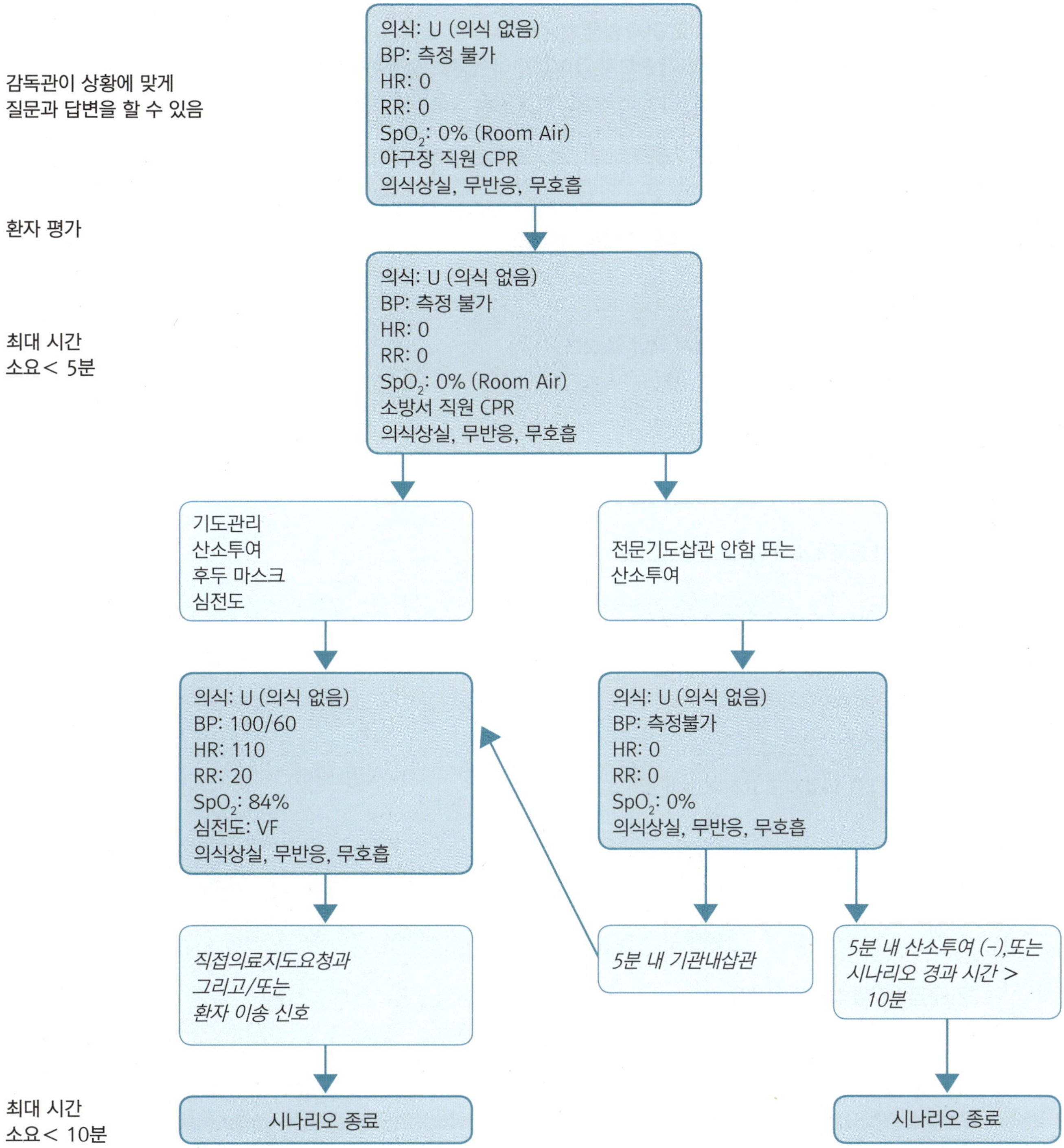
감독관이 상황에 맞게
질문과 답변을 할 수 있음
의식: U (의식 없음)
BP: 측정 불가
HR: 0
RR: 0
SpO2: 0% (Room Air)
야구장 직원 CPR
의식상실, 무반응, 무호흡
환자 평가
의식: U (의식 없음)
BP: 측정 불가
HR: 0
RR: 0
SpO2: 0% (Room Air)
소방서 직원 CPR
의식상실, 무반응, 무호흡
최대 시간
소요< 5분
기도관리
산소투여
후두 마스크
심전도
전문기도삽관 안함 또는
산소투여
의식: U (의식 없음)
BP: 100/60
HR: 110
RR: 20
SpO2: 84%
심전도: VF
의식상실, 무반응, 무호흡
의식: U (의식 없음)
BP: 측정불가
HR: 0
RR: 0
SpO2: 0%
의식상실, 무반응, 무호흡
직접의료지도요청과
그리고/또는
환자 이송 신호
5분 내 기관내삽관
5분 내 산소투여 (-),또는
시나리오 경과 시간 >
10분
최대 시간
소요< 10분
시나리오 종료
시나리오 종료

10) 정리

정리문제

Q1. 심정지 환자에 대한 응급처치로 맞지 않은 것은?
① 전문 기도 유지기가 삽입되기 전까지 가슴압박 대 인공호흡(30:2)의 심폐소생술 시행
② 전문 기도 유지기를 삽입하기 위해 가슴압박을 멈출 것을 지시하였다.
③ 전문 기도 유지기를 삽입하기 위해 가슴압박을 멈추지 않았다.
④ 제세동기 리듬 분석을 위해 모두 물러날 것을 지시하였다.

Q2. 자동제세동기 리듬은 몇 분 간격으로 분석 하나요?
① 1분 ② 2분 ③ 3분 ④ 4분

Q3. 심장리듬이 VF 일 때 제일 먼저 해야 할 것은?
① 가슴압박 시행
② 에피네프린 시행
③ 제세동(120~200J) 시행
④ 아미오다론 시행

Q4. 심정지 환자에게 에피네프린은 몇 분?

Q5. 기관내 삽관 등 전문 기도 확보로 (   ) 환기 한다.

SUMMARY

1. 환자 상태를 의료지도 요청해 보세요.

2. 구급일지를 작성해 보세요.

정리문제 정답 1. ② 2. ② 3. ③ 4. 3~5분 5. 양압

시나리오 채점 기준 평가지

심정지 시나리오 채점 기준 평가지

실습생 이름:		날짜:	. . .	평가자:	(인)

시나리오 수행 평가

	아래의 질문에 만족했다고 생각되면 해당 항목에 체크하세요.	평가자
현장	• 현장에 안전하게 접근하였는가?	□ 2
	• 현장평가에 모든 관련 요소를 고려하였는가?(주호소에 관한 정보를 제공하는 시각적 단서가 있는지 확인한다)	□ 2
	• 케이스 결과를 개선하기 위해 어떠한 조치를 취하였는가?	□ 2
	아래의 질문에 만족했다고 생각되면 해당 항목에 체크하세요.	평가자
환자평가	• 모든 주요 정보를 얻었는가?	□ 2
	• 정보가 올바르게 해석되었는가?/적절한 고려를 받았는가?	□ 2
	• 조치에는 정당한 이유가 있는가?	□ 2
	아래의 질문에 만족했다고 생각되면 해당 항목에 체크하세요.	평가자
술기	• 모든 술기가 안전하게 수행되었는가?	□ 2
	• 장비를 적절하게 선택하여 사용하였는가?	□ 2
	• 술기를 적절한 시기에 능숙하게 시행하였는가?	□ 2
	아래의 질문에 만족했다고 생각되면 해당 항목에 체크하세요.	평가자
의사소통	• 효과적인 의사소통이 수립되고, 유지되었는가? - 팀원	□ 2
	- 환자 또는 관계자(보호자) 또는 다른 의료제공자(의료지도/지도의사)	□ 2
	• 적절한 시기에 적절한 사람에게 적절한 요청을 하였는가?	□ 2
	아래의 질문에 만족했다고 생각되면 해당 항목에 체크하세요.	평가자
팀 확인	• 역할을 명확하게 지정(지시)하였는가?	□ 2
	• 지시한 업무(역할)에 명확한 지침이 제공되었는가?	□ 2
	• 팀 활동이 직관적이고 /또는 대응력이 있었는가?	□ 2
	아래의 질문에 만족했다고 생각되면 해당 항목에 체크하세요.	평가자
통합평가	• 적절한 현장운영, SOAP를 요약해서 제공했는가?	□ 2
	• 이송결정 및 대안을 고려했는가?	□ 2
	합계	/ 34

심사위원 평가

숙련도 다음 항목에 체크하세요. 매우잘함 ⑥ — 잘함 ④ — 보통 ② — 잘못함 ⓪	총점: 시나리오 수행평가(34)+숙련도 평가(6) [ ] /40
Critical Point 1. 심정지 환자의 1차 평가, 2차 평가 적절히 시행함 □ 2. 심정지 환자를 통해 손상을 방지함 □ 3. 의료지도를 통해 긴급 이송되어야 할 정보를 제공함 □	종합의견

12. 서맥 환자의 평가와 처치

1) 시나리오 개요

- **일반적 소견:** 68세 남자 환자가 어지럼증 119 신고
- **주호소(증상):** 의식저하(AVPU) 어지럼증 외 특별한 증상이 보이지 않음

2) 평가항목

- 환자에게 필요한 응급처치 장비 준비
- 응급처치 절차 및 방법
- 환자와 자신의 감염 방지를 위한 감염 방지지침 따르고 있는지 확인
- 직접 의료 지도 요청

3) 실습 목표

- 환자 상태를 적절히 평가하여 임상적 특징과 병력 정보를 수집한다.
- 이학적 검진을 통해 환자 느린 맥에 대한 평가를 올바르게 수행할 수 있다.
- 느린 맥 환자에게 현장 응급처치 표준지침을 기준으로 올바른 응급처치 적용 및 병원 이송을 결정할 수 있다.

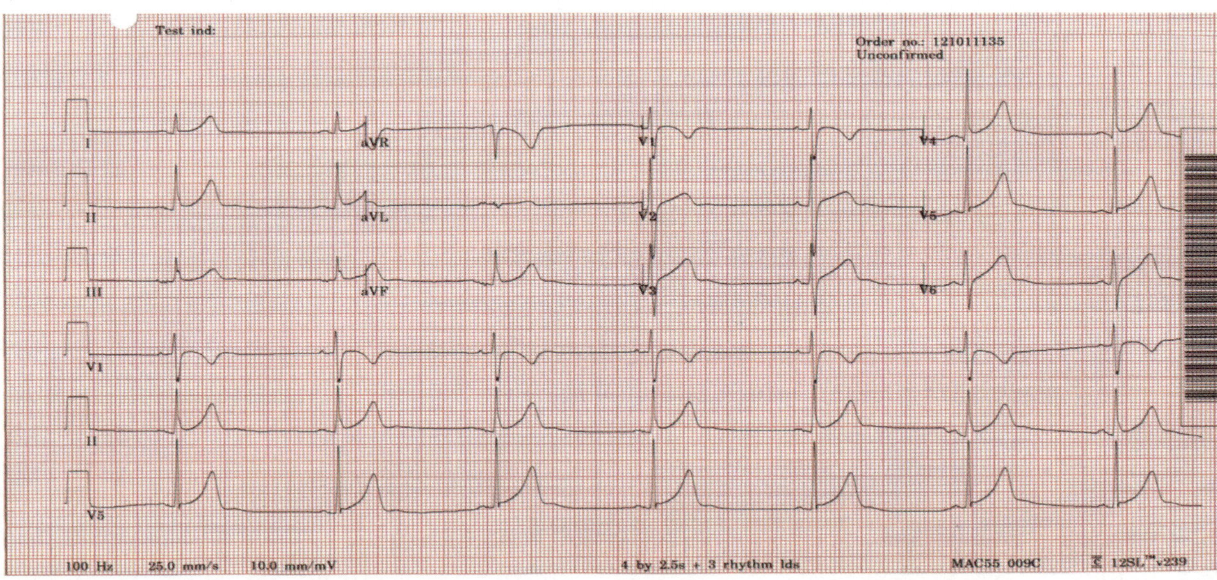

규칙		P : QRS		맥박		QRS 군	
P파		PR 간격		ST 분절		진단	

4) 시뮬레이션 셋업(준비물)

- **환경:** 현장에 어지럼증 환자
- **마네킨:** Standard Patient 대체
- **마네킨:** Hi-Fi simulator (예: Simman 3G 또는 ALS simulator)
- **준비물:** 구급 장비, 소생 가방(가방 내 장비는 모든 시나리오에서 동일), 구급 가방(비외상 환자용, ALS용), V/S 측정 가방, 휴대용 산소 소생기, 비강캐뉼러(2-4L/min), 아트로핀 준비, 고급형 모니터 제세동기, IV SET(저혈압 대비)
- 도우미 1인, 환자역할 – 대원이 병력, 증상 등 문진 시 정보 제공

5) 현장조사

저녁 7시 30분 68세 남성 본인이 신고, 한 번의 실신이 있었고 2~3일 전부터 하루 한두 번의 어지럼증 느낌

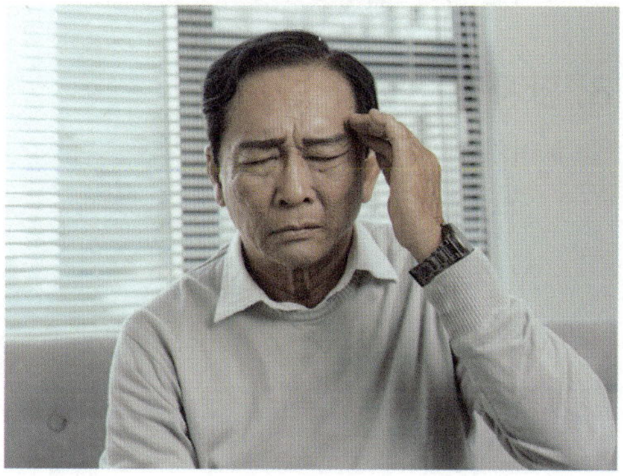

6) 생각할 문제

상기 환자의 현장 조사를 보고, 자기결정(다음의 순서에)에 따라 환자 평가와 처치(4팀 팀원 10분 이내)에 대한 학생의 질문(V/S)에 교수가 답해 준다. 교수역량에 따라 환자 상태 변경 가능하다.

- 필요장비

- 현장조사

- 일차평가

- 이송결정(근거)

- 이차평가

- 추정진단

- 응급처치

- 이송 중 처치

- 병원도착 시 인계요령

7) 필요 술기

- 환자 평가

  일차 평가 – 의식상태, 기도, 호흡, 순환 평가

  이차 평가 – 신체검진, 활력징후, 심전도
- 제세동기를 이용한 감시(심전도, 산소포화도, 혈압, 맥박수)
- 호흡곤란 시 고농도 산소투여 및 저혈압이면 수액 준비
- 아트로핀 준비
- 직접 의료 지도 요청

8) 환자평가 결과

- 일차평가

  의식 수준: AVPU (가끔 졸리는 정도)

  A: 기도개방

  B: 얕고 느린 호흡(10회/분)

  C: 약하고 느린맥 촉진

  D: AVPU

  E: 심전도 전극 부착을 위한 가슴 부위 노출
- 이송 결정 근거: 느린맥(졸리는 듯한 모습, 호흡과 맥박 감지)
- 활력징후(최초)

  혈압(100/70mmHg), 맥박수(45회/분), 호흡(10회/분), 체온(34.4℃), 산소포화도(94%), 혈당(100mg/dl)
- OPQRST 병력

  Onset : 호흡곤란

  Provocation : 특이사항 없음

  Quality : 특이사항 없음

  Radiating pain : 특이사항 없음

  Several : 특이사항 없음

  Time: 특이사항 없음
- 과거병력

  S(Sign/Symptoms): 호흡곤란

  Allergy: 없음

  Medications: 없음

  Past Medical Hx: 없음

  Last oral intake: 저녁에 미음

  Event: 어지럼증 외 특별한 증상이 보이지 않음

- 가족력: 특이 사항 없음
- 사회력: 흡연(-), 알코올(소주 1병 정도, 주 1회)

* 의료 지도 요청 고려

- 심전도

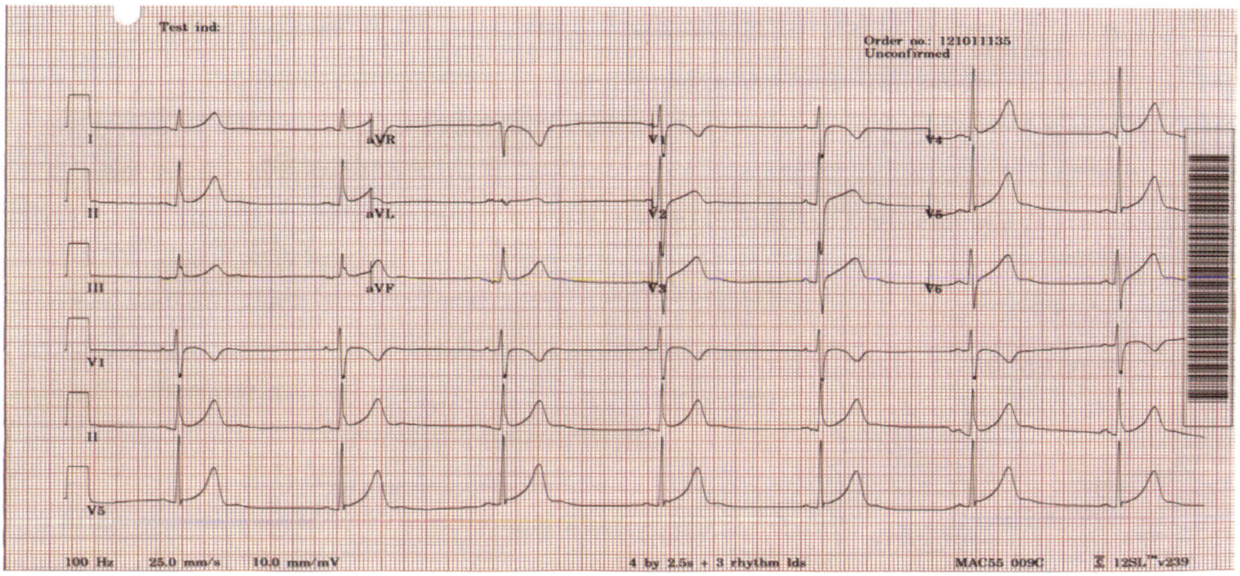

- 추정 진단: 느린맥
- 응급처치
  ① 산소 공급(비강 캐뉼러 2~4L/min)
  ② 활력징후(BP, RR, BT, SPO2, BST)
  ③ 산소포화도 94% 이하(비재 호흡 마스크 15/min)
  ④ 심각한 증상이나 징후 있을 때 생리식염수 1L IV
  ⑤ 아트로핀 0.5mg 3~5분 최대 3mg
  ⑥ TCP (경피 심장박동조율)
  ⑦ 저혈압 수액 투여
- 이송 중 처치
  일차 평가 및 이차평가 중심으로 활력징후를 매 3~5분, 환자 평가 처치를 한 것을 확인한다.
- 디브리핑
  ① 느린맥 환자 분류 및 평가의 적절성
  ② 심전도 감별 및 약물(아트로핀) 투여
  ③ 저혈압 대비 정맥로 확보 및 수액 수행 여부
  ④ 의료 지도 적절성

- 시나리오 알고리즘의 세부설명

① 응급처치 장비(심전도, IV, TCP) 미리 세팅한 상황에서 시작(도우미로 대체 할 수 있음)

② 현장 도착 시 환자는 어지럼증 호소한 상태로 회의 도중 어지럼증 발현

③ 명시된 구급 장비 외 다른 장비와 약물은 준비되지 않음

④ 실습생이 급성 느린맥에 의해 발생한 증상임을 인지하지 못하는 경우, 환자는 의식 저하와 심정지가 올 수 있음

⑤ 환자의 느린맥 위험 인자에 대한 병력 청취와 일반적인 느린맥 증상 정보를 파악해야 함

⑥ 산소포화도는 94%이상 유지, 필요하다면 보충적 산소 공급

⑦ 의식 수준, 활력징후, 심전도, 산소포화도 감시를 시행하고, 혈당 측정 및 필요한 추가적 처치를 시행해야 함

⑧ 호흡곤란이 없거나 산소포화도가 94% 이상 유지되는 환자에서 고농도 산소를 공급 시 환자의 증상 악화

⑨ 의료 지도를 통해 환자 정보와 느린맥 가능성에 대해 충실히 제공하고, 느린맥 치료 중재가 가능한 응급의료센터로 이송할 것을 이야기함

⑩ 시뮬레이션의 종료

i) 실습생이 모든 처치를 마치고 환자이송 지시

ii) 의료지도 요청 및 치료 가능한 응급의료센터 선정 못 하고 10분 경과

9) 시나리오 알고리즘

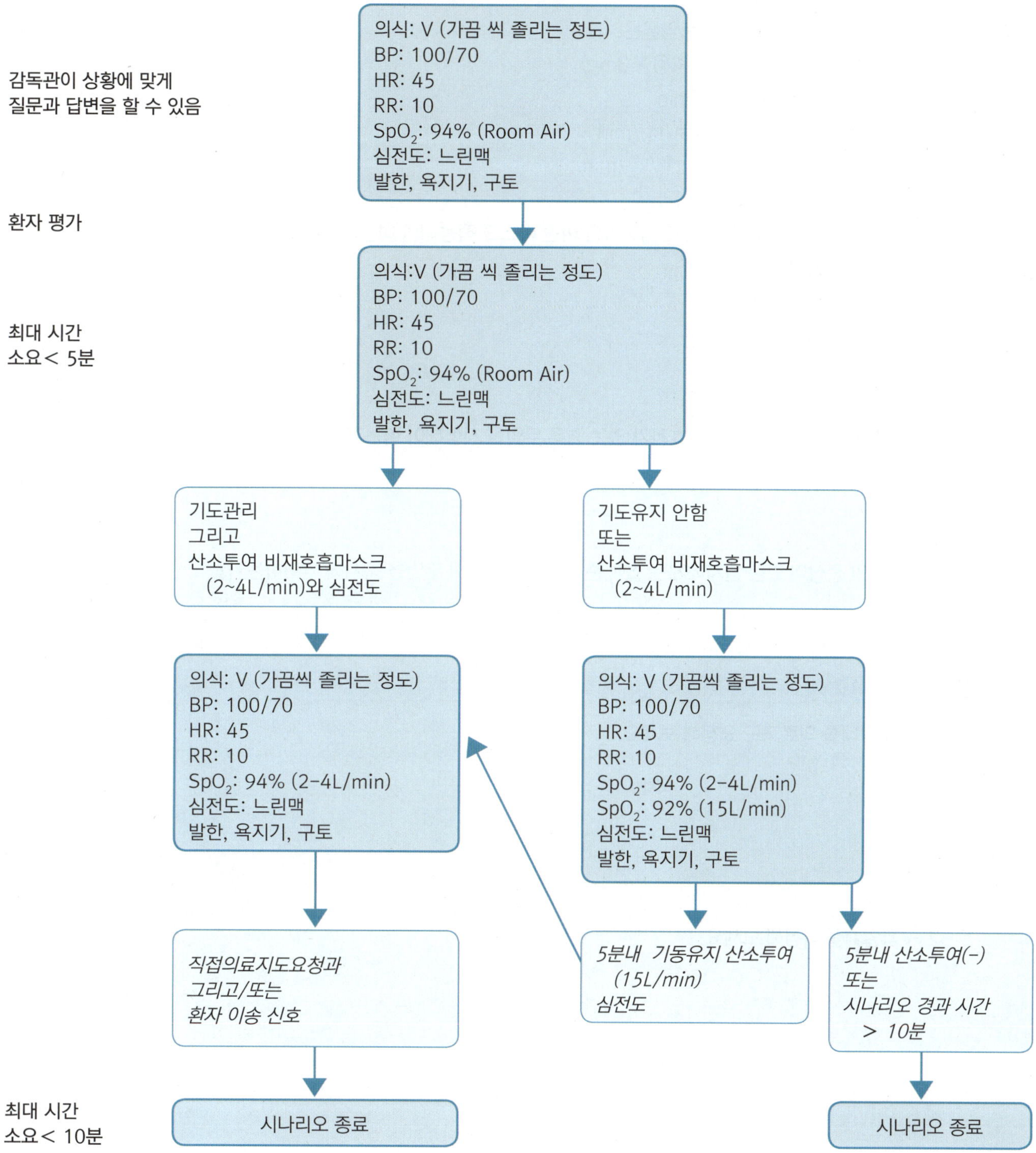
감독관이 상황에 맞게
질문과 답변을 할 수 있음
환자 평가
최대 시간
소요< 5분
최대 시간
소요< 10분
의식: V (가끔 씩 졸리는 정도)
BP: 100/70
HR: 45
RR: 10
SpO2: 94% (Room Air)
심전도: 느린맥
발한, 욕지기, 구토
의식:V (가끔 씩 졸리는 정도)
BP: 100/70
HR: 45
RR: 10
SpO2: 94% (Room Air)
심전도: 느린맥
발한, 욕지기, 구토
기도관리
그리고
산소투여 비재호흡마스크
(2~4L/min)와 심전도
기도유지 안함
또는
산소투여 비재호흡마스크
(2~4L/min)
의식: V (가끔씩 졸리는 정도)
BP: 100/70
HR: 45
RR: 10
SpO2: 94% (2-4L/min)
심전도: 느린맥
발한, 욕지기, 구토
의식: V (가끔씩 졸리는 정도)
BP: 100/70
HR: 45
RR: 10
SpO2: 94% (2-4L/min)
SpO2: 92% (15L/min)
심전도: 느린맥
발한, 욕지기, 구토
직접의료지도요청과
그리고/또는
환자 이송 신호
5분내 기동유지 산소투여
(15L/min)
심전도
5분내 산소투여(-)
또는
시나리오 경과 시간
> 10분
시나리오 종료
시나리오 종료

10) 정리

정리문제

Q1. 느린맥 환지에게 줄 수 있는 약물은?

① 아트로핀 0.5mg (최대 총용량 3mg)
② 도파민 5-10mcq/kg/min
③ 에피네프린 0.1-0.5mcq/kg/min
④ 이소프로테레놀 2-10mcq/kg/min

Q2. 느린맥 환자 산소포화도 94% 이하이면 어떤 마스크 적용해야 하는가?

① 비강캐뉼라
② 비재호흡마스크
③ 벤튜리마스크
④ 백밸브마스크

Q3. 느린맥 환자에게 아트로핀 효과가 없는 경우 무엇을 시행해야 하는가?

Q4. 저혈압 증상이 있는 환자에게는 혈액 순환량을 고려하여 무엇을 동시에 투여하는가?

SUMMARY

1. 환자 상태를 의료지도 요청해 보세요.

2. 구급일지를 작성해 보세요.

정리문제 정답 1. ① 2. ② 3. 경피 심장박동조율(TCP) 4. 수액

시나리오 채점 기준 평가지

심정지(느린맥) 시나리오 채점 기준 평가지

학생 이름:		날짜:	. . .	코드번호:		평가자:	(인)

시나리오 수행 평가

현장	아래의 질문에 만족했다고 생각되면 해당 항목에 체크하세요.	평가자
	• 현장에 안전하게 접근하였는가?	□ 2
	• 현장평가에 모든 관련 요소를 고려하였는가?(주호소에 관한 정보를 제공하는 시각적 단서가 있는지 확인한다)	□ 2
	• 케이스 결과를 개선하기 위해 어떠한 조치를 취하였는가?	□ 2
환자평가	아래의 질문에 만족했다고 생각되면 해당 항목에 체크하세요.	평가자
	• 모든 주요 정보를 얻었는가?	□ 2
	• 정보가 올바르게 해석되었는가?/적절한 고려를 받았는가?	□ 2
	• 조치에는 정당한 이유가 있는가?	□ 2
술기	아래의 질문에 만족했다고 생각되면 해당 항목에 체크하세요.	평가자
	• 모든 술기가 안전하게 수행되었는가?	□ 2
	• 장비를 적절하게 선택하여 사용하였는가?	□ 2
	• 술기를 적절한 시기에 능숙하게 시행하였는가?	□ 2
의사소통	아래의 질문에 만족했다고 생각되면 해당 항목에 체크하세요.	평가자
	• 효과적인 의사소통이 수립되고, 유지되었는가? - 팀원 - 환자 또는 관계자(보호자) 또는 다른 의료제공자(의료지도/지도의사)	□ 2 □ 2
	• 적절한 시기에 적절한 사람에게 적절한 요청을 하였는가?	□ 2
팀 확인	아래의 질문에 만족했다고 생각되면 해당 항목에 체크하세요.	평가자
	• 역할을 명확하게 지정(지시)하였는가?	□ 2
	• 지시한 업무(역할)에 명확한 지침이 제공되었는가?	□ 2
	• 팀 활동이 직관적이고 /또는 대응력이 있었는가?	□ 2
통합평가	아래의 질문에 만족했다고 생각되면 해당 항목에 체크하세요.	평가자
	• 적절한 현장운영, SOAP를 요약해서 제공했는가?	□ 2
	• 이송결정 및 대안을 고려했는가?	□ 2
	합계	/ 34

심사위원 평가

숙련도 다음 항목에 체크하세요. 매우잘함 ⑥ — 잘함 ④ — 보통 ② — 잘못함 ⓪	총점: 시나리오 수행평가(34)+숙련도 평가(6) [ ] /40
Critical Point 1. 느린맥 환자의 1차 평가, 2차 평가 적절히 시행함 □ 2. 느린맥 등 등 2차 손상을 방지함 □ 3. 의료지도를 통해 긴급 이송되어야 할 정보를 제공함 □	**종합의견**

13. 기관지천식 환자의 평가와 처치

1) 시나리오 개요

- **일반적 소견:** 7세 소아(남) 호흡곤란으로 119 신고
- **주호소(증상):** 호흡곤란, 쌕쌕거림 (AVPU)외 특별한 증상이 보이지 않음

2) 평가항목

- 환자에게 필요한 응급처치 장비 준비
- 응급처치 절차 및 방법
- 환자와 자신의 감염 방지를 위한 감염 방지지침 따르고 있는지 확인
- 직접 의료 지도 요청

3) 실습 목표

- 환자 상태를 적절히 평가하여 임상적 특징과 병력 정보를 수집한다.
- 이학적 검진을 통해 환자 느린 맥에 대한 평가를 올바르게 수행할 수 있다.
- 느린 맥 환자에게 현장 응급처치 표준지침을 기준으로 올바른 응급처치 적용 및 병원 이송을 결정할 수 있다.

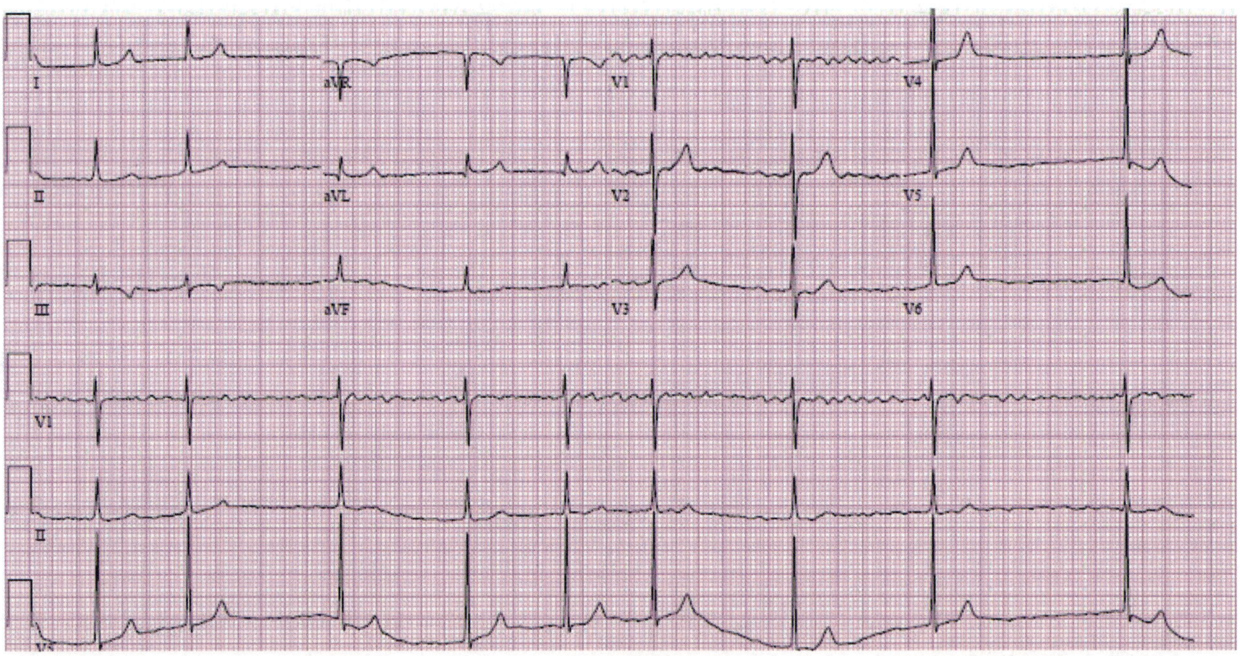

규칙		P : QRS		맥박		QRS 군	
P파		PR 간격		ST 분절		진단	

4) 시뮬레이션 셋업(준비물)

- **환경:** 현장에 호흡곤란, 쌕쌕거림 하는 환자
- **마네킨:** Standard Patient 대체
- **마네킨:** Hi-Fi simulator (예: Simman 3G 또는 ALS simulator)
- **준비물:** 구급장비, 소생 가방(가방 내 장비는 모든 시나리오에서 동일), 구급 가방(비외상 환자용, ALS용), V/S 측정 가방, 휴대용 산소소생기, 비강 캐뉼러 2-4L/min, 비재 호흡 마스크 15L/min, 네블라이저, 기관지 확장제(벤토린스프레이), 에피펜(IM), 활력징후(BP, RR, BT, SpO_2), 고급형 모니터링 제세동기
- 도우미 1인, 환자역할 – 대원이 병력, 증상 등 문진 시 정보 제공

5) 현장조사

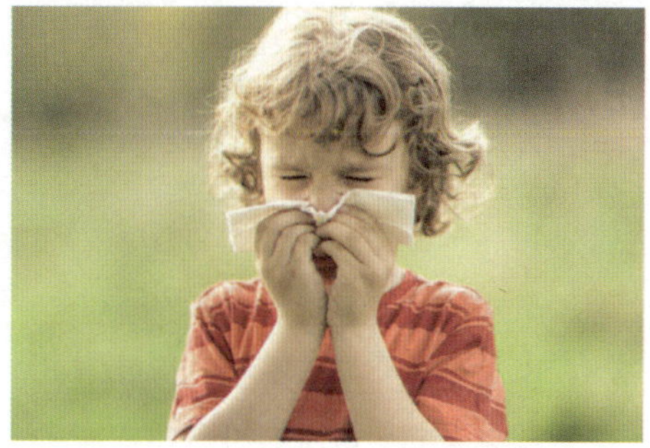

2022년 5월 주말 2시 30분(PM) 7세 소아(남), 부모님과 함께 중화 제육공원 서울 장미축제 구경하던 중 기침과 호흡곤란이 발생했다. "평소 꽃가루 알레르기가 있어 기관지 확장제를 부모님이 가지고 다녔는데 하필 이날 기관지 확장제를 집에다 놓고 왔다"라고 한다. 평상시 꽃가루 알레르기가 있어 조심하고 있었는데 이날 5세 남자아이는 식은땀과 호흡이 힘들어 보였다. .

6) 생각할 문제

상기 환자의 현장 조사를 보고, 자기결정(다음의 순서에)에 따라 환자 평가와 처치(4팀 팀원 10분 이내)에 대한 학생의 질문(V/S)에 교수가 답해 준다. 교수역량에 따라 환자 상태 변경 가능하다.

- 필요장비

- 현장조사

- 일차평가

- 이송결정(근거)

- 이차평가

- 추정진단

- 응급처치

- 이송 중 치치

- 병원도착 시 인계요령

7) 필요 술기

- 환자 평가
  일차 평가 – 의식상태, 기도, 호흡, 순환 평가
  이차 평가 – 신체검진, 활력징후, 심전도
- 심전도를 이용한 감시(심전도, 산소포화도, 혈압, 맥박수)
- 호흡곤란 시 산소투여
- 네블라이저를 이용한 기관지 확장제(벤토린스프레이)
- 중증 천식일 경우 에피펜(IM)준비
- 직접 의료 지도 요청

8) 환자평가 결과

- 일차평가
  의식 수준: AVPU (명료함)
  A: 기도개방
  B: 자발적이나 호흡곤란(25회/분)
  C: 빠르고 약하게 촉진
  D: AVPU
  E : 심전도 전극 부착을 위한 가슴 부위 노출
- 이송 결정 근거: 호흡곤란으로 기관지 협착음으로 인한 기관지천식
- 활력징후(최초)
  혈압(135/90mmHg), 맥박수(100회/분), 호흡(25회/분), 체온(37.4℃), SpO_2(86%)
- OPQRST 병력
  Onset: 호흡곤란
  Provocation: 특이사항 없음
  Quality: 특이사항 없음
  Radiating pain: 특이사항 없음
  Several: 특이사항 없음
  Time: 특이사항 없음
- 과거병력
  S(Sign/Symptoms): 호흡곤란
  Allergy: 꽃가루 알레르기
  Medications: 흡입용 기관지 확장제
  Past Medical Hx: 기관지 천식
  Last oral intake: 12시(AM), 돈까스
  Event: 특이 사항 없음
- 가족력 : 특이 사항 없음

• 사회력 : 흡연(-), 알코올(-)

* 의료 지도 요청 고려

• 심전도

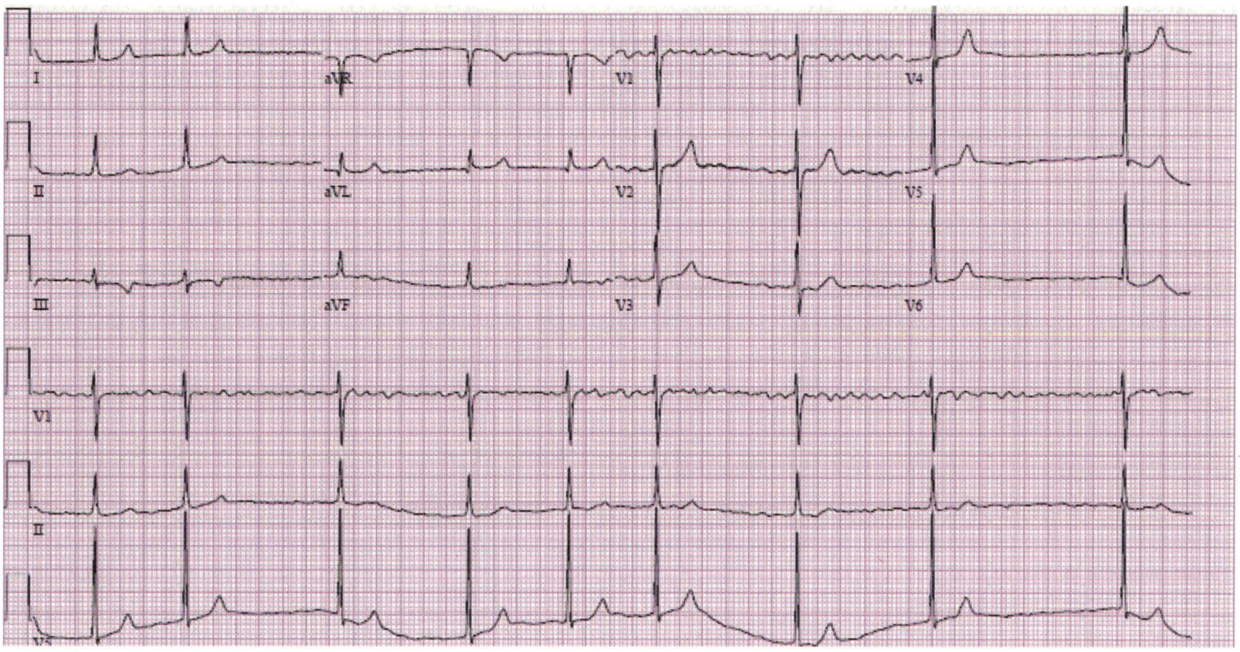

• 추정 진단 : 심방세동

• 응급처치

① 산소 공급(비강 캐뉼러 2~4L/min, 비재 호흡 마스크 15L/min)

② 활력징후(BP, RR, BT, SpO_2)

③ SpO_2 (94%) 이하(비재 호흡 마스크 15/min)

④ 네블라이저를 이용한 기관지 확장제(벤토린스프레이)

⑤ 중증 천식일 경우 에피펜(IM) 준비

• 이송 중 처치

일차 평가 및 이차평가 중심으로 활력징후를 매 3~5분, 환자 평가 처치를 한 것을 확인한다.

• 디브리핑

① 기관지천식 환자 분류 및 평가의 적절성

② 산소 공급(비강 캐뉼러 2~4L/min)

③ SpO_2 (94%) 이하(비재 호흡 마스크 15L/min)

④ 심전도 감별 및 네블라이저를 이용 기관지 확장제(벤토린 스프레이)

⑤ 의료 지도 적절성

- 시나리오 알고리즘의 세부설명

① 응급처치 장비(산소, 비강 캐뉼러 2~4L/min, 비재 호흡 마스크 15L/min, 심전도, 네블라이저를 이용한 기관지 확장제(벤토린스프레이) 미리 세팅한 상황에서 시작(도우미로 대체 할 수 있음)

② 현장 도착 시 환자는 호흡곤란(쌕쌕거림) 호소한 환자 상태 확인

③ 명시된 구급 장비 외 다른 장비와 약물은 준비되지 않음

④ 실습생이 호흡곤란(쌕쌕거림)에 의해 발생한 증상임을 인지하지 못하는 경우 환자는 의식 저하가 올 수 있음

⑤ 환자의 느린맥 위험 인자에 대한 병력 청취와 일반적인 느린맥 증상 정보를 파악해야 함

⑥ 산소포화도는 94% 이상 유지, 필요하다면 보충적 산소 공급

⑦ 의식 수준, 활력징후, 심전도, 산소포화도 감시를 시행하고, 혈당 측정 및 필요한 추가적 처치를 시행해야 함

⑧ 호흡곤란이 없거나 산소포화도가 94% 이상 유지되는 환자에서 고농도 산소를 공급 시 환자의 증상 악화

⑨ 의료 지도를 통해 환자 정보와 느린맥 가능성에 대해 충실히 제공하고, 느린맥 치료 중재가 가능한 응급의료센터로 이송할 것을 이야기함

⑩ 시뮬레이션의 종료

i) 실습생이 모든 처치를 마치고 환자이송 지시

ii) 의료 지도 요청 및 치료 가능한 응급의료센터 선정 못 하고 10분 경과

9) 시나리오 알고리즘

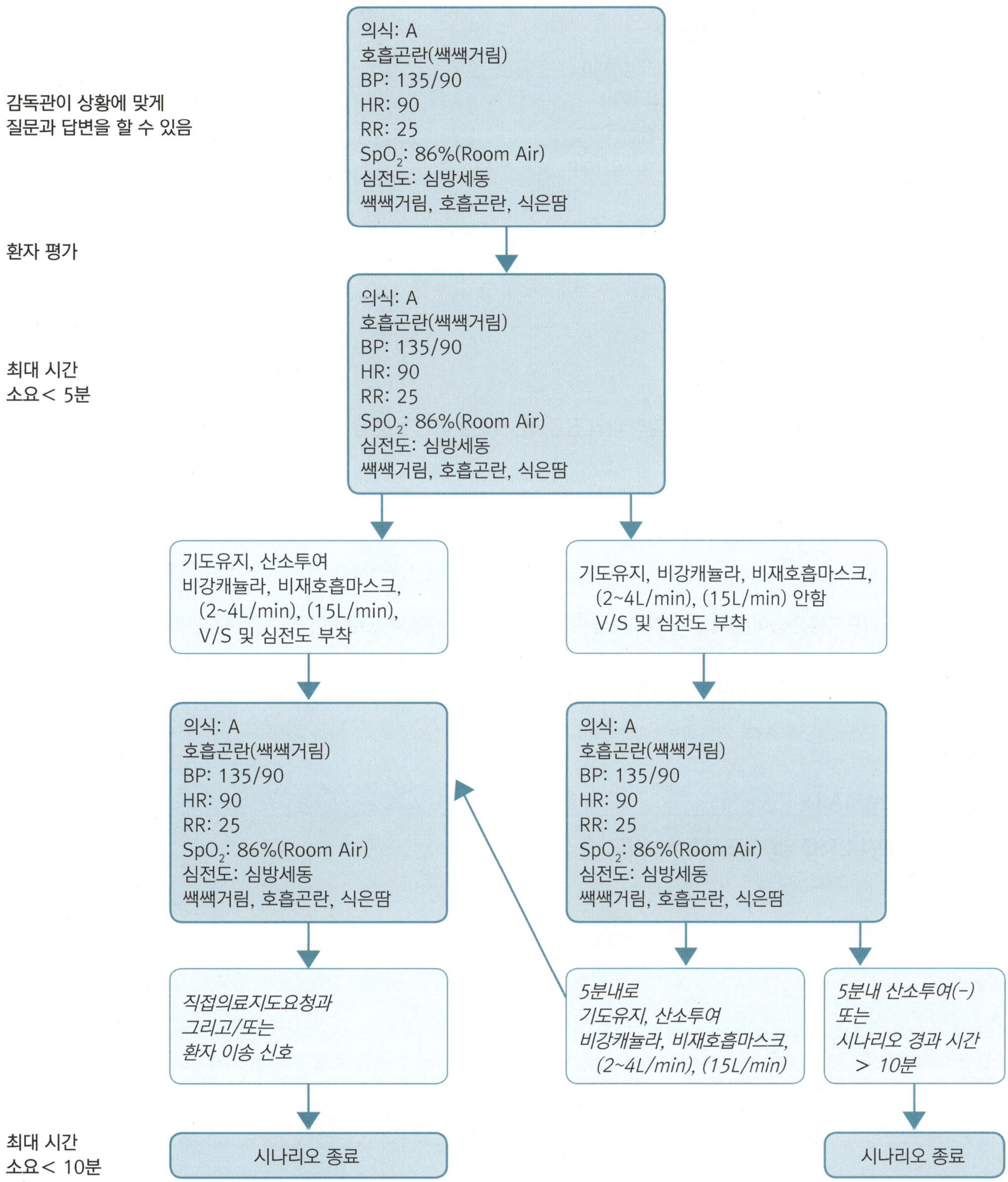
감독관이 상황에 맞게 질문과 답변을 할 수 있음
의식: A
호흡곤란(쌕쌕거림)
BP: 135/90
HR: 90
RR: 25
SpO_2: 86%(Room Air)
심전도: 심방세동
쌕쌕거림, 호흡곤란, 식은땀
환자 평가
최대 시간 소요< 5분
의식: A
호흡곤란(쌕쌕거림)
BP: 135/90
HR: 90
RR: 25
SpO_2: 86%(Room Air)
심전도: 심방세동
쌕쌕거림, 호흡곤란, 식은땀
기도유지, 산소투여 비강캐뉼라, 비재호흡마스크, (2~4L/min), (15L/min), V/S 및 심전도 부착
기도유지, 비강캐뉼라, 비재호흡마스크, (2~4L/min), (15L/min) 안함 V/S 및 심전도 부착
의식: A
호흡곤란(쌕쌕거림)
BP: 135/90
HR: 90
RR: 25
SpO_2: 86%(Room Air)
심전도: 심방세동
쌕쌕거림, 호흡곤란, 식은땀
의식: A
호흡곤란(쌕쌕거림)
BP: 135/90
HR: 90
RR: 25
SpO_2: 86%(Room Air)
심전도: 심방세동
쌕쌕거림, 호흡곤란, 식은땀
직접의료지도요청과 그리고/또는 환자 이송 신호
5분내로 기도유지, 산소투여 비강캐뉼라, 비재호흡마스크, (2~4L/min), (15L/min)
5분내 산소투여(-) 또는 시나리오 경과 시간 > 10분
최대 시간 소요< 10분
시나리오 종료
시나리오 종료

10) 정리

정리문제

Q1. 천식으로 줄 수 있는 약물은?
① 에피네프린 0.1-0.5mcq/kg/min
② 기관지 확장제(벤토린 스프레이)
③ 아트로핀 0.5mg(최대 총용량 3mg)
④ 이소프로테레놀 2-10mcq/kg/min

Q2. 천식으로 인한 환자 증상으로 옳은 것은?
① 기침, 천명음(쌕쌕거림)
② 두통, 두근거림
③ 어지럼증, 식은땀
④ 흉통, 식은땀

Q3. 좁아진 기도를 통해 공기가 밀려 나와 진동되면서 만들어진 높은 음조의 휘파람 소리는?
① 천명음(쌕쌕거림)
② 거품소리(수포음)
③ 과다호흡
④ 느린 호흡

Q4. 기관지에 염증이 생겨 쉽게 기도가 좁아지고 쌕쌕거림, 기침, 기도수축이 되는 증세를 무엇이라 하나요?

Q5. 기관지 천식에서 소아는 성인에 비해 호흡기의 미성숙으로 인하여 어떤 기능감소가 돼서 생기는가?

SUMMARY

1. 환자 상태를 의료지도 요청해 보세요.

2. 구급일지를 작성해 보세요.

정리문제 정답 1. ② 2. ① 3. ① 4. 천식 5. 폐 기능

시나리오 채점 기준 평가지

기관지천식 환자 시나리오 채점 기준 평가지

학생 이름:		날짜:	. . .	코드번호:		평가자:	(인)

시나리오 수행 평가

현장	아래의 질문에 만족했다고 생각되면 해당 항목에 체크하세요.	평가자
	• 현장에 안전하게 접근하였는가?	□ 2
	• 현장평가에 모든 관련 요소를 고려하였는가?(주호소에 관한 정보를 제공하는 시각적 단서가 있는지 확인한다)	□ 2
	• 케이스 결과를 개선하기 위해 어떠한 조치를 취하였는가?	□ 2
환자평가	아래의 질문에 만족했다고 생각되면 해당 항목에 체크하세요.	평가자
	• 모든 주요 정보를 얻었는가?	□ 2
	• 정보가 올바르게 해석되었는가?/적절한 고려를 받았는가?	□ 2
	• 조치에는 정당한 이유가 있는가?	□ 2
술기	아래의 질문에 만족했다고 생각되면 해당 항목에 체크하세요.	평가자
	• 모든 술기가 안전하게 수행되었는가?	□ 2
	• 장비를 직질하게 신딕하여 사용하였는가?	□ 2
	• 술기를 적절한 시기에 능숙하게 시행하였는가?	□ 2
의사소통	아래의 질문에 만족했다고 생각되면 해당 항목에 체크하세요.	평가자
	• 효과적인 의사소통이 수립되고, 유지되었는가? - 팀원 - 환자 또는 관계자(보호자) 또는 다른 의료제공자(의료지도/지도의사)	□ 2 □ 2
	• 적절한 시기에 적절한 사람에게 적절한 요청을 하였는가?	□ 2
팀 확인	아래의 질문에 만족했다고 생각되면 해당 항목에 체크하세요.	평가자
	• 역할을 명확하게 지정(지시)하였는가?	□ 2
	• 지시한 업무(역할)에 명확한 지침이 제공되었는가?	□ 2
	• 팀 활동이 직관적이고 /또는 대응력이 있었는가?	□ 2
통합평가	아래의 질문에 만족했다고 생각되면 해당 항목에 체크하세요.	평가자
	• 적절한 현장운영, SOAP를 요약해서 제공했는가?	□ 2
	• 이송결정 및 대안을 고려했는가?	□ 2
	합계	/ 34

심사위원 평가

숙련도 다음 항목에 체크하세요. 매우잘함 ⑥ — 잘함 ④ — 보통 ② — 잘못함 ⓪	**총점**: 시나리오 수행평가(34)+숙련도 평가(6) [ ] /40
Critical Point 1. 기관지천식 환자의 1차 평가, 2차 평가 적절히 시행함 □ 2. 기관지 천식 등 2차 손상을 방지함 □ 3. 의료지도를 통해 긴급 이송되어야 할 정보를 제공함 □	**종합의견**

14. 호흡곤란 환자의 평가와 처치

1) 시나리오 개요

- **일반적 소견:** 18세 남자 환자가 집에서 호흡곤란으로 119 신고
- **주호소(증상):** 한 문자정도를 말할 수 있는 수준의 중증 호흡곤란 (AVPU) 이외에 특별한 증상이 보이지 않았음

2) 평가항목

- 환자에게 필요한 응급처치 장비 준비
- 응급처치 절차 및 방법
- 환자와 자신의 감염 방지를 위한 감염 방지지침 따르고 있는지 확인
- 직접 의료 지도 요청

3) 실습 목표

- 환자평가를 통해 호흡곤란의 급성악화를 의심할 수 있는 정보를 수집한다.
- 이학적 검진을 통해 호흡곤란의 중증도를 파악하고, 적절하게 보충적 산소를 투여한다.
- 직접의료지도를 요청하고, 환자의 정보를 적절히 제공한다.

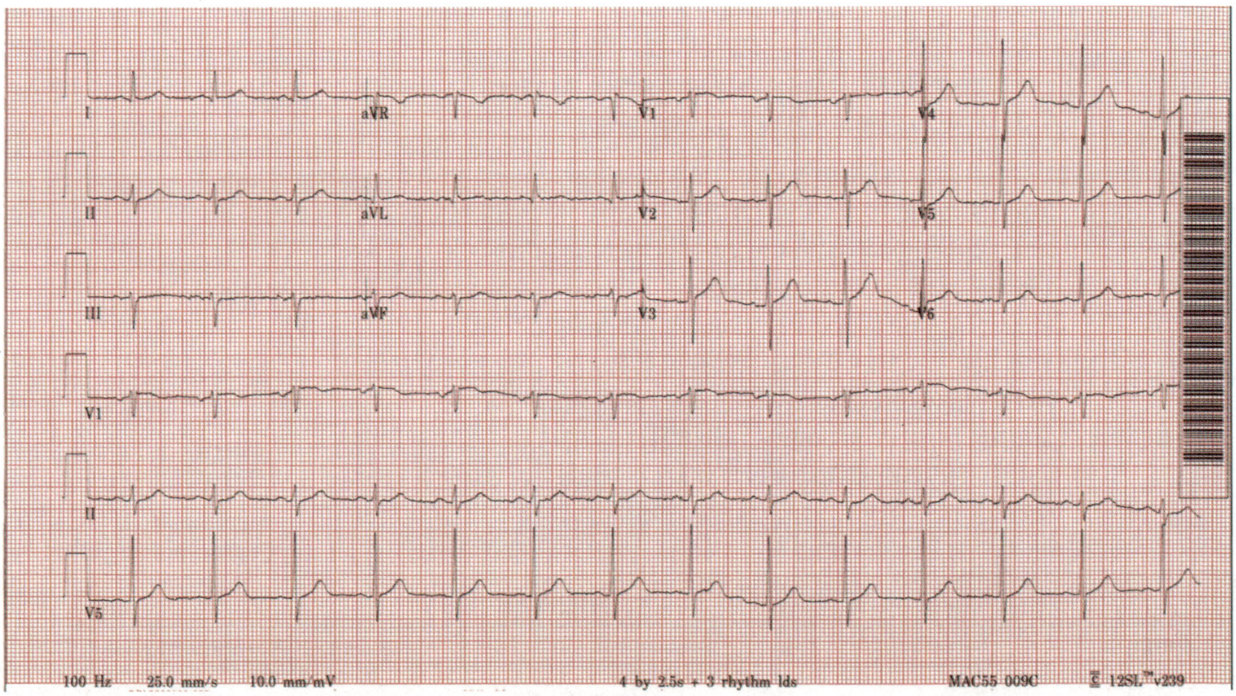

규칙		P : QRS		맥박		QRS 군	
P파		PR 간격		ST 분절		진단	

4) 시뮬레이션 셋업(준비물)

- **환경:** 현장에 호흡곤란 환자
- **마네킨:** Standard Patient 대체
- **마네킨:** Hi-Fi simulator (예: Simman 3G 또는 ALS simulator)
- **준비물:** 구급장비, 소생 가방(가방 내 장비는 모든 시나리오에서 동일), 구급 가방(비외상 환자용, ALS용), V/S 측정 가방, 휴대용 산소소생기, 비강 캐뉼러 2-4L/min, 비재 호흡 마스크 15L/min, 네블라이저, 기관지 확장제(벤토린스프레이), 에피펜(IM), 활력징후(BP, RR, BT, SpO_2), 고급형 모니터링 제세동기
- 도우미 1인, 환자역할 – 대원이 병력, 증상 등 문진 시 정보 제공

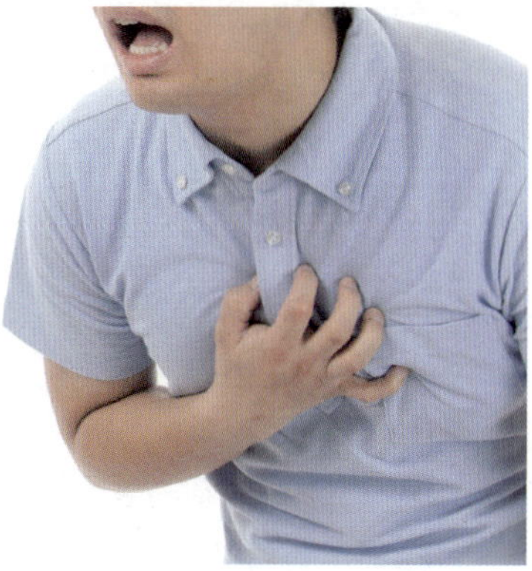

5) 현장조사

2022년 7월 월요일 1시 30분(PM) 18세 남자 환자, 집에서 컴퓨터 게임 중 갑자기 기침과 호흡곤란이 발생했다. "폐기능이 떨어져 신체활동이 거의 못하고 집에만 머물러 컴퓨터 게임만 했다"고 한다. 호흡곤란이 있어 조심하고 있었는데 이날 18세 남자 환자는 한 문장정도 말하고, 식은땀과 호흡이 힘들어 보였다.

6) 생각할 문제

상기 환자의 현장 조사를 보고, 자기결정(다음의 순서에)에 따라 환자 평가와 처치(4팀 팀원 10분 이내)에 대한 학생의 질문(V/S)에 교수가 답해 준다. 교수역량에 따라 환자 상태 변경 가능하다.

- 필요장비

- 현장조사

- 일차평가

- 이송결정(근거)

- 이차평가

- 추정진단

- 응급처치

- 이송 중 처치

- 병원도착 시 인계요령

7) 필요 술기

- 환자 평가
  일차 평가 – 의식상태, 기도, 호흡, 순환 평가
  이차 평가 – 신체검진, 활력징후, 심전도, SAMPLE 병력
- 제세동기를 이용한 감시(심전도, 혈압, 맥박수, 호흡수, 산소포화도)
- 호흡곤란 시 산소투여
- 네블라이저를 이용한 기관지 확장제(벤토린스프레이)
- 중증 천식일 경우 에피펜(IM)준비
- 직접 의료 지도 요청

8) 환자평가 결과

- 일차평가
  의식 수준: AVPU (명료함)
  A: 기도개방
  B: 자발적이나 한문장 정도의 말하는 중증 호흡곤란(28회/분)
  C: 빠르고 약하게 촉진
  D: AVPU
  E : 4일전 부터 기침, 등의 감기증상. 집에서 게임 하고 있던 중 호흡곤란 악화되어 신고
- 이송 결정 근거: 중증 호흡곤란
- 활력징후
  혈압(142/90mmHg), 맥박수(102회/분), 호흡(26회/분), 체온(36.4℃), SpO_2 (91%)
- OPQRST 병력
  Onset: 호흡곤란
  Provocation: 특이사항 없음
  Quality: 특이사항 없음
  Radiating pain: 특이사항 없음
  Several: 특이사항 없음
  Time: 특이사항 없음
- 과거병력
  S(Sign/Symptoms): 호흡곤란
  Allergy: 없음
  Medications: 흡입용 기관지 확장제
  Past Medical Hx: 2차례 호흡곤란으로 응급실 내원
  Last oral intake: 12시(AM), 정식
  Event: 4일전 부터 기침, 등의 감기증상. 집에서 게임 하고 있던 중 호흡곤란 악화되어 신고
- 가족력: 특이 사항 없음

- 사회력: 흡연(-), 알코올(-)

* 의료 지도 요청 고려

- 심전도

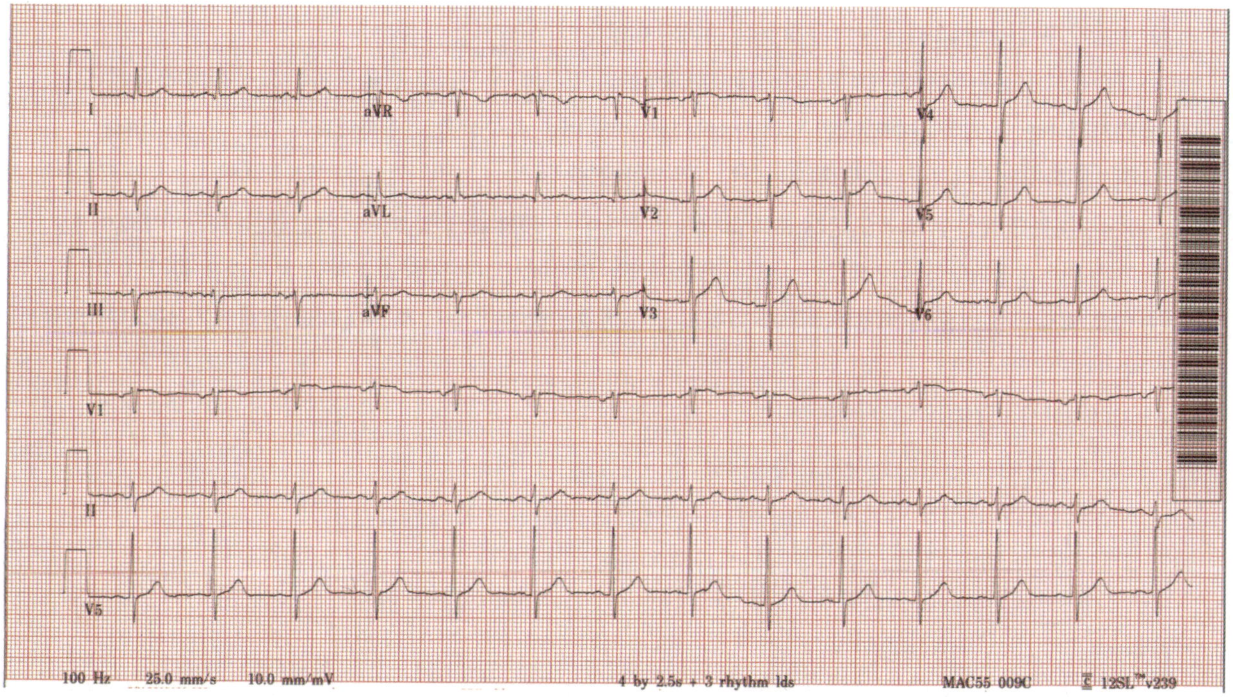

- 응급처치

① 산소 공급(비강 캐뉼러 2~4L/min, 비재 호흡 마스크 15L/min)

② 활력징후(BP, RR, BT, SpO_2)

③ SpO_2 (94%) 이하(비재 호흡 마스크 15/min)

④ 네블라이저를 이용한 기관지 확장제(벤토린스프레이)

- 이송 중 처치

일차 평가 및 이차평가 중심으로 활력징후를 매 3~5분, 환자 평가 처치를 한 것을 확인한다.

- 디브리핑

① 중증 호흡곤란 환자 분류 및 평가의 적절성

② 산소 공급(비강 캐뉼러 2~4L/min)

③ SpO_2 (94%) 이하(비재 호흡 마스크 15L/min)

④ 심전도 감별 및 네블라이저를 이용 기관지 확장제(벤토린 스프레이)

⑤ 의료 지도 적절성

- 시나리오 알고리즘의 세부설명

① 응급처치 장비(산소, 비강 캐뉼러 2~4L/min, 비재 호흡 마스크 15L/min, 심전도, 네블라이저를 이용한 기관지 확장제(벤토린스프레이) 미리 세팅한 상황에서 시작(도우미로 대체 할 수 있음)

② 현장 도착 시 환자는 호흡곤란(쌕쌕거림) 호소한 환자 상태 확인.

③ 명시된 구급 장비 외 다른 장비와 약물은 준비되지 않음

④ 실습생이 호흡곤란(쌕쌕거림)에 의해 발생한 증상임을 인지하지 못하는 경우 환자는 의식 저하가 올 수 있음.

⑤ 환자의 빠른맥 위험 인자에 대한 병력 청취와 일반적인 빠른맥 증상 정보를 파악해야 함.

⑥ 산소포화도는 94% 이상 유지, 필요하다면 보충적 산소 공급.

⑦ 의식 수준, 활력징후, 심전도, 산소포화도 감시를 시행하고, 혈당 측정 및 필요한 추가적 처치를 시행해야 함

⑧ 호흡곤란이 없거나 산소포화도가 94% 이상 유지되는 환자에서 고농도 산소를 공급 시 환자의 증상 악화

⑨ 의료 지도를 통해 환자 정보와 빠른맥 가능성에 대해 충실히 제공하고, 빠른맥 치료 중재가 가능한 응급의료센터로 이송할 것을 이야기함.

⑩ 시뮬레이션의 종료

i) 실습생이 모든 처치를 마치고 환자이송 지시

ii) 의료 지도 요청 및 치료 가능한 응급의료센터 선정 못 하고 10분 경과

9) 시나리오 알고리즘

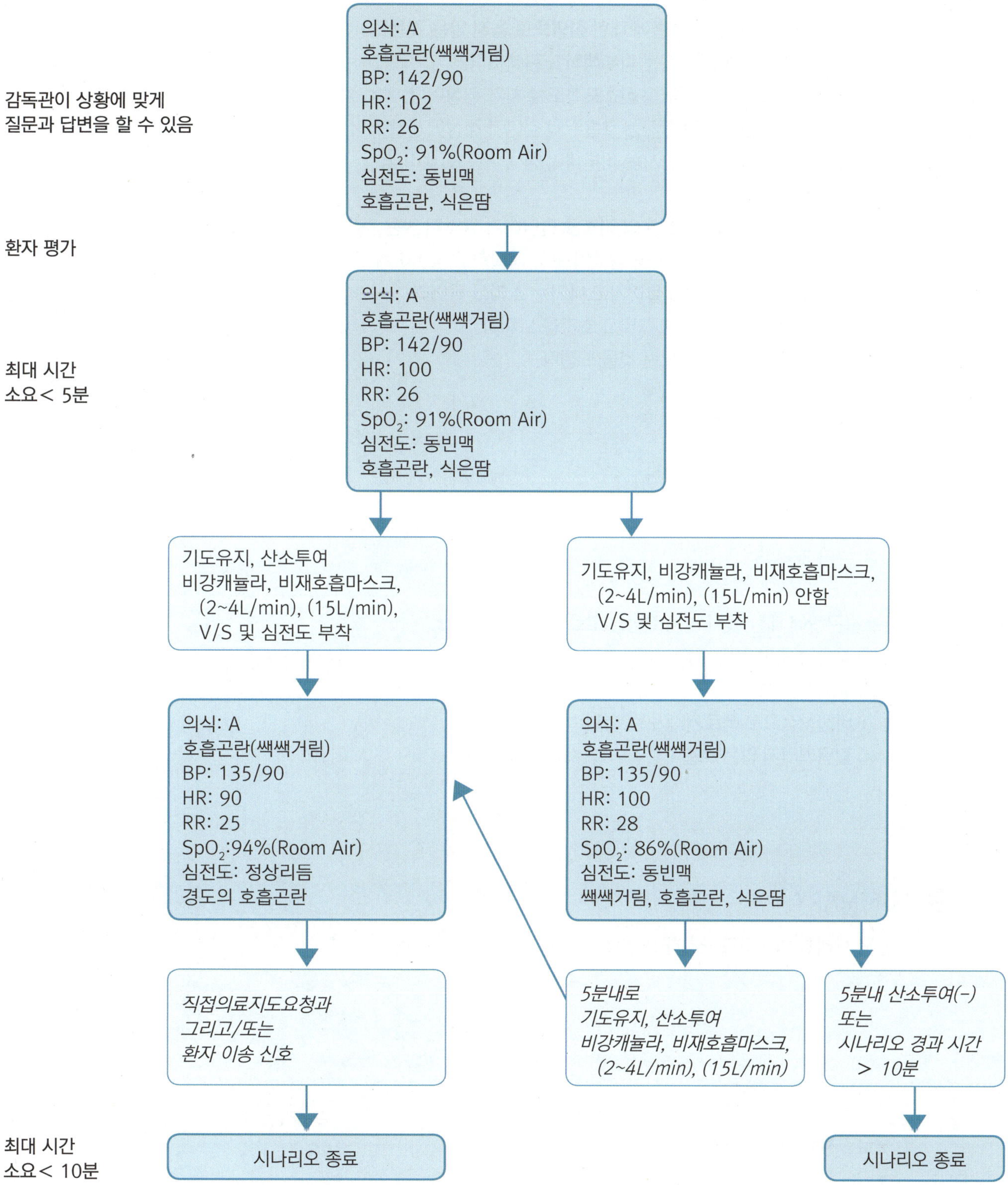
감독관이 상황에 맞게 질문과 답변을 할 수 있음
의식: A
호흡곤란(쌕쌕거림)
BP: 142/90
HR: 102
RR: 26
SpO2: 91%(Room Air)
심전도: 동빈맥
호흡곤란, 식은땀
환자 평가
최대 시간 소요< 5분
의식: A
호흡곤란(쌕쌕거림)
BP: 142/90
HR: 100
RR: 26
SpO2: 91%(Room Air)
심전도: 동빈맥
호흡곤란, 식은땀
기도유지, 산소투여 비강캐뉼라, 비재호흡마스크, (2~4L/min), (15L/min), V/S 및 심전도 부착
기도유지, 비강캐뉼라, 비재호흡마스크, (2~4L/min), (15L/min) 안함 V/S 및 심전도 부착
의식: A
호흡곤란(쌕쌕거림)
BP: 135/90
HR: 90
RR: 25
SpO2:94%(Room Air)
심전도: 정상리듬
경도의 호흡곤란
의식: A
호흡곤란(쌕쌕거림)
BP: 135/90
HR: 100
RR: 28
SpO2: 86%(Room Air)
심전도: 동빈맥
쌕쌕거림, 호흡곤란, 식은땀
직접의료지도요청과 그리고/또는 환자 이송 신호
5분내로 기도유지, 산소투여 비강캐뉼라, 비재호흡마스크, (2~4L/min), (15L/min)
5분내 산소투여(-) 또는 시나리오 경과 시간 > 10분
최대 시간 소요< 10분
시나리오 종료
시나리오 종료

10) 정리

정리문제

Q1. 적절한 호흡과 부적절한 호흡에 대한 설명으로 옳지 않은 것은?

① 적절한 호흡을 하는 환자는 피부색이 노란색이다.
② 적절한 호흡을 하는 환자는 산소포화도 수치가 정상이다.
③ 부적절한 호흡을 하는 환자는 호흡수와 깊이가 정상에서 벗어나 있다.
④ 부적절한 호흡을 하는 환자는 피부색이 청색 혹은 회색이다.

Q2. 환자 호흡 평가 중 적절한 호흡의 징후를 판단하기 알맞지 않은 것은?

① 환자가 숨을 들이쉴 때, 가슴 양쪽이 모두 적절하고 동일하게 오르내리는지 관찰한다.
② 코, 입, 가슴으로 공기가 들어가고 나가는 소리를 들어라.
③ 피부색이 변하는 것은 보지 말고 호흡을 느껴라.
④ 코나 입에서 공기가 나오는 것을 느낀다.

Q3. 성인의 적절한 호흡은?

① 분당 12~20
② 분당 20~28
③ 분당 28~36
④ 분당 36~45

Q4. 호흡곤란에 대한 옳지 않은 설명을 고르시오.

① 잡음이 없이 맑은 호흡
② 규칙적인 호흡
③ 비정상적으로 빠르거나 느린호흡
④ 헐떡거리지 않는 호흡

SUMMARY

1. 환자 상태를 의료지도 요청해 보세요.

2. 구급일지를 작성해 보세요.

정리문제 2 정답 1. ① 2. ③ 3. ① 3. ③

시나리오 채점 기준 평가지

호흡곤란 환자 시나리오 채점 기준 평가지

학생 이름:		날짜:	. . .	코드번호:		평가자:	(인)

시나리오 수행 평가

현장	아래의 질문에 만족했다고 생각되면 해당 항목에 체크하세요.	평가자
	• 현장에 안전하게 접근하였는가? • 현장평가에 모든 관련 요소를 고려하였는가?(주호소에 관한 정보를 제공하는 시각적 단서가 있는지 확인한다) • 케이스 결과를 개선하기 위해 어떠한 조치를 취하였는가?	□ 2 □ 2 □ 2
환자평가	아래의 질문에 만족했다고 생각되면 해당 항목에 체크하세요.	평가자
	• 모든 주요 정보를 얻었는가? • 정보가 올바르게 해석되었는가?/적절한 고려를 받았는가? • 조치에는 정당한 이유가 있는가?	□ 2 □ 2 □ 2
술기	아래의 질문에 만족했다고 생각되면 해당 항목에 체크하세요.	평가자
	• 모든 술기가 안전하게 수행되었는가? • 장비를 적절하게 선택하여 사용하였는가? • 술기를 적절한 시기에 능숙하게 시행하였는가?	□ 2 □ 2 □ 2
의사소통	아래의 질문에 만족했다고 생각되면 해당 항목에 체크하세요.	평가자
	• 효과적인 의사소통이 수립되고, 유지되었는가? – 팀원 – 환자 또는 관계자(보호자) 또는 다른 의료제공자(의료지도/지도의사) • 적절한 시기에 적절한 사람에게 적절한 요청을 하였는가?	□ 2 □ 2 □ 2
팀 확인	아래의 질문에 만족했다고 생각되면 해당 항목에 체크하세요.	평가자
	• 역할을 명확하게 지정(지시)하였는가? • 지시한 업무(역할)에 명확한 지침이 제공되었는가? • 팀 활동이 직관적이고 /또는 대응력이 있었는가?	□ 2 □ 2 □ 2
통합평가	아래의 질문에 만족했다고 생각되면 해당 항목에 체크하세요.	평가자
	• 적절한 현장운영, SOAP를 요약해서 제공했는가? • 이송결정 및 대안을 고려했는가?	□ 2 □ 2
합계		/ 34

심사위원 평가

숙련도 다음 항목에 체크하세요. 매우잘함 ⑥ — 잘함 ④ — 보통 ② — 잘못함 ⓪	총점: 시나리오 수행평가(34)+숙련도 평가(6) [ ] /40
Critical Point 1. 호흡곤란 환자의 1차 평가, 2차 평가 적절히 시행함 □ 2. 호흡곤란 환자 평가 적절 □ 3. 의료지도를 통해 긴급 이송되어야 할 정보를 제공함 □	**종합의견**

15. 기도폐쇄 환자의 평가와 처치

1) 시나리오 개요

- **일반적 소견:** 저녁 6시 10분, 환자(여, 77)가 요양원에서 떡 먹다가 켁켁대며 목에 걸린 것 같다고 함
- **주호소(증상):** 떡이 목에 걸린 것 같다고 함(켁켁거리는 소리를 냄)

2) 평가항목

- 환자평가 필수항목
- 응급처치 절차 및 방법
- 직접의료지도 요청

3) 실습 목표

- 환자평가를 통해 기도폐쇄 환자를 의심할 수 있는 정보(사고개요, 손상기전)를 수집한다.
- 이학적 검진을 통해 기도폐쇄에 관한 의식확인, 부분&완전 기도폐쇄 판단, 청색증 및 호흡곤란 등의 환자 평가 및 처치과정 최대 10분으로 한다.
- 기도삽관을 위한 직접의료지도를 요청하고, 환자의 정보를 적절히 제공한다.

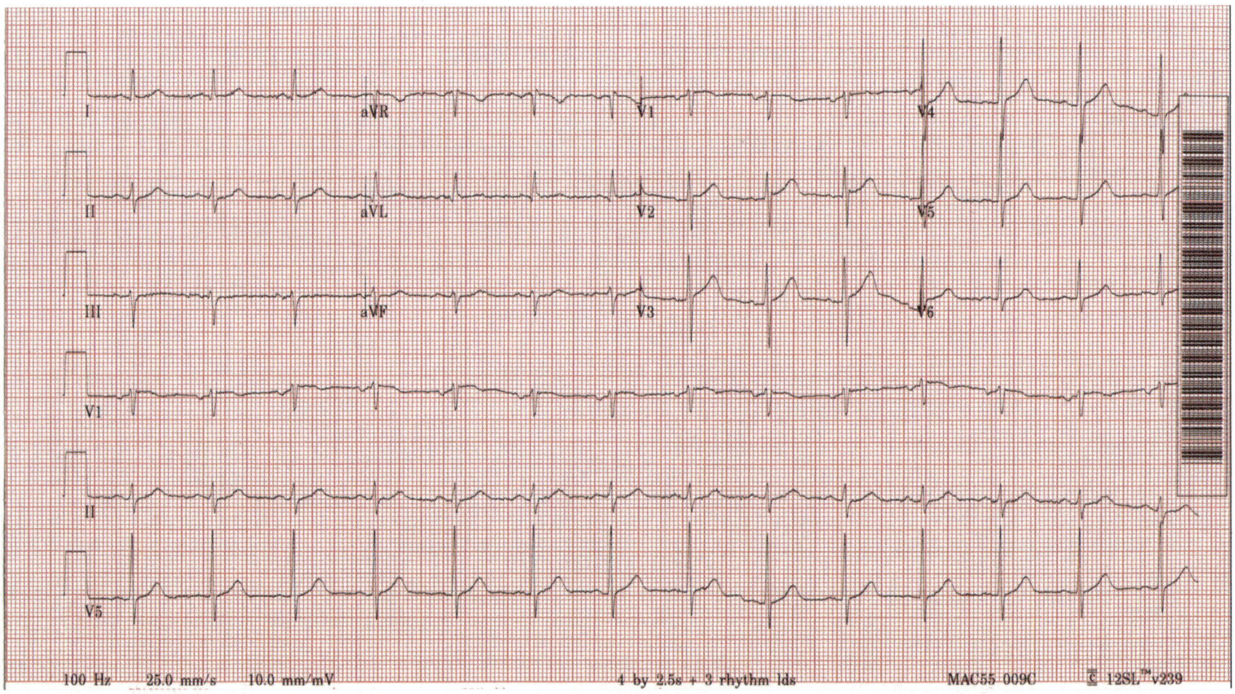

규칙		P : QRS		맥박		QRS 군	
P파		PR 간격		ST 분절		진단	

4) 시뮬레이션 셋업(준비물)

- **환경:** 요양원 침대위에서 켁켁 기침을 하며 앉아있음
- **마네킨:** Standard Patient 대체
- **마네킨:** 관절 있는 전신 마네킨, 기도삽관 마네킨
- **준비물:** 구급장비, 소생가방(가방내 장비는 모든 시나리오에서 동일), 제세동기, V/S 측정 가방, 휴대용 산소 소생기, intubation Set (후두경 or 비디오 후두경 포함)
- 도우미 1인, 환자역할 – 대원이 병력, 증상 등 문진할 경우 정보 제공

5) 현장조사

저녁 6시 10분, 목에 떡이 걸린 것 같다는 신고로 요양원에 출동한다. 요양보호사로부터 환자는 저녁에 준 떡을 먹고 켁켁거리며, 목에 걸린 것 같다고 설명해 준다. 환자는 호흡과 맥박은 있고, 제대로 된 대화가 안 되는 상태이다. 현장에 도착하는데 약 12분 정도의 시간이 소요되었고, 사고현장에 도착하여 위험요소를 현장을 조사하면서 환자에게 접근한다.

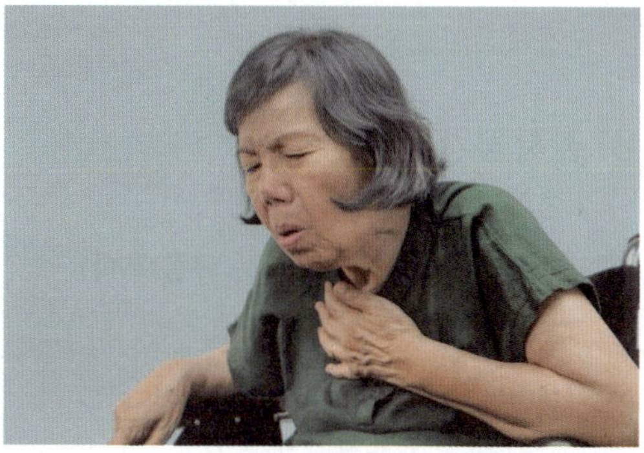

출처: https://www.moranelderlaw.com/choking-in-the-elderly/

6) 생각할 문제

기도폐쇄환자의 현장조사를 보고, 다음의 순서에 따라 토론 후 작성해 본다(4명 팀원 토론 5분). 환자평가와 처치(10분 이내)에 대한 학생의 질문(V/S)에 교수가 답해 준다. 교수역량에 따라 환자 상태 변경 가능하다.

- 필요장비

- 현장조사

- 일차평가

- 이송결정(근거)

- 이차평가

- 추정진단

- 응급처치

- 이송 중 처치

- 병원도착 시 인계요령

7) 필요 술기

- 환자 평가

  일차 평가 – 의식상태, 기도, 호흡, 순환 평가

  이차 평가 – 활력징후, 주호소에 근거한 이학적 검진, 중증외상 대상자는 의식상태 GCS평가, 동공평가, 손상기전 정보 수집
- 제세동기를 이용한 감시(심전도, 혈압, 맥박수, 산소포화도, $ETCO_2$)
- 적절한 기도유지기 삽입
- 적절한 산소포화도 유지
- 직접의료지도 요청
- 정맥로 확보 및 수액 투여

8) 환자평가 결과

- 일차평가

  의식 수준: 언어자극 반응(답을 못함)

  A: 불완전함(기도폐쇄 의심)

  B: 협착음

  C: 약하고 약간 빠르게 촉진

  D: 언어자극에 반응하며 쌕쌕거리는 소리를 낼 수 있는 수준

  E : 기침, 청색증, 답변불가
- 이송 결정 근거: 부분기도폐쇄, 청색증
- 활력징후(최초)

  혈압(145/85mmHg), 맥박수(105회/분), 호흡(19회/분), 체온(36.2℃), 산소포화도(95%)
- AMPLE 병력

  Allergy: 없음

  Medications: HTN, DM, Dysli

  Past Medical Hx: 아침 9시경

  Last oral intake: 신고 10분전 떡을 먹음

  Event prior: 저녁에 나온 떡을 먹다가 켁켁거리며 목에 걸린 듯한 모습 보임. 요양보호사가 발견 시 제대로 답변 불가한 모습 확인함
- 가족력: 특이 사항 없음
- 사회력: 흡연(-), 알코올(-)

* 의료지도 요청 고려

- 심전도

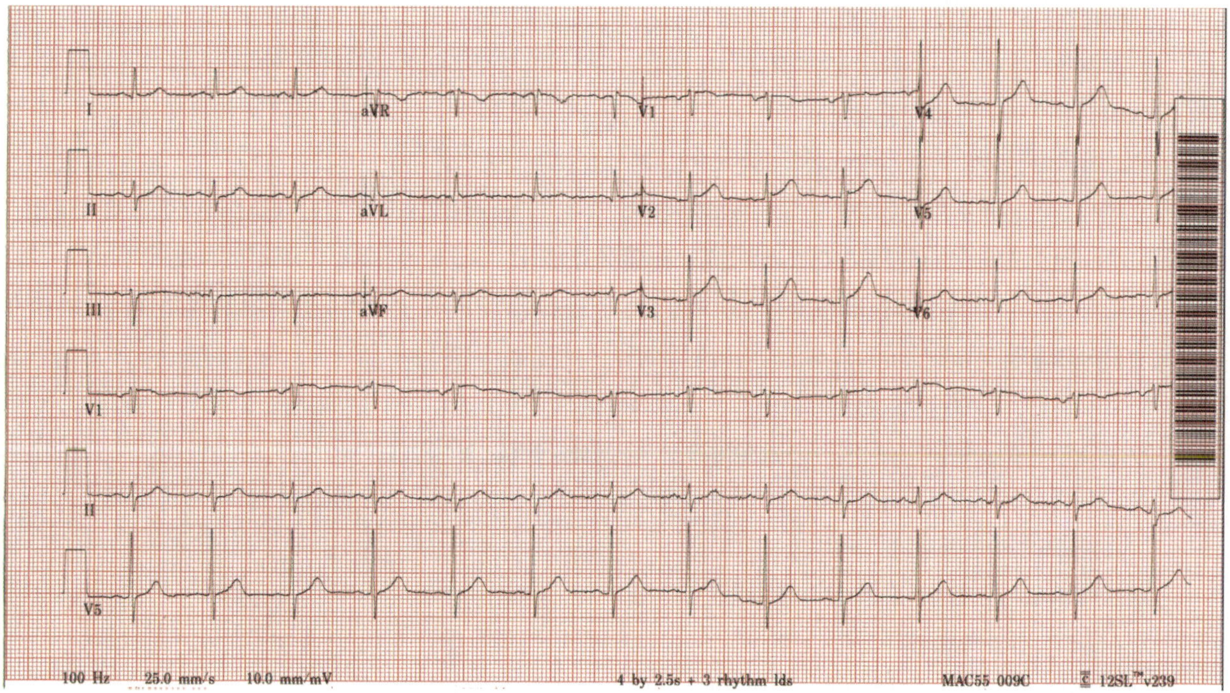

- 신체검진(초기)

머리: 특이사항 없음

얼굴 : 입술부위 청색증(+), 타액분비(+), 양측 동공크기 정상

목: 목정맥 팽대(-)

가슴: 규칙적 심음, 심잡음(-), 협착음(+)

복부: 복부강직(-), 압통(-)

골반: 비빔 소리(-), 압통(-)

사지: 청색증(+)

- 추정 진단: 부분기도폐쇄에 의한 호흡곤란
- 응급처치

① 보충적 산소 투여

② 기침을 하도록 격려 → 등두드리기 시행 → 복부밀어내기(하임리히법)

③ 완전기도폐쇄로 의식소실시 심정지에 준하여 처치

- 이송 중 처치

일차 평가 및 이차평가 중심으로 활력징후를 매 3-5분 마다 환자평가와 처치를 한 것을 확인한다.

- 디브리핑

① 기도 관리

② 산소투여 여부, 부분기도폐쇄 응급처치

③ 의료지도 적절성 및 완전기도폐쇄

- 시나리오 알고리즘의 세부설명

① 마네킨은 의자에 앉은 상태에서 시작

② 실습생에게 평가과정에서 기도폐쇄로 인해 호흡곤란에 대한 정보를 얻을 수 있도록 명확한 상황부여 실시 및 SP 마네킹의 행동으로 환자에 대한 정보를 줌

③ 명시된 구급장비 외 다른 장비와 약물은 준비되지 않음

④ 환자의 비정상 호흡음을 실습생이 인지하지 못하는 경우, 환자는 켁켁 소리와 함께 대답을 못하는 모습을 보임

⑤ 목표 산소포화도는 비재호흡 마스크로 15L/min의 유량 공급

⑥ 심정지시 직접의료지도를 통해 환자의 정보를 충실히 제공하고, 가까운 응급의료센터로 이송함을 원칙으로 하며 불가피할시 치료가 가능한 응급의료기관으로 이송할 것을 이야기 함.

⑦ 의식을 잃고 상태악화로 심정지를 야기할 수 있으니 즉시 가까운 응급의료센터로 이송할 것을 이야기 함.

⑧ 실습생은 기도폐쇄 마네킨에 부여된 상황에 맞게 이물질 제거를 실시함.

⑨ 산소투여하지 않거나, 응급처치 미실시시 격렬한 환자의 기침 이후 질식징후를 보여 산소투여를 실시하고 심정지로 의료지도요청을 유도함

⑩ 제세동기로 환자 심전도 등 감시와 이송준비를 함

⑪ 시뮬레이션의 종료

i) 실습생이 모든 처치를 마치고 환자 이송 지시

ii) 완전기도폐쇄로 인한 심정지시 20초 이내 의식확인 및 가슴압박 미실시

9) 시나리오 알고리즘

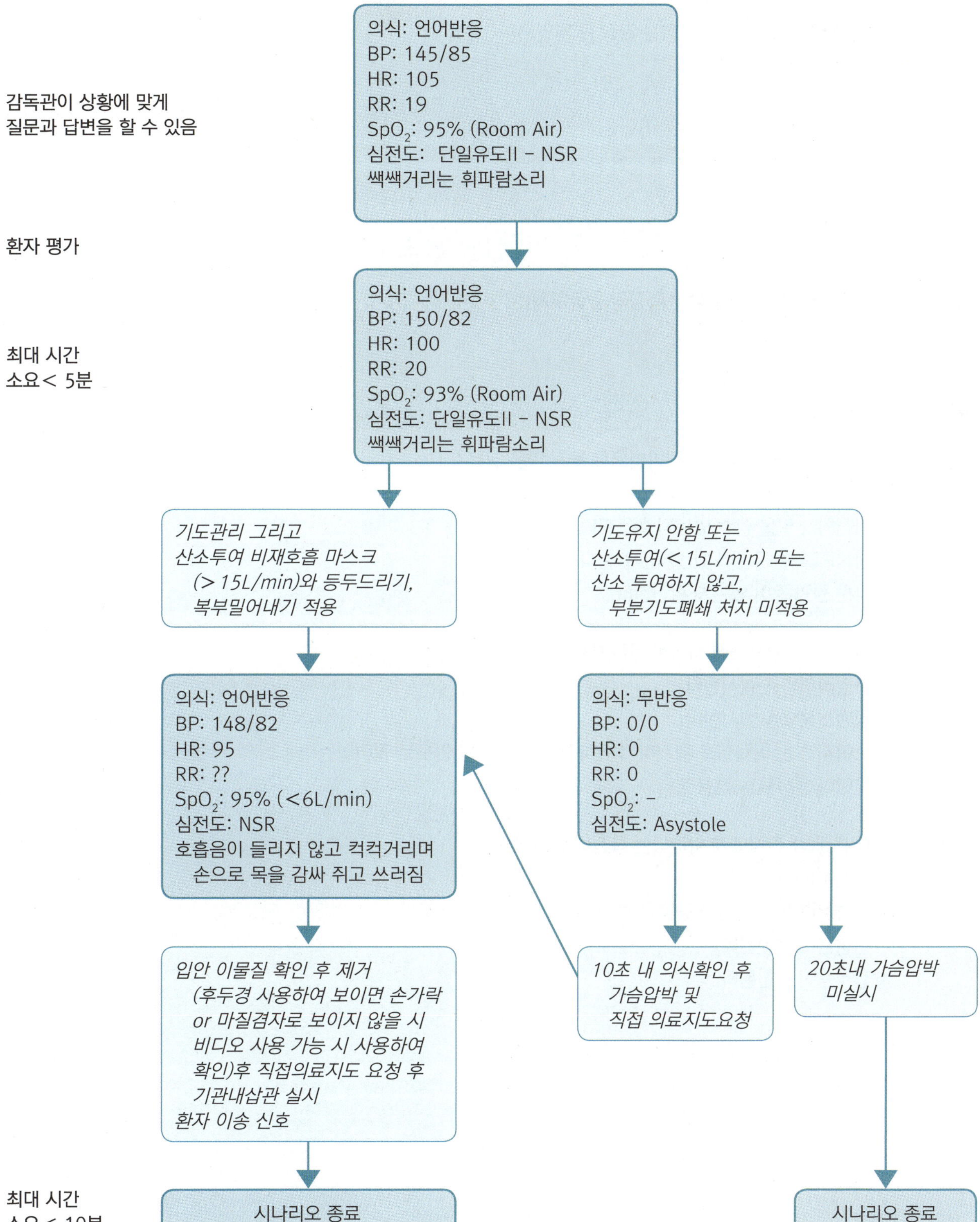
감독관이 상황에 맞게 질문과 답변을 할 수 있음
환자 평가
최대 시간 소요< 5분
최대 시간 소요< 10분
의식: 언어반응
BP: 145/85
HR: 105
RR: 19
SpO2: 95% (Room Air)
심전도: 단일유도II - NSR
쌕쌕거리는 휘파람소리
의식: 언어반응
BP: 150/82
HR: 100
RR: 20
SpO2: 93% (Room Air)
심전도: 단일유도II - NSR
쌕쌕거리는 휘파람소리
기도관리 그리고 산소투여 비재호흡 마스크 (> 15L/min)와 등두드리기, 복부밀어내기 적용
기도유지 안함 또는 산소투여(< 15L/min) 또는 산소 투여하지 않고, 부분기도폐쇄 처치 미적용
의식: 언어반응
BP: 148/82
HR: 95
RR: ??
SpO2: 95% (<6L/min)
심전도: NSR
호흡음이 들리지 않고 컥컥거리며 손으로 목을 감싸 쥐고 쓰러짐
의식: 무반응
BP: 0/0
HR: 0
RR: 0
SpO2: -
심전도: Asystole
입안 이물질 확인 후 제거 (후두경 사용하여 보이면 손가락 or 마질겸자로 보이지 않을 시 비디오 사용 가능 시 사용하여 확인)후 직접의료지도 요청 후 기관내삽관 실시
환자 이송 신호
10초 내 의식확인 후 가슴압박 및 직접 의료지도요청
20초내 가슴압박 미실시
시나리오 종료
시나리오 종료

10) 정리

정리문제 1

Q1. 현재 환자가 대답을 하지 못하는 가장 큰 원인은?

Q2. 부분기도폐쇄시 환자 임상적 특징과 응급처치는?

Q3. 완전기도폐쇄시 환자 임상적 특징과 응급처치는?

정리문제 2

Q1. 기도폐쇄 환자의 이학적 검진방법으로 옳지 않은 것은?
① 의식을 확인한다.
② 기침이나 말을 할수 있는지 확인한다.
③ 청색증, 호흡곤란이 있는지 관찰한다.
④ 다른 원인 등이 있는지 확인한다

Q2. 완전기도폐쇄 환자에게 적합한 응급처치방법은?
① 하임리히법을 실시한다.
② 심폐소생술을 실시한다.
③ 보이지 않는 이물질을 제거하기 위하여 손가락을 목 안으로 집어넣는다
④ 물이나 음식물을 섭취 한다.

Q3. 부분기도폐쇄 환자에게 나타나는 특징이 아닌 것은?
① 기침을 한다.
② 목 부위를 감싸는 질식징후를 보인다.
③ 천명음이 청진된다.
④ 협착음이 청진된다.

SUMMARY

1. 환자 상태를 의료지도 요청해 보세요

2. 구급일지를 작성해 보세요.

정리문제 2 정답 1. ④ 2. ③ 3. ③

시나리오 채점 기준 평가지

기도폐쇄 환자 시나리오 채점 기준 평가지

학생 이름:		날짜:	. . .	코드번호:		평가자:	(인)

시나리오 수행 평가

현장	아래의 질문에 만족했다고 생각되면 해당 항목에 체크하세요.	평가자
	• 현장에 안전하게 접근하였는가?	☐ 2
	• 현장평가에 모든 관련 요소를 고려하였는가?(주호소에 관한 정보를 제공하는 시각적 단서가 있는지 확인한다)	☐ 2
	• 케이스 결과를 개선하기 위해 어떠한 조치를 취하였는가?	☐ 2
환자평가	아래의 질문에 만족했다고 생각되면 해당 항목에 체크하세요.	평가자
	• 모든 주요 정보를 얻었는가?	☐ 2
	• 정보가 올바르게 해석되었는가?/적절한 고려를 받았는가?	☐ 2
	• 조치에는 정당한 이유가 있는가?	☐ 2
술기	아래의 질문에 만족했다고 생각되면 해당 항목에 체크하세요.	평가자
	• 모든 술기가 안전하게 수행되었는가?	☐ 2
	• 장비를 적절하게 선택하여 사용하였는가?	☐ 2
	• 술기를 적절한 시기에 능숙하게 시행하였는가?	☐ 2
의사소통	아래의 질문에 만족했다고 생각되면 해당 항목에 체크하세요.	평가자
	• 효과적인 의사소통이 수립되고, 유지되었는가? – 팀원 – 환자 또는 관계자(보호자) 또는 다른 의료제공자(의료지도/지도의사)	☐ 2 ☐ 2 ☐ 2
	• 적절한 시기에 적절한 사람에게 적절한 요청을 하였는가?	
팀 확인	아래의 질문에 만족했다고 생각되면 해당 항목에 체크하세요.	평가자
	• 역할을 명확하게 지정(지시)하였는가?	☐ 2
	• 지시한 업무(역할)에 명확한 지침이 제공되었는가?	☐ 2
	• 팀 활동이 직관적이고 /또는 대응력이 있었는가?	☐ 2
통합평가	아래의 질문에 만족했다고 생각되면 해당 항목에 체크하세요.	평가자
	• 적절한 현장운영, SOAP를 요약해서 제공했는가?	☐ 2
	• 이송결정 및 대안을 고려했는가?	☐ 2
	합계	/ 34

심사위원 평가

숙련도 다음 항목에 체크하세요. 매우잘함 ⑥ — 잘함 ④ — 보통 ② — 잘못함 ⓪	총점: 시나리오 수행평가(34)+숙련도 평가(6) [ ] /40
Critical Point 1. 기도폐쇄 환자 일차평가와 이차 평가를 통해 쇼크 상태임을 인지함 ☐ 2. 심정지 확인 ☐ 3. 의료지도를 통해 긴급 이송되어야 할 정보를 제공함 ☐	**종합의견**

자기주도 개발

1. 제목:

1) 시나리오 개요

- 일반적 소견:

- 주호소(증상):

2) 평가항목

3) 실습 목표

4) 시뮬레이션 셋업(준비물)

자기주도 개발

5) 현장조사

6) 생각할 문제

7) 필요 술기

8) 환자평가 결과

자기주도 개발

9) 시나리오 알고리즘

10) 정리

외상 시뮬레이션

1. 머리손상 환자의 평가와 처치

1) 시나리오 개요

- **일반적 소견:** 낮 10시경 환자(남, 37)가 길에 누워 있음
- **주호소(증상):** 머리통증(AVPU)

2) 평가항목

- 환자평가 필수항목
- 응급처치 절차 및 방법
- 직접의료지도 요청

3) 실습 목표

- 환자평가를 통해 두부 손상 관련 증상을 의심할 수 있는 정보를 수집한다.
- 이학적 검진을 통해 두부 손상의 중증도를 파악하고, 적절한 응급처치를 제공한다.
- 정맥로 확보 및 수액 투여를 위한 직접의료지도를 요청하고, 환자의 정보를 적절히 제공한다.

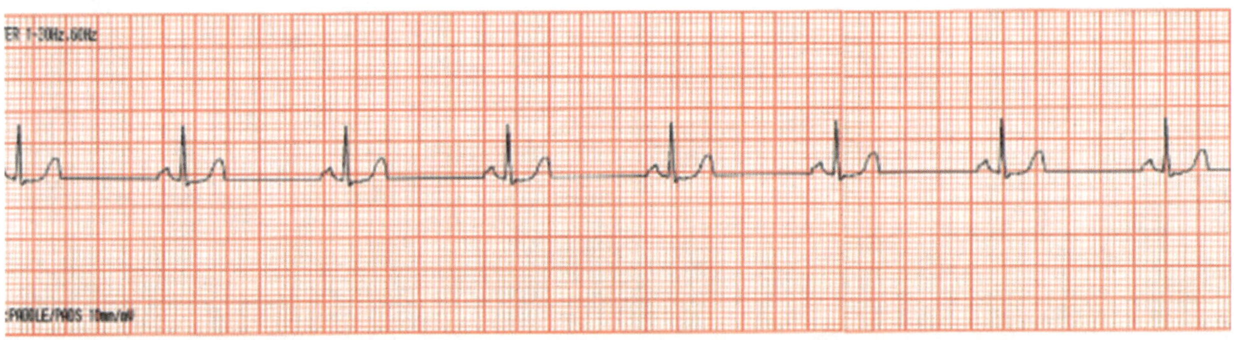

규칙		P : QRS		맥박		QRS 군	
P파		PR 간격		ST 분절		진단	

4) 시뮬레이션 셋업(준비물)

- **환경:** 일반적인 주택가
- **마네킨:** 길에 누워 있음
- **마네킨:** Hi-Fi simulator - Simman 3G 또는 ALS simulator
- **준비물:** 구급장비, 휴대용 산소 소생기, 제세동기, 외상처치 가방, VS 측정 가방, 척추고정장치세트(목보호대 포함)
- 도우미 1인, 환자역할 – 병력, 증상 등 문진 시 정보 제공

5) 현장조사

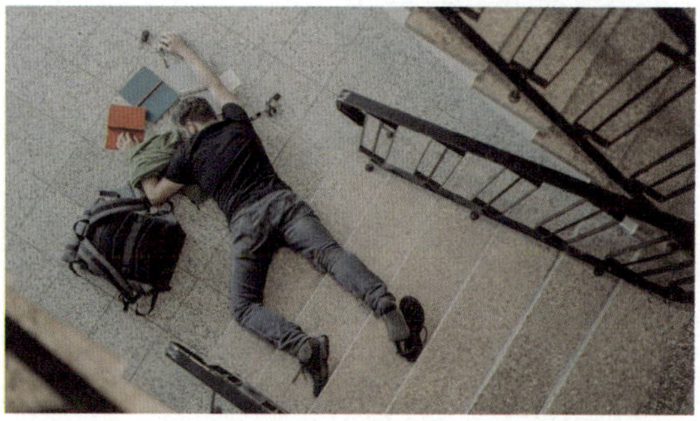

낮 10시경 3층에서 1층 바닥으로 떨어졌다는 신고가 119에 접수된 후 인근 119구급대원이 현장에 출동한다. 현장에 도착했을 때 목격자는 환자는 1명이며, 골목에 누워 있다고 말한다. 환자는 호흡과 맥박은 있고, 의식이 심한 통증으로 신음 소리를 내며 짧게 호흡한다.

6) 생각할 문제

두부 손상 환자의 현장조사를 보고, 다음의 순서에 따라 토론한다(4명 팀원 5분). 환자평가와 처치(10분 이내)에 대한 학생의 질문(V/S)에 교수가 답해 준다. 교수역량에 따라 환자 상태 변경 가능한다.

- 필요장비
- 현장조사
- 일차평가
- 이송결정(근거)
- 이차평가
- 추정진단
- 응급처치
- 이송 중 처치
- 병원도착 시 인계요령

7) 필요 술기

- 환자 평가

  일차 평가 – 의식상태, 기도, 호흡, 순환 평가

  이차 평가 – 활력징후, 주호소에 근거한 이학적 검진, 중증외상 대상자는 의식상태 GCS평가, 동공평가, 손상기전 정보 수집
- 제세동기를 이용한 감시 (심전도, 혈압, 맥박수, 호흡수, 산소포화도)
- 적절한 산소포화도 유지
- 직접의료지도 요청
- 의료지도 요청 후 정맥로 확보 및 수액 투여

8) 환자평가 결과

- 일반적 소견: 짧은 호흡을 하는 누워있는 37세 남자 환자
- 주호소: 두부 충격으로 두부 통증
- 일차평가(초기평가)

  의식 수준: 통증에 반응(P)

  A: 개방

  B: 얕고 빠른 호흡

  C: 약하고 빠르게 촉진

  D: AVPU (GCS)

  E : 목 부위 노출
- 이송 결정 근거: AVPU (GCS)
- 활력징후(최초)

  혈압(170/96mmHg), 맥박수(50회/분), 호흡(26회/분), 체온(36.6℃), 산소포화도(90%)
- GCS: 10(E3 V3 M4)
- AMPLE 병력

  Allergy: 모름

  Medications: 모름

  Past Medical Hx: 모름

  Last oral intake: 모름

  Event prior: 방충망 청소하다 1층 바닥으로 추락
- 가족력: 특이 사항 없음
- 사회력: 흡연(-), 알코올(소주 1병 정도. 주 2회)

* 의료지도 요청 고려

- 심전도(최초)

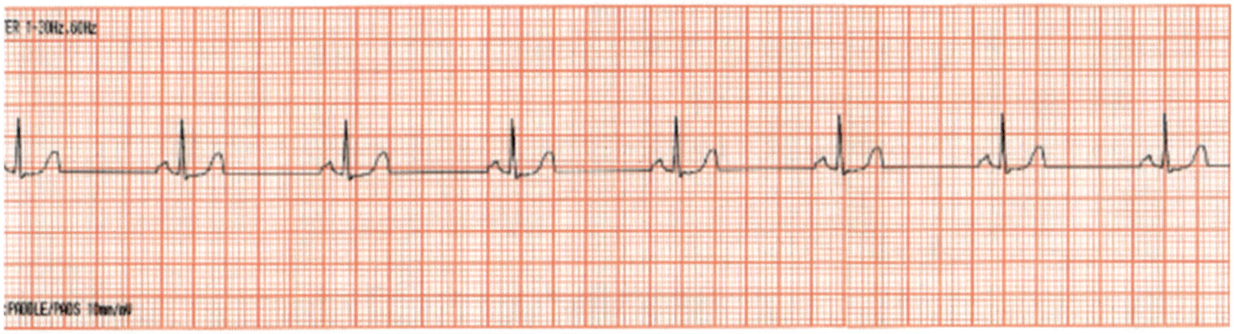

- 신체검진(초기)

머리: 전두부 함몰 골절 및 출혈 지속

얼굴: 양측 동공 크기 정상, 동일, 대광반사 정상, 왼쪽 귀에서 출혈

목: 기관은 정중앙, 목정맥 팽대(-)

가슴: 규칙적 심음, 심잡음(-)

짧은 호흡

복부: 복부강직(-), 압통(-)

골반: 비빔 소리(-), 압통(-)

사지: 오목부종(-), 곤봉지(-), 청색증(-)

- 추정 진단: 두부 손상 후 뇌압 상승
- 응급처치

① 헬기이송 여부 확인

② 활력징후를 매 3-5분 마다 확인, 환자평가와 응급 처치를 재확인

③ 직접의료지도 요청 후 정맥로 확보와 수액투여 실시

④ 쇼크에 따른 응급처치 실시(체온유지, 지혈 등)

⑤ 이송병원에 통보

- 이송 중 처치

일차 평가 및 이차평가 중심으로 활력징후를 매 3~5분 마다 환자평가와 처치를 한 것을 확인한다.

- 디브리핑

① 쇼크환자 응급처치 적절성 여부

② 두부손상 환자평가 및 이송병원 선정 적절성 여부

③ 정맥로 확보 및 수액 투여를 위한 의료지도 적절성과 수행 적절성 여부

- 시나리오 알고리즘의 세부설명

① 명시된 구급장비외 다른 장비와 약물은 준비되지 않음

② 환자 평가 과정의 끝 무렵(최대 5분을 넘지 않음)에 적절한 응급처치 시행하지 않을 경우 의식 감소, 혈압 상승, 산소포화도는 86%로 감소하고, 호흡은 더욱 빨라짐

③ 산소포화도 감소를 실습생이 빠르게 인지하지 못하는 경우, 호흡음 볼륨을 더 크게 내어 호흡곤란이 더 심해졌음을 알려줄 수 있음

④ 정맥로 확보 및 수액 투여를 위한 의료지도 실시

⑤ 목표 산소포화도를 유지한 뒤 직접의료지도를 통해 환자의 정보를 충실히 제공하고, 의료지도의사는 "환자 모니터링 하면서 이송해주세요"

⑥ 모니터제세동기를 포함한 감시 장비를 유지하고 이송준비를 함

⑦ 시뮬레이션의 종료

　ⅰ) 피평가자가 모든 처치를 마치고 환자 이송 지시

　ⅱ) 두부 손상에 대한 적절한 응급처치를 수행하지 않고 10분 경과

9) 시나리오 알고리즘

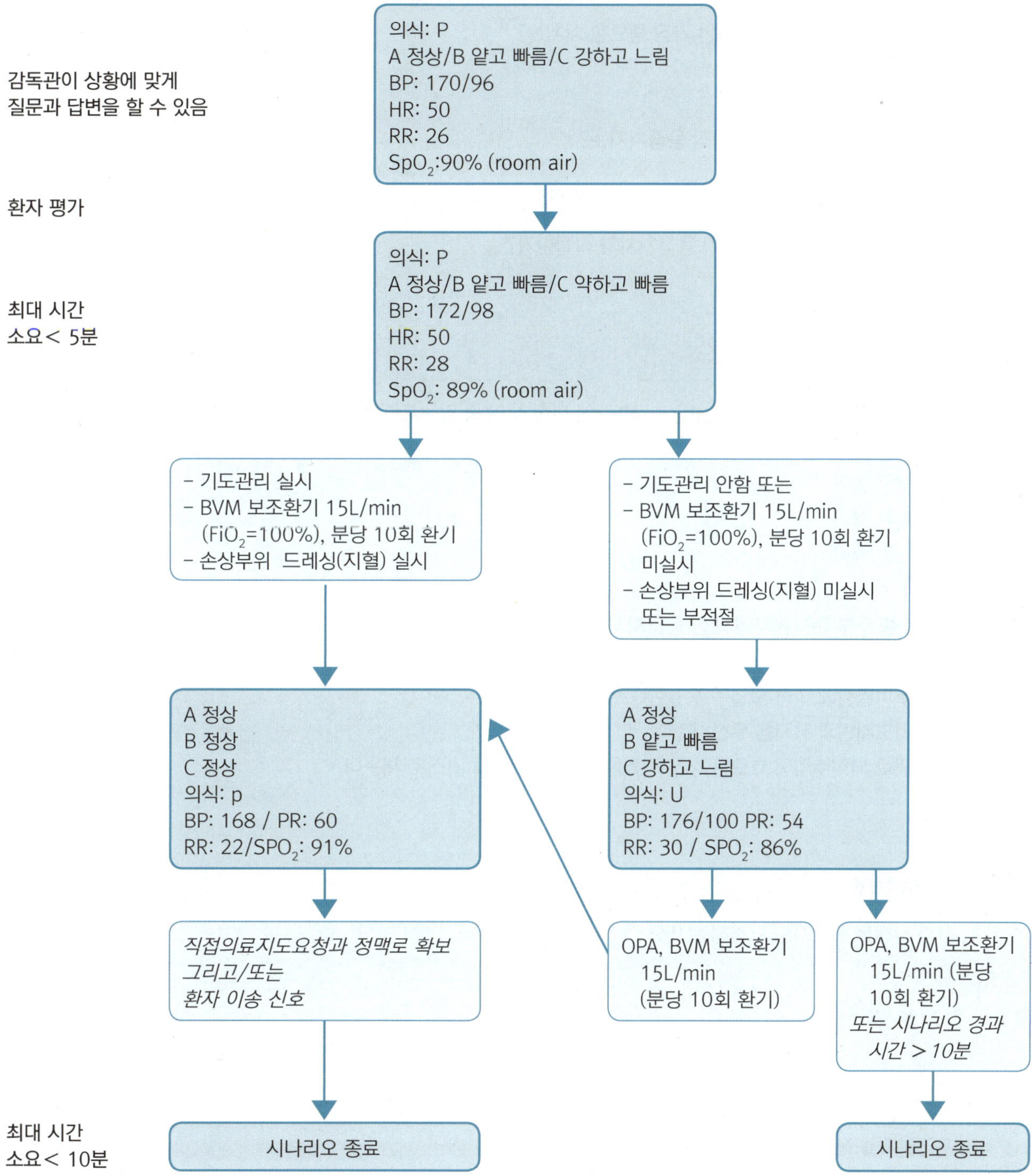
감독관이 상황에 맞게
질문과 답변을 할 수 있음
환자 평가
최대 시간
소요< 5분
의식: P
A 정상/B 얕고 빠름/C 강하고 느림
BP: 170/96
HR: 50
RR: 26
SpO2:90% (room air)
의식: P
A 정상/B 얕고 빠름/C 약하고 빠름
BP: 172/98
HR: 50
RR: 28
SpO2: 89% (room air)
- 기도관리 실시
- BVM 보조환기 15L/min (FiO2=100%), 분당 10회 환기
- 손상부위 드레싱(지혈) 실시
- 기도관리 안함 또는
- BVM 보조환기 15L/min (FiO2=100%), 분당 10회 환기 미실시
- 손상부위 드레싱(지혈) 미실시 또는 부적절
A 정상
B 정상
C 정상
의식: p
BP: 168 / PR: 60
RR: 22/SPO2: 91%
A 정상
B 얕고 빠름
C 강하고 느림
의식: U
BP: 176/100 PR: 54
RR: 30 / SPO2: 86%
직접의료지도요청과 정맥로 확보 그리고/또는 환자 이송 신호
OPA, BVM 보조환기 15L/min (분당 10회 환기)
OPA, BVM 보조환기 15L/min (분당 10회 환기)
또는 시나리오 경과 시간 > 10분
최대 시간
소요< 10분
시나리오 종료
시나리오 종료

10) 정리

정리문제 1

Q1. 초기 평가가 이루어지는 동안 가장 중요한 처치는?

Q2. 두부 손상 환자에 대한 일반적 응급처치는?

Q3. 뇌압상승환자의 경우 과환기 응급처치가 적절한가?

정리문제 2

Q1. 다음중 머리 손상 환자의 Cushing reflex에 대한 설명 중 맞는 것은?
① 정상 혈압
② 낮은 혈압
③ 빠른 맥박
④ 느린 맥박

Q2. 다음 중 두부 손상환자에 대한 응급처치로 틀린 것은?
① 체온을 보호한다.
② 두피열상에 의한 출혈은 지혈한다.
③ 기도개방과 유지를 우선시 한다.
④ 귀로 뇌척수액이 흐르는 경우 지혈을 위해 귀 구멍을 거즈로 채운다.

SUMMARY

1. 환자 상태를 의료지도 요청해 보세요

2. 구급일지를 작성해 보세요.

정리문제 2 정답 1. ④ 2. ④

시나리오 채점 기준 평가지

머리 손상 시나리오 채점 기준 평가지

학생 이름:		날짜:	. . .	코드번호:		평가자:	(인)

시나리오 수행 평가

현장	아래의 질문에 만족했다고 생각되면 해당 항목에 체크하세요.	평가자
	• 현장에 안전하게 접근하였는가? • 현장평가에 모든 관련 요소를 고려하였는가?(주호소에 관한 정보를 제공하는 시각적 단서가 있는지 확인한다) • 케이스 결과를 개선하기 위해 어떠한 조치를 취하였는가?	□ 2 □ 2 □ 2
환자평가	아래의 질문에 만족했다고 생각되면 해당 항목에 체크하세요.	평가자
	• 모든 주요 정보를 얻었는가? • 정보가 올바르게 해석되었는가?/적절한 고려를 받았는가? • 조치에는 정당한 이유가 있는가?	□ 2 □ 2 □ 2
술기	아래의 질문에 만족했다고 생각되면 해당 항목에 체크하세요.	평가자
	• 모든 술기가 안전하게 수행되었는가? • 장비를 적절하게 선택하여 사용하였는가? • 술기를 석설한 시기에 능숙하게 시행하였는가?	□ 2 □ 2 □ 2
의사소통	아래의 질문에 만족했다고 생각되면 해당 항목에 체크하세요.	평가자
	• 효과적인 의사소통이 수립되고, 유지되었는가? – 팀원 – 환자 또는 관계자(보호자) 또는 다른 의료제공자(의료지도/지도의사) • 적절한 시기에 적절한 사람에게 적절한 요청을 하였는가?	□ 2 □ 2 □ 2
팀 확인	아래의 질문에 만족했다고 생각되면 해당 항목에 체크하세요.	평가자
	• 역할을 명확하게 지정(지시)하였는가? • 지시한 업무(역할)에 명확한 지침이 제공되었는가? • 팀 활동이 직관적이고 /또는 대응력이 있었는가?	□ 2 □ 2 □ 2
통합평가	아래의 질문에 만족했다고 생각되면 해당 항목에 체크하세요.	평가자
	• 적절한 현장운영, SOAP를 요약해서 제공했는가? • 이송결정 및 대안을 고려했는가?	□ 2 □ 2
	합계	/ 34

심사위원 평가

숙련도 다음 항목에 체크하세요. 매우잘함 ⑥ — 잘함 ④ — 보통 ② — 잘못함 ⓪	총점: 시나리오 수행평가(34)+숙련도 평가(6) [ ] /40
Critical Point 1. 두부 손상 환자 일차평가와 이차 평가를 통해 쇼크 상태임을 인지함 □ 2. 저산소증 등 2차 손상을 방지함 □ 3. 의료지도를 통해 긴급 이송되어야 할 정보를 제공함 □	**종합의견**

2. 흉부 손상 환자의 평가와 처치

1) 시나리오 개요

- **일반적 소견:** 밤 10시경 환자(남, 37)가 길에 누워 있음
- **주호소(증상):** 가슴통증(AVPU)

2) 평가항목

- 환자평가 필수항목
- 응급처치 절차 및 방법
- 직접의료지도 요청

3) 실습 목표

- 환자평가를 통해 흉부 손상 관련 증상을 의심할 수 있는 정보를 수집한다.
- 이학적 검진을 통해 흉부 손상의 중증도를 파악하고, 적절한 응급처치를 제공한다.
- 정맥로 확보 및 수액 투여를 위한 직접의료지도를 요청하고, 환자의 정보를 적절히 제공한다.

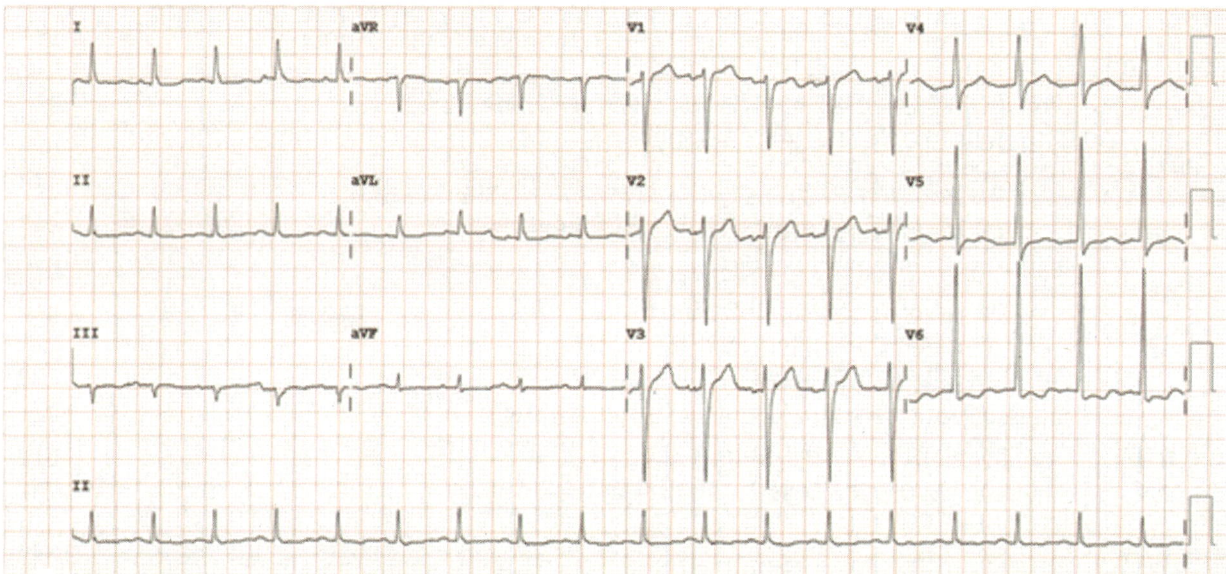

규칙		P : QRS		맥박		QRS 군	
P파		PR 간격		ST 분절		진단	

4) 시뮬레이션 셋업(준비물)

- **환경:** 일반적인 주택가
- **마네킨:** 길에 누워 있음
- **마네킨:** Hi-Fi simulator - Simman 3G 또는 ALS simulator
- **준비물:** 구급장비, 휴대용 산소 소생기, 제세동기, 외상처치 가방, VS 측정 가방
- 도우미 1인, 환자역할 – 병력, 증상 등 문진 시 정보 제공

5) 현장조사

밤 10시경 칼로 가슴을 찔렸다는 신고가 119에 접수된 후 인근 119 구급대원이 현장에 출동한다. 현장에 도착했을 때 목격자는 환자는 1명이며, 골목에 누워 있다고 말한다. 환자는 호흡과 맥박은 있고, 의식이 심한 통증으로 신음 소리를 내며 짧게 호흡한다.

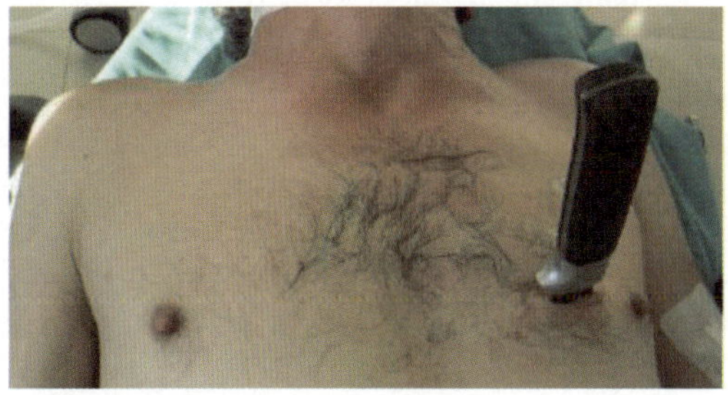

출처: Thoracic Stab Wound: A Curious Case Report

6) 생각할 문제

흉부 손상환자의 현장조사를 보고, 다음의 순서에 따라 토론한다(4명 팀원 5분). 환자평가와 처치(10분 이내)에 대한 학생의 질문(V/S)에 교수가 답해 준다. 교수역량에 따라 환자 상태 변경 가능합니다.

- 필요장비
- 현장조사
- 일차평가
- 이송결정(근거)
- 이차평가
- 추정진단
- 응급처치
- 이송 중 처치
- 병원도착 시 인계요령

7) 필요 술기

- 환자 평가

  일차 평가 – 의식상태, 기도, 호흡, 순환 평가

  이차 평가 – 활력징후, 주호소에 근거한 이학적 검진, 중증외상 대상자는 의식상태 GCS평가, 동공평가, 손상기전 정보 수집
- 제세동기를 이용한 감시(심전도, 혈압, 맥박수, 호흡수, 산소포화도)
- 적절한 산소포화도 유지
- 직접의료지도 요청
- 정맥로 확보 및 수액 투여

8) 환자평가 결과

- 일반적 소견: 짧은 호흡을 하는 누워있는 37세 남자 환자
- 주호소: 칼에 찔린 가슴통증
- 일차평가(초기평가)

  의식 수준: 통증에 반응(P)

  A: 개방

  B: 얕고 빠른 호흡

  C: 약하고 빠르게 촉진

  D: AVPU (GCS)

  E : 가슴손상 부위 노출(개방성 출혈)
- 이송 결정 근거: AVPU (GCS)

  빠른 이송 - 쇼크 증상징후
- 활력징후(최초)

  혈압(95/54mmHg), 맥박수(110회/분), 호흡(20회/분), 체온(정상), 산소포화도(94%)
- GCS: 8(E2 V2 M4)
- 의료지도 고려
- AMPLE 병력

  Allergy: 모름

  Medications: 모름

  Past Medical Hx: 모름

  Last oral intake: 모름

  Event prior: 강도에 의해 가슴부위 칼에 찔림
- 가족력: 특이 사항 없음
- 사회력: 흡연(-), 알코올 (소주 1병 정도. 주 1회)

* 의료지도 요청 고려

- 심전도(최초)

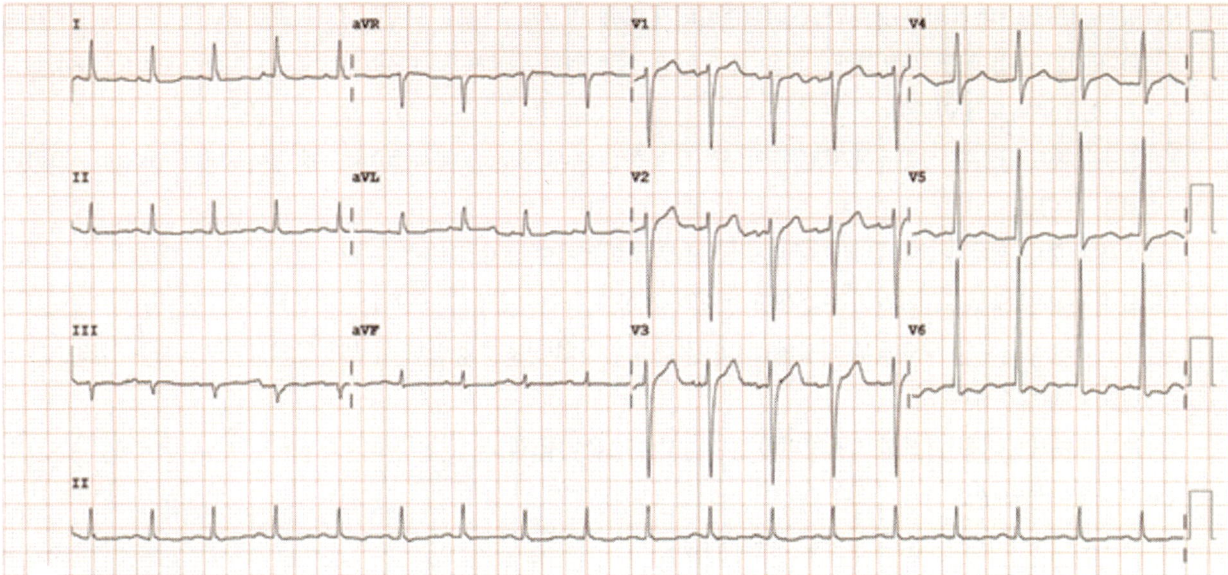

- 신체검진(초기)

얼굴: 양측 동공 크기 정상, 동일, 대광반사 정상

목: 기관은 정중앙, 목정맥 팽대(-)

가슴: 규칙적 심음, 심잡음(-)

좌측 호흡음 감소, 짧은 호흡

좌상측 전흉부의 개방성 창상

복부: 복부강직(-), 압통(-)

사지: 오목부종(-), 곤봉지(-), 청색증(-)

- 추정 진단: 혈기흉에 의한 쇼크
- 이송 중 응급처치

① 헬기이송 여부 확인

② 활력징후를 매 3-5분 마다 확인, 환자평가와 응급 처치를 재확인

③ 직접의료지도 요청후 정맥로 확보와 수액투여 실시

④ 쇼크에 따른 응급처치 실시(체온유지, 하체 거상, 지혈 등)

⑤ 이송병원에 통보

- 이송 중 처치

일차 평가 및 이차평가 중심으로 활력징후를 매 3-5분 마다 환자평가와 처치를 한 것을 확인한다.

- 디브리핑

① 쇼크환자 응급처치 적절성 여부

② 흉부손상 환자평가 및 이송병원 선정 적절성 여부

③ 정맥로 확보 및 수액 투여를 위한 의료지도 적절성과 수행 적절성 여부

④ 추가 정맥로 확보 준비 여부

• 시나리오 알고리즘의 세부설명

① 명시된 구급장비외 다른 장비와 약물은 준비되지 않음

② 환자 평가 과정의 끝 무렵(최대 5분을 넘지 않음)에 적절한 응급처치 시행하지 않을 경우 산소포화도는 84%로 감소하고, 호흡은 더욱 빨라짐.

③ 산소포화도 감소를 실습생이 빠르게 인지하지 못하는 경우, 호흡음 볼륨을 더 크게 내어 호흡곤란이 더 심해졌음을 알려줄 수 있음.

④ 수축기 혈압 유지를 위한 정맥로 확보 및 수액 투여 의료지도 실시

⑤ 삼면 밀봉 드레싱을 지시하거나 수행할 수 있어야 함.

⑥ 목표 산소포화도를 유지한 뒤 직접의료지도를 통해 환자의 정보를 충실히 제공하고, 의료지도의사는 "환자 모니터링 하면서 이송해주세요"

⑦ 모니터제세동기를 포함한 감시장비를 유지하고 이송준비를 함.

⑧ 시뮬레이션의 종료

i) 피평가자가 모든 처치를 마치고 환자 이송 지시

ii) 개방성 기흉에 대한 적절한 응급처치를 수행하지 않고 10분경과

9) 시나리오 알고리즘

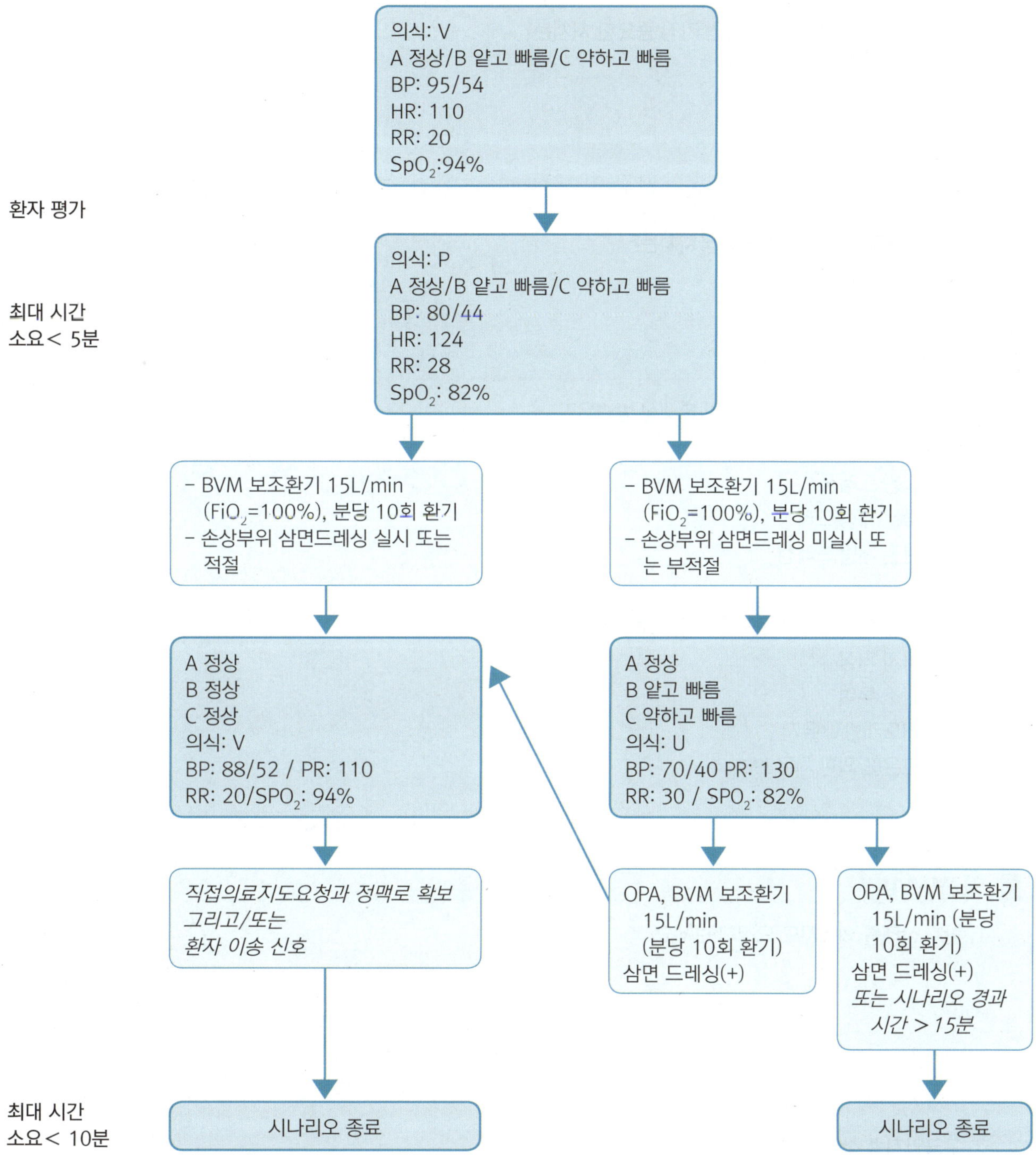
의식: V
A 정상/B 얕고 빠름/C 약하고 빠름
BP: 95/54
HR: 110
RR: 20
SpO2:94%
환자 평가
최대 시간 소요< 5분
의식: P
A 정상/B 얕고 빠름/C 약하고 빠름
BP: 80/44
HR: 124
RR: 28
SpO2: 82%
- BVM 보조환기 15L/min (FiO2=100%), 분당 10회 환기
- 손상부위 삼면드레싱 실시 또는 적절
- BVM 보조환기 15L/min (FiO2=100%), 분당 10회 환기
- 손상부위 삼면드레싱 미실시 또는 부적절
A 정상
B 정상
C 정상
의식: V
BP: 88/52 / PR: 110
RR: 20/SPO2: 94%
A 정상
B 얕고 빠름
C 약하고 빠름
의식: U
BP: 70/40 PR: 130
RR: 30 / SPO2: 82%
직접의료지도요청과 정맥로 확보
그리고/또는
환자 이송 신호
OPA, BVM 보조환기 15L/min (분당 10회 환기)
삼면 드레싱(+)
OPA, BVM 보조환기 15L/min (분당 10회 환기)
삼면 드레싱(+)
또는 시나리오 경과 시간 > 15분
최대 시간 소요< 10분
시나리오 종료
시나리오 종료

10) 정리

정리문제 1

Q1. 초기 평가가 이루어지는 동안 가장 중요한 처치는?

Q2. 쇼크 환자에 대한 일반적 응급처치는?

정리문제 2

Q1. 개방성 흉부손상 시 손상부위 드레싱 방법은?
① 폐쇄 드레싱
② 밀봉 드레싱
③ 부분 개방 드레싱
④ 완전 개방 드레싱

Q2. 다음 중 쇼크 환자의 경우 적절치 않은 응급처치는?
① 하지 거상
② 산소 투여
③ 기도개방과 유지
④ 고온에 의한 체온 보호

SUMMARY

1. 환자 상태를 의료지도 요청해 보세요

2. 구급일지를 작성해 보세요.

정리문제 2 정답 1. ③ 2. ④

시나리오 채점 기준 평가지

흉부 손상 시나리오 채점 기준 평가지

학생 이름:		날짜:	. . .	코드번호:		평가자:	(인)

시나리오 수행 평가

	아래의 질문에 만족했다고 생각되면 해당 항목에 체크하세요.	평가자
현장	• 현장에 안전하게 접근하였는가? • 현장평가에 모든 관련 요소를 고려하였는가?(주호소에 관한 정보를 제공하는 시각적 단서가 있는지 확인한다) • 케이스 결과를 개선하기 위해 어떠한 조치를 취하였는가?	□ 2 □ 2 □ 2
	아래의 질문에 만족했다고 생각되면 해당 항목에 체크하세요.	평가자
환자평가	• 모든 주요 정보를 얻었는가? • 정보가 올바르게 해석되었는가?/적절한 고려를 받았는가? • 조치에는 정당한 이유가 있는가?	□ 2 □ 2 □ 2
	아래의 질문에 만족했다고 생각되면 해당 항목에 체크하세요.	평가자
술기	• 모든 술기가 안전하게 수행되었는가? • 장비를 적절하게 선택하여 사용하였는가? • 술기를 적절한 시기에 능숙하게 시행하였는가?	□ 2 □ 2 □ 2
	아래의 질문에 만족했다고 생각되면 해당 항목에 체크하세요.	평가자
의사소통	• 효과적인 의사소통이 수립되고, 유지되었는가? – 팀원 – 환자 또는 관계자(보호자) 또는 다른 의료제공자(의료지도/지도의사) • 적절한 시기에 적절한 사람에게 적절한 요청을 하였는가?	□ 2 □ 2 □ 2
	아래의 질문에 만족했다고 생각되면 해당 항목에 체크하세요.	평가자
팀 확인	• 역할을 명확하게 지정(지시)하였는가? • 지시한 업무(역할)에 명확한 지침이 제공되었는가? • 팀 활동이 직관적이고 /또는 대응력이 있었는가?	□ 2 □ 2 □ 2
	아래의 질문에 만족했다고 생각되면 해당 항목에 체크하세요.	평가자
통합평가	• 적절한 현장운영, SOAP를 요약해서 제공했는가? • 이송결정 및 대안을 고려했는가?	□ 2 □ 2
	합계	/ 34

심사위원 평가

숙련도 다음 항목에 체크하세요. 매우잘함 ⑥ — 잘함 ④ — 보통 ② — 잘못함 ⓪	총점: 시나리오 수행평가(34)+숙련도 평가(6) [ ] /40
Critical Point 1. 흉부 손상 환자 일차평가와 이차 평가를 통해 쇼크 상태임을 인지함 □ 2. 저산소증 등 2차 손상을 방지함 □ 3. 의료지도를 통해 긴급 이송되어야 할 정보를 제공함 □	종합의견

3. 자동차 사고 환자의 평가와 처치

1) 시나리오 개요

- **일반적 소견:** 낮 12시경 차 대 차 교통사고 신고로 현장에서의 자동차 충돌사고. 40대 중반 남자 환자 발생
- **주호소(증상):** 좌측 팔 통증, 복부통증, 머리통증

2) 평가항목

- 환자평가 필수항목
- 응급처치 절차 및 방법
- 직접의료지도 요청

3) 실습 목표

- 목격자 및 보호자를 통해 사고현장 정보, 환자의 정보를 수집한다.
- 이학적 검진을 통해 외상환자의 중증도 및 중증외상환자 처치에 따라 적절하게 보충적 산소, 수액을 투여하여 중증 손상은 평가 및 처치과정 최대 15분 미만으로 한다.
- 정맥로 확보 및 수액투여를 위한 직접의료지도를 요청하고, 환자의 정보를 적절히 제공한다.

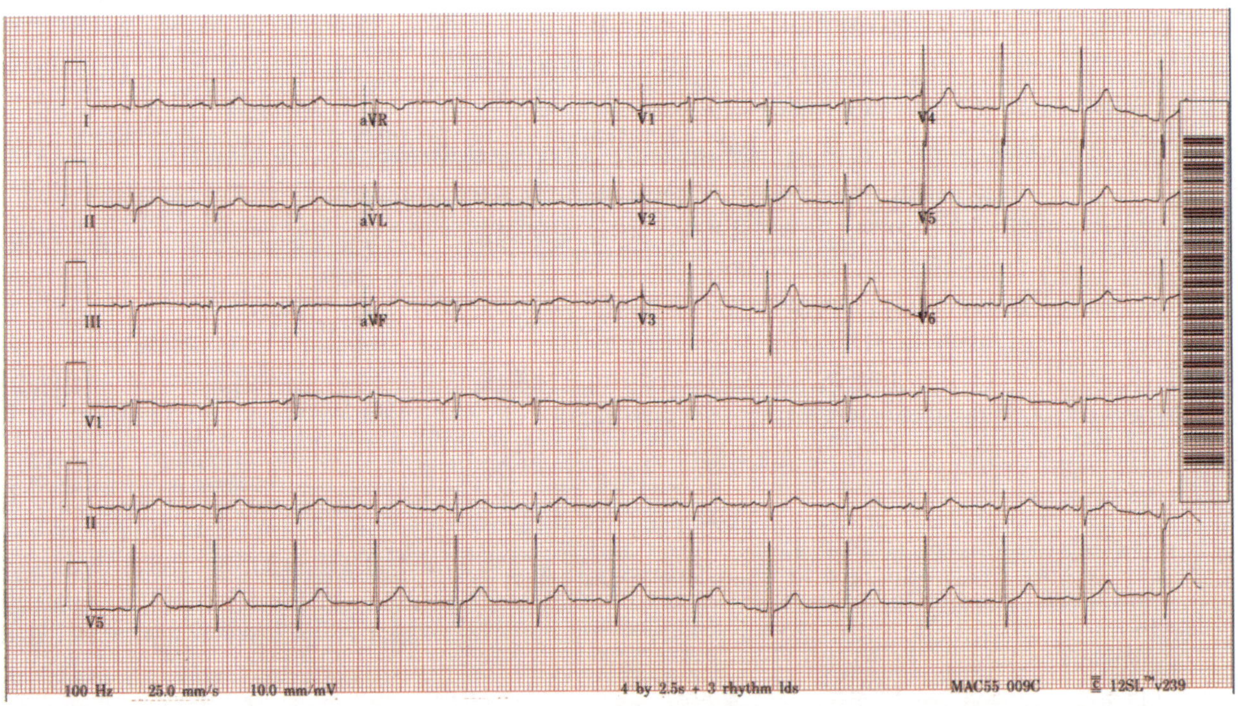

규칙		P : QRS		맥박		QRS 군	
P파		PR 간격		ST 분절		진단	

4) 시뮬레이션 셋업(준비물)

- **환경:** 차 안에서 좌측 팔통증으로 운전석에 앉아있는 상태
- **마네킨:** SP 대체
- **마네킨:** 관절 있는 전신 마네킨, IV 마네킨
- **준비물:** 구급장비, 소생가방(가방 내 장비는 모든 시나리오에서 동일), 제세동기, V/S 측정 가방, 휴대용 산소 소생기, 외상가방, 긴척추고정판, KED
- 도우미 1인, 환자역할 – 대원이 병력, 증상 등 문진할 경우 정보 제공

5) 현장조사

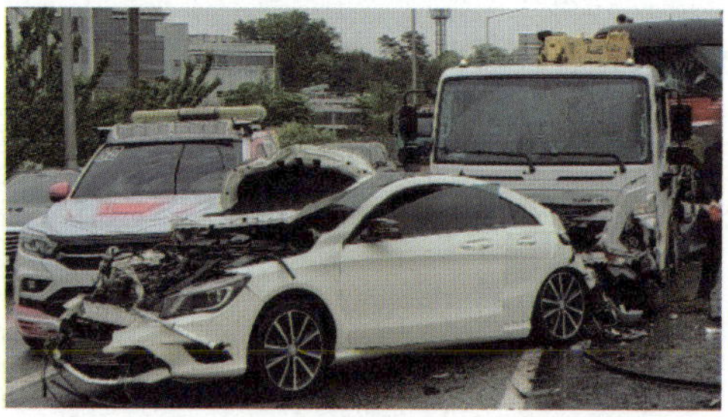

출처: https://www.yna.co.kr/view/AKR20210510083100061

낮 11시, 차 대 차 교통사고가 발생하였다는 신고로 영동고속도로에 출동하였다. 먼저 도착한 경찰 말에 의하면 차선 변경하다가 측면을 충돌하고 차량이 돌면서 벽면에 2차 충돌 발생한 것 같다고 말하며 환자는 3명이라고 한다. 현장에 도착하여 환자 확인시 환자는 호흡과 맥박 있고, 의식이 명료한 상태이다. 현장에 도착하는데 약 20분 정도의 시간이 소요되었고, 사고현장에 도착하여 위험요소를 확인하고 환자에게 접근하였다. 환자는 40대 중반 남자로 육안상 안면부에 찰과상으로 출혈이 보이며 좌측 팔에 통증과 변형된 모습보이며, 두통과 복통을 호소한다. 환자는 3초정도 의식을 잃은 것 같다고 하며 에어백 터지고, 안전벨트는 착용했다고 한다.

6) 생각할 문제

자동차충돌사고 환자의 현장조사를 보고, 다음의 순서에 따라 토론 후 작성해 본다(4명 팀원 토론 5분). 환자평가와 처치(10분 이내)에 대한 학생의 질문(V/S)에 교수가 답해 준다. 교수역량에 따라 환자 상태 변경 가능하다.

- 필요장비

- 현장조사

- 일차평가

- 이송결정(근거)

- 이차평가

- 추정진단

- 응급처치

- 이송 중 처치

- 병원도착 시 인계요령

7) 필요 술기

- 환자 평가
  일차 평가 – 의식상태, 기도, 호흡, 순환 평가
  이차 평가 – 활력징후, 주호소에 근거한 이학적 검진, 중증외상 대상자는 의식상태 GCS평가, 동공평가, 손상기전 정보 수집
- 제세동기를 이용한 감시 (심전도, 혈압, 맥박수, 호흡수, 산소포화도, $EtCO_2$)
- 적절한 기도유지기 삽입
- 적절한 산소포화도 유지
- 직접의료지도 요청
- 정맥로 확보 및 수액 투여

8) 환자평가 결과

- 일차평가(초기평가)
  의식 수준: 명료함
  A: 개방
  B: 기도 확보되어 있고 빠른 호흡
  C: 노동맥은 빠르고 강하게 촉지
  D: 좌측팔 PMS(+/-/+), 나머지 정상
  E : 좌측 팔 변형, 두부 및 안면부 찰과상에 의한 출혈
- 이송 결정 근거: 좌측 팔 변형, 복부통증, 의식소실을 동반한 머리통증
- 활력징후(최초)
  혈압(138/81mmHg), 맥박수(122회/분), 호흡(22회/분), 체온(36.5℃), 산소포화도(97%)
- GCS: 13 (E4 V5 M4)
- AMPLE 병력
  Allergy: 없음
  Medications: Dysli
  Past Medical Hx: 6시간 전
  Last oral intake: 3시간 전 아침식사
  Event prior: 차선 변경하다가 측면충돌하고 차가 돌면서 벽면충돌하고 잠깐 3초간 의식을 잃은 것 같다고 함
- 가족력: 특이 사항 없음
- 사회력: 흡연(+), 알코올(-)

* 의료지도 요청 고려

- 심전도

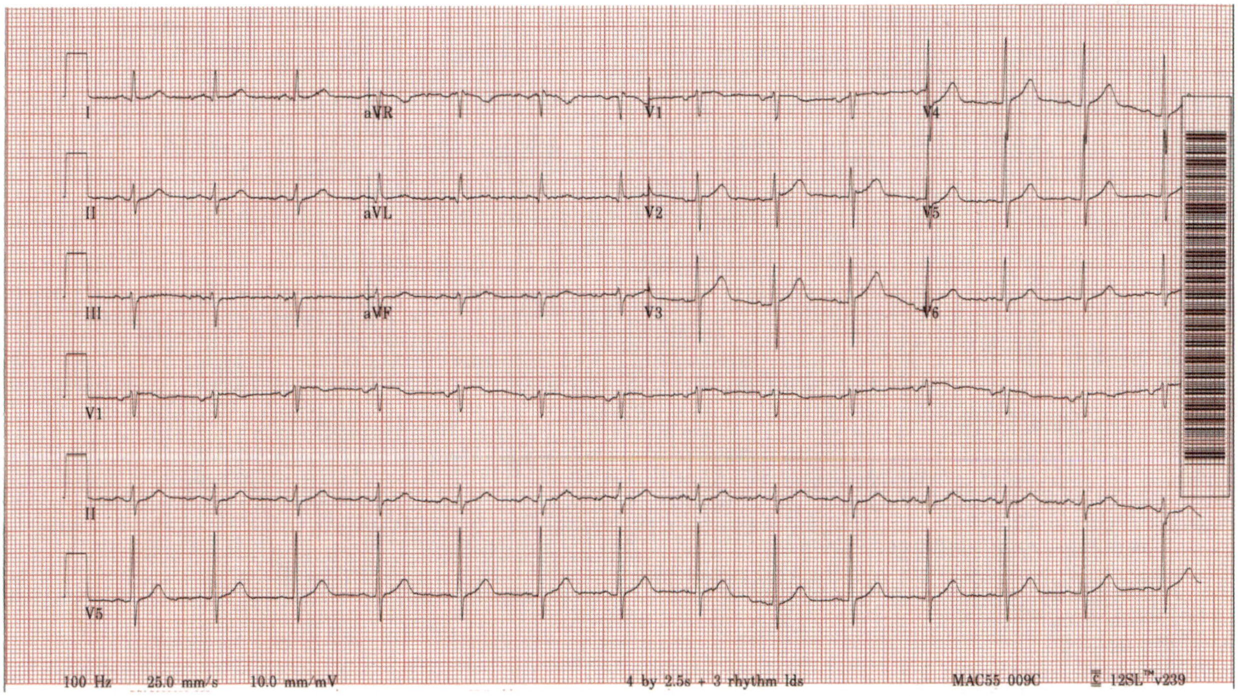

- 신체검진(초기)

 머리: 이마부위 부종

 얼굴: 안면부 찰과상. 양측 동공 크기 정상, 동공반응 정상

 목: 목정맥 팽대(-), 목 뻐근한 느낌

 가슴: 빠른 심음, 심잡음(-)

  양쪽 동일한 호흡음

 복부: 복부강직(+), 압통(+)

 골반: 비빔 소리(-), 압통(-)

 사지: 따뜻한 피부, 좌측 팔 변형을 동반한 통증

- 추정 진단: 좌측 팔골절, 뇌진탕(뇌출혈), 복강내 출혈
- 응급처치

 ① 중증외상환자는 비재호흡마스크로 100% 고농도 산소투여

 ② 경추고정, 최소 긴척추고정판을 통한 척추고정(필요시 KED사용)

- 이송 중 처치

 일차 평가 및 이차평가 중심으로 활력징후를 매 3-5분 마다 환자평가와 처치를 한 것을 확인한다.

- 디브리핑
  - ① 경추 및 척추 움직임 최소화 및 부목처치
  - ② 산소투여 여부, 외상환자평가를 통한 환자 상태 평가
  - ③ 의료지도 적절성

생리학적기준

- AVPU 의식수준 V이하 또는 GCS점수 ≤13
- 수축기 혈압 <90mmHg
- 분당 호흡수 <10 혹은 >29

신체검사 소견에 따른 기준

- 관통 또는 자상(머리, 목, 가슴, 배, 상완부, 대퇴부)
- 동요가슴(flail chest)
- 두 개 이상의 근위부 긴뼈 골절
- 압궤(crushed), 벗겨진(degloved), 심하게 손상된 사지
- 손목, 발목 상부의 절단
- 골반 뼈 골절
- 열린 또는 함몰 두개골 골절
- 마비

손상기전에 따른 기준

- **추락**
  - 성인: 6 m 이상(건물 3층 높이 이상)
  - 소아: 3 m 이상(건물 2층 높이 이상)
- **고위험 교통사고**
  - 차체 눌림(찌그러짐): 30 cm 이상
  - 자동차에서 이탈(튕겨져 나감)
  - 동승자의 사망
  - 차량 전복
- 자동차, 보행자/자전거 충돌로 나가떨어짐, 치임 또는 시속이 30 km이상의 속도로 충돌함
- 오토바이 시속 30 km이상의 속도
- 폭발에 의한 직접적 영향

중증외상센터로의 이송을 심각하게 고려해 볼 수 있는 환자의 의학적 질병상태 및 특수상태

(이 분류에 해당될 경우 이송병원 선정은 직접의료지도를 요청하여 지도에 따른다)
- 위험한 나이 : 성인 55세 이상, 소아 15세 이하
- 항응고 질환, 출혈성 질환
- 화상과 외상이 동반된 경우
- 투석이 필요한 말기신장질환
- 시간 지연에 민감한 사지손상
- 임신 20주 이상
- 구급대원의 판단

- 시나리오 알고리즘의 세부설명
  - ① 마네킨은 의자에 앉은 상태에서 시작
  - ② 산소투여하지 않거나, 정맥로 확보, 의료지도를 요청하지 않은 경우 환자의 다발성 장기부전, 출혈성 쇼크 혈압저하 및 의식저하를 발생시켜 응급처치를 할 수 있도록 유도함.
  - ③ 명시된 구급장비 외 다른 장비와 약물은 준비되지 않음
  - ④ 목표 산소포화도는 비재호흡 마스크로 15L/min의 유량 공급
  - ⑤ 목표 산소포화도를 유지한 뒤 직접의료지도를 통해 환자의 정보를 충실히 제공하고, 지역응급외상센터나 권역중증외상센터이상으로 이송할 것을 이야기 함
  - ⑥ 심정지시 직접의료지도를 통해 환자의 정보를 충실히 제공하고, 가까운 응급의료센터로 이송함을 원칙으로 하며 불가피할시 치료가 가능한 응급의료 기관으로 이송할 것을 이야기 함.
  - ⑦ 실습생은 정맥로 확보 및 생리식염수 투여를 말로 언급 후 실제투여는 하지 않음
  - ⑧ 실습생은 기도폐쇄 마네킨에 부여된 상황에 맞게 이물질 제거를 실시함
  - ⑨ 산소투여하지 않거나, 정맥로 미확보 시 환자의 의식 수준 저하 및 저혈압 보여 산소 투여를 실시하고 환자평가 및 정맥로 확보를 위한 의료지도요청을 유도함
  - ⑩ 제세동기로 환자 심전도 등 감시와 이송 준비를 함
  - ⑪ 시뮬레이션의 종료
    - i) 실습생이 모든 처치를 마치고 환자 이송 지시
    - ii) 산소포화도 99%라고 산소 미적용 or 저용량 투여 3분경과, 정맥로 미확보 5분 경과, 산소 투여, 정맥로 확보 의료지도 요청 못하고 10분 경과 시 종료

출혈성 쇼크의 분류

1단계 출혈	2단계 출혈
• 15%(750 ml) 이하의 혈액 손실 • 의식상태: 정상 또는 약간의 불안 • 심장박동수: 100회/분 이하 • 맥압: 정상 또는 확장됨 • 호흡수: 12~20회/분 • 혈압: 정상	• 15~30%(750~1500 ml) 혈액 손실 • 의식상태: 경증의 불안 • 심장박동수: 100회/분 이상 • 맥압: 좁아짐 • 호흡수: 20~30회/분 • 혈압: 정상
3단계 출혈	**4단계 출혈**
• 30~40%(1500~2000 ml) 혈액 손실 • 의식상태: 혼돈과 불안 • 심장박동수: 120회/분 이상 • 맥압: 좁아짐 • 호흡수: 30~40회/분 • 혈압: 감소함	• 40%(2000 ml) 이상의 혈액 손실 • 의식상태: 기면상태 또는 무의식 • 심장박동수: 140회/분 이상 • 맥압: 좁아짐 • 호흡수: 35회/분 이상 • 혈압: 현저히 감소되거나 측정 불가

9) 시나리오 알고리즘

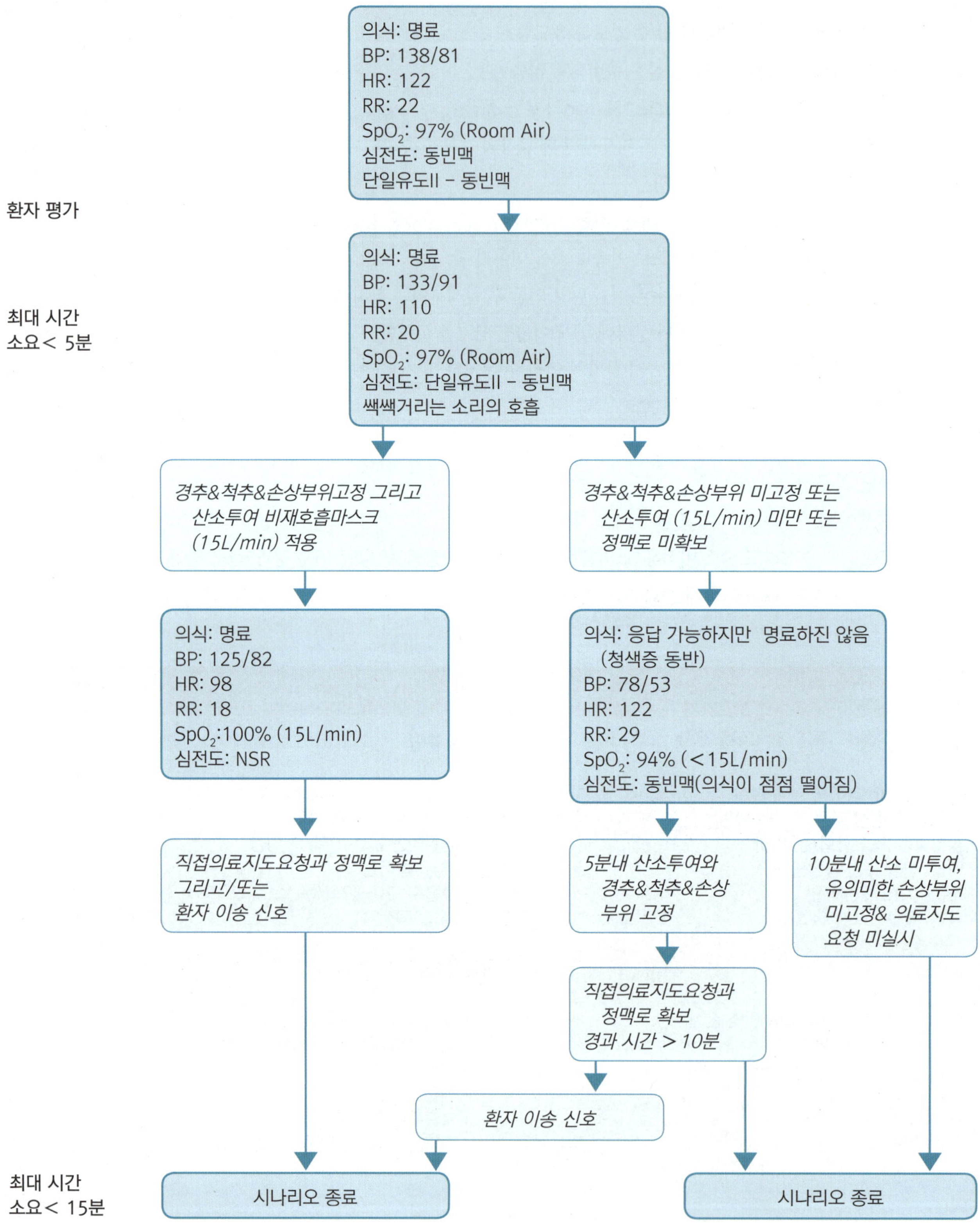
환자 평가
최대 시간 소요< 5분
의식: 명료
BP: 138/81
HR: 122
RR: 22
SpO2: 97% (Room Air)
심전도: 동빈맥
단일유도II - 동빈맥
의식: 명료
BP: 133/91
HR: 110
RR: 20
SpO2: 97% (Room Air)
심전도: 단일유도II - 동빈맥
쌕쌕거리는 소리의 호흡
경추&척추&손상부위고정 그리고 산소투여 비재호흡마스크 (15L/min) 적용
경추&척추&손상부위 미고정 또는 산소투여 (15L/min) 미만 또는 정맥로 미확보
의식: 명료
BP: 125/82
HR: 98
RR: 18
SpO2:100% (15L/min)
심전도: NSR
의식: 응답 가능하지만 명료하진 않음 (청색증 동반)
BP: 78/53
HR: 122
RR: 29
SpO2: 94% (<15L/min)
심전도: 동빈맥(의식이 점점 떨어짐)
직접의료지도요청과 정맥로 확보 그리고/또는 환자 이송 신호
5분내 산소투여와 경추&척추&손상 부위 고정
10분내 산소 미투여, 유의미한 손상부위 미고정& 의료지도 요청 미실시
직접의료지도요청과 정맥로 확보 경과 시간 > 10분
환자 이송 신호
최대 시간 소요< 15분
시나리오 종료
시나리오 종료

10) 정리

정리문제 1

Q1. GCS에 대해서 설명해 보세요?

Q2. 교통사고환자에게 경추고정과 척추고정을 하는 이유는?

Q3. 중증외상의 평가기준과 중증외상센터로 이송을 고려하는 기준에 대하여 생각해 보시오.

정리문제 2

Q1. 중증환자 평가 시 생리학적 중증환자로 평가되는 GCS의 점수척도는?

① ≤5
② ≤8
③ ≤10
④ ≤13

Q2. 다음 중 두부 손상환자에 대한 응급처치로 틀린 것은?

① 성인 4m 소아 2m
② 성인 6m 소아 3m
③ 성인 8m 소아 4m
④ 성인 10m 소아 5m

Q3. 출혈성 쇼크의 분류 시 3단계로 분류되지 않는 것은?

① 혼돈과 불안한 의식상태
② 120회/분이상의 심박수
③ 25~35회의 호흡수
④ 감소되는 혈압

SUMMARY

1. 환자 상태를 의료지도 요청해 보세요

2. 구급일지를 작성해 보세요.

정리문제 2 정답 1. ③ 2. ② 3. ③

시나리오 채점 기준 평가지

자동차사고 환자 시나리오 채점 기준 평가지

학생 이름:		날짜:	. . .	코드번호:		평가자:	(인)

시나리오 수행 평가

	아래의 질문에 만족했다고 생각되면 해당 항목에 체크하세요.	평가자
현장	• 현장에 안전하게 접근하였는가?	□ 2
	• 현장평가에 모든 관련 요소를 고려하였는가?(주호소에 관한 정보를 제공하는 시각적 단서가 있는지 확인한다)	□ 2
	• 케이스 결과를 개선하기 위해 어떠한 조치를 취하였는가?	□ 2
	아래의 질문에 만족했다고 생각되면 헤당 항목에 체크하세요.	평가자
환자평가	• 모든 주요 정보를 얻었는가?	□ 2
	• 정보가 올바르게 해석되었는가?/적절한 고려를 받았는가?	□ 2
	• 조치에는 정당한 이유가 있는가?	□ 2
	아래의 질문에 만족했다고 생각되면 해당 항목에 체크하세요.	평가자
술기	• 모든 술기가 안전하게 수행되었는가?	□ 2
	• 장비를 적절하게 선택하여 사용하였는가?	□ 2
	• 술기를 적절한 시기에 능숙하게 시행하였는가?	□ 2
	아래의 질문에 만족했다고 생각되면 해당 항목에 체크하세요.	평가자
의사소통	• 효과적인 의사소통이 수립되고, 유지되었는가? – 팀원	□ 2
	– 환자 또는 관계자(보호자) 또는 다른 의료제공자(의료지도/지도의사)	□ 2
	• 적절한 시기에 적절한 사람에게 적절한 요청을 하였는가?	□ 2
	아래의 질문에 만족했다고 생각되면 해당 항목에 체크하세요.	평가자
팀 확인	• 역할을 명확하게 지정(지시)하였는가?	□ 2
	• 지시한 업무(역할)에 명확한 지침이 제공되었는가?	□ 2
	• 팀 활동이 직관적이고 /또는 대응력이 있었는가?	□ 2
	아래의 질문에 만족했다고 생각되면 해당 항목에 체크하세요.	평가자
통합평가	• 적절한 현장운영, SOAP를 요약해서 제공했는가?	□ 2
	• 이송결정 및 대안을 고려했는가?	□ 2
	합계	/ 34

심사위원 평가

숙련도 다음 항목에 체크하세요. 매우잘함 ⑥ — 잘함 ④ — 보통 ② — 잘못함 ⓪	총점: 시나리오 수행평가(34)+숙련도 평가(6) [ ] /40
Critical Point 1. 자동차 사고 환자 일차평가와 이차 평가를 통해 쇼크 상태임을 인지함 □ 2. 손상기전을 확인 □ 3. 의료지도를 통해 긴급 이송되어야 할 정보를 제공함 □	종합의견

4. 척추손상 환자의 평가와 처치

1) 시나리오 개요

- **일반적 소견:** 오후 2시, 환자(남, 20)가 오토바이 운전 중 자동차와 부딪히는 교통사고가 발생하였다고 119에 신고
- **주호소(증상):** 허리통증, 하지에 느낌이 이상함

2) 평가항목

- 외상 환자 평가 필수항목
- 응급처치 절차 및 방법
- 직접의료지도 요청

3) 실습 목표

- 환자평가를 통해 척추와 척수 손상 환자를 판단할 수 있는 임상적 특징과 손상기전 정보를 수집한다.
- 이학적 검진을 통해 척수 손상의 중증도에 따라 적절하게 자세변경 및 보충적 산소, 수액을 투여하며 평가 및 처치과정을 최대 10분으로 한다.
- 정맥로 확보 및 수액투여를 위한 직접의료지도를 요청하고, 환자의 정보를 적절히 제공한다.

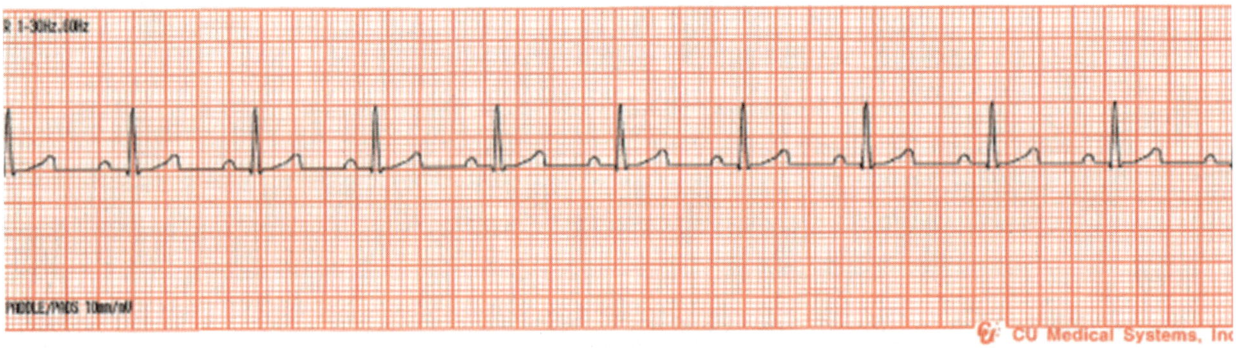

규칙		P : QRS		맥박		QRS 군	
P파		PR 간격		ST 분절		진단	

4) 시뮬레이션 셋업(준비물)

- **환경:** 길에 누워 있음
- **마네킨:** Standard Patient 대체
- **마네킨:** 헬멧 착용한 관절 있는 전신 마네킨, IV 패드 또는 마네킹
- **준비물:** 구급장비, 소생가방(가방 내 장비는 모든 시나리오에서 동일), 구급가방(외상 환자용), V/S 측정 가방, 휴대용 산소소생기, 제세동기, 긴척추고정판
- 도우미 1인, 환자역할 – 대원이 병력, 증상 등 문진할 경우 정보 제공

5) 현장조사

오후 2시 가나사거리에서 20세 남자가 오토바이를 운전하던 중 옆 차선의 자동차와 충돌하는 사고가 발생하였다는 신고가 접수되어 출동하였다. 목격자로부터 환자는 1명이며, 도로에 누워있다는 설명을 들었다. 환자는 호흡과 맥박은 있고, 의식상태는 A에 해당한다. 현장에 도착하는데 약 5분 정도의 시간이 소요되었고, 현장에 도착하여 위험요소를 조사하면서 환자에게 접근한다. 팀원이 환자의 측면으로 접근하여 머리를 고정한다.

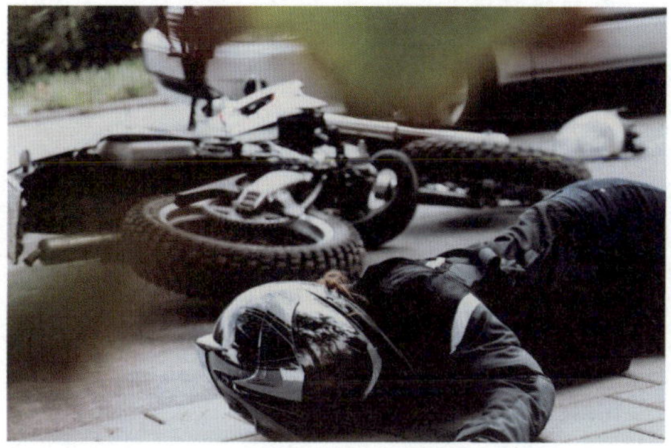

출처: https://www.hudgellsolicitors.co.uk/advice/five-things-you-need-to-know-if-you-come-across-an-injured-motorcycle-rider/

6) 생각할 문제

오토바이 교통사고 환자의 현장조사를 보고, 다음의 순서에 따라 토론 후 작성해 본다(4명 팀원 토론 5분). 환자평가와 처치(10분 이내)에 대한 학생의 질문(V/S)에 교수가 답해 준다. 교수역량에 따라 환자 상태 변경 가능하다.

- 필요장비
- 현장조사
- 일차평가
- 이송결정(근거)
- 이차평가
- 추정진단
- 응급처치
- 이송 중 서시
- 병원도착 시 인계요령

7) 필요 술기

- 환자 평가

  일차 평가 – 의식상태, 기도, 호흡, 순환 평가

  이차 평가 – 활력징후, SAMPLE 병력. 주호소에 근거한 이학적 검진, 의식상태 GCS평가, 동공평가, 손상기전 정보 수집
- 제세동기를 이용한 감시(심전도, 혈압, 맥박수, 산소포화도, $EtCO_2$)
- 적절한 기도유지기 삽입
- 적절한 산소포화도 유지
- 직접의료지도 요청
- 정맥로 확보 및 수액 투여

8) 환자평가 결과

- 일반적 소견: 오토바이 사고로 현장에 누워있는 20세 남자 환자
- 주호소: 허리통증, 하지에 느낌이 이상함
- 일차평가

  의식 수준: 명료

  A: 개방

  B: 정상 호흡(20회/분)

  C: 강하고 규칙적인 맥박 촉진(100회/분)

  D: 명료

  E : 좌측 사지 찰과상 및 출혈
- 이송 결정 근거: 손상기전, 하지 감각 이상
- 활력징후(최초)

  혈압(120/70mmHg), 맥박수(100회/분), 호흡(20회/분), 체온(37.0℃), 산소포화도(95%)
- GCS: 15 (E4 V5 M6)
- AMPLE 병력

  Allergy: 없음

  Medications: 없음

  Past Medical Hx: 없음

  Last oral intake: 2시간 전 점심식사

  Event prior: 오토바이 운전 중 옆 차선의 자동차가 무리한 차선 변경을 시도하며 부딪히는 교통사고가 발생하였고 환자는 오토바이에서 약 2 m 정도 떨어진 위치에 쓰러져 있음
- 가족력: 특이 사항 없음
- 사회력: 흡연(+), 알콜(맥주 1병 정도, 주 3회)

- 심전도(최초)

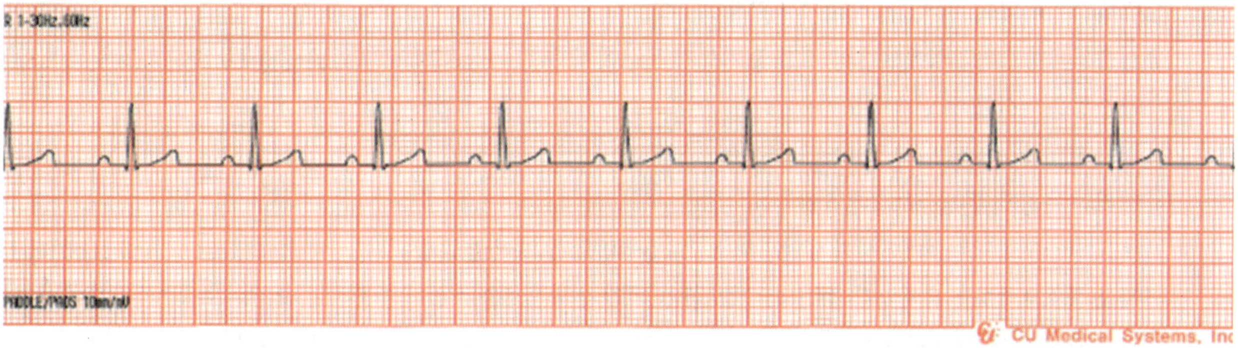

- 초기 신체검진 – 주호소에 따른 신체검진
  머리: 헬멧 착용, 정상
  얼굴: 양측 동공 크기 정상, 동일, 대광반사 정상
  목: 목정맥 팽대 (-), 통증(+)
  가슴: 규칙적 심음, 심잡음(-). 양쪽 동일한 호흡음
  복부: 왼쪽 옆구리 긁힌 자국, 멍(+), 복부강직(-), 압통(-)
  골반: 왼쪽 골반 위 긁힌 자국, 멍(+), 비빔 소리(-), 압통(-)
  사지: 왼쪽 허벅지 변형(+), 양쪽 다리 모터(-), 감각(-), 청색증(+), 축축한 피부, 상지(차가움), 하지(따뜻)
  등: T10~T12 수준의 위치에서 압통
- 추정 진단: 척수 손상
- 응급처치
  ① 기도유지
  ② 산소투여
  ③ 지혈 및 드레싱
  ④ 경추보호대 및 긴척추고정판 적용
  ⑤ 수액 처치(정맥로 확보)
- 이송 중 처치
  일차 평가 및 이차평가 중심으로 활력징후를 매 3~5분 마다 환자평가와 처치를 한 것을 확인한다(환자 상태 악화에 대한 대처).
- 디브리핑
  ① 척추 손상 환자 평가의 적절성(필수 문진 항목)
  ② 기도유지 및 산소 투여의 적절성
  ③ 경추보호대 적용의 적절성
  ④ 정맥로 확보 및 수액투여 수행 여부
  ⑤ 의료지도 적절성
  ⑥ 긴척추고정판 고정의 적절성

- 시나리오 알고리즘의 세부설명

  ① 마네킨은 바닥에 누워있는 상태에서 시작

  ② 실습생에게 평가과정에서 손상 기전 및 자동차 사고에 대한 정보(오토바이가 측면 충돌)를 충분히 제시하여, 척추손상 가능성을 의심할 수 있게 유도함

  ③ 명시된 구급장비 외 다른 장비와 약물은 준비되지 않음

  ④ 머리와 목평가 후 경추보호대 착용

  ⑤ 목표 산소포화도는 94%이상까지 안면마스크로 6~10L/min의 유량 공급

  ⑥ 목표 산소포화도를 유지한 뒤 직접의료지도를 통해 환자의 정보를 충실히 제공하고, 의료지도 의사는 "18게이지로 정맥로 확보하여 생리식염수 300ml 투여해주시고, 외상치료가 가능한 응급의료센터로 이송해주세요"

  ⑦ 실습생은 정맥로 확보 및 생리식염수 투여를 말로 언급 후 실제 투여는 하지 않음

  ⑧ 산소투여하지 않거나, 의료지도를 요청하지 않은 경우 환자의 산소포화도를 88%로 감소시켜 산소투여와 의료지도요청을 유도함

  ⑨ 제세동기를 포함한 감시 장비를 유지하고 이송 준비를 함

  ⑩ 시뮬레이션의 종료시점

    ⅰ) 실습생이 모든 처치를 마치고 환자이송 지시

    ⅱ) 제한시간(10분) 경과

9) 시나리오 알고리즘

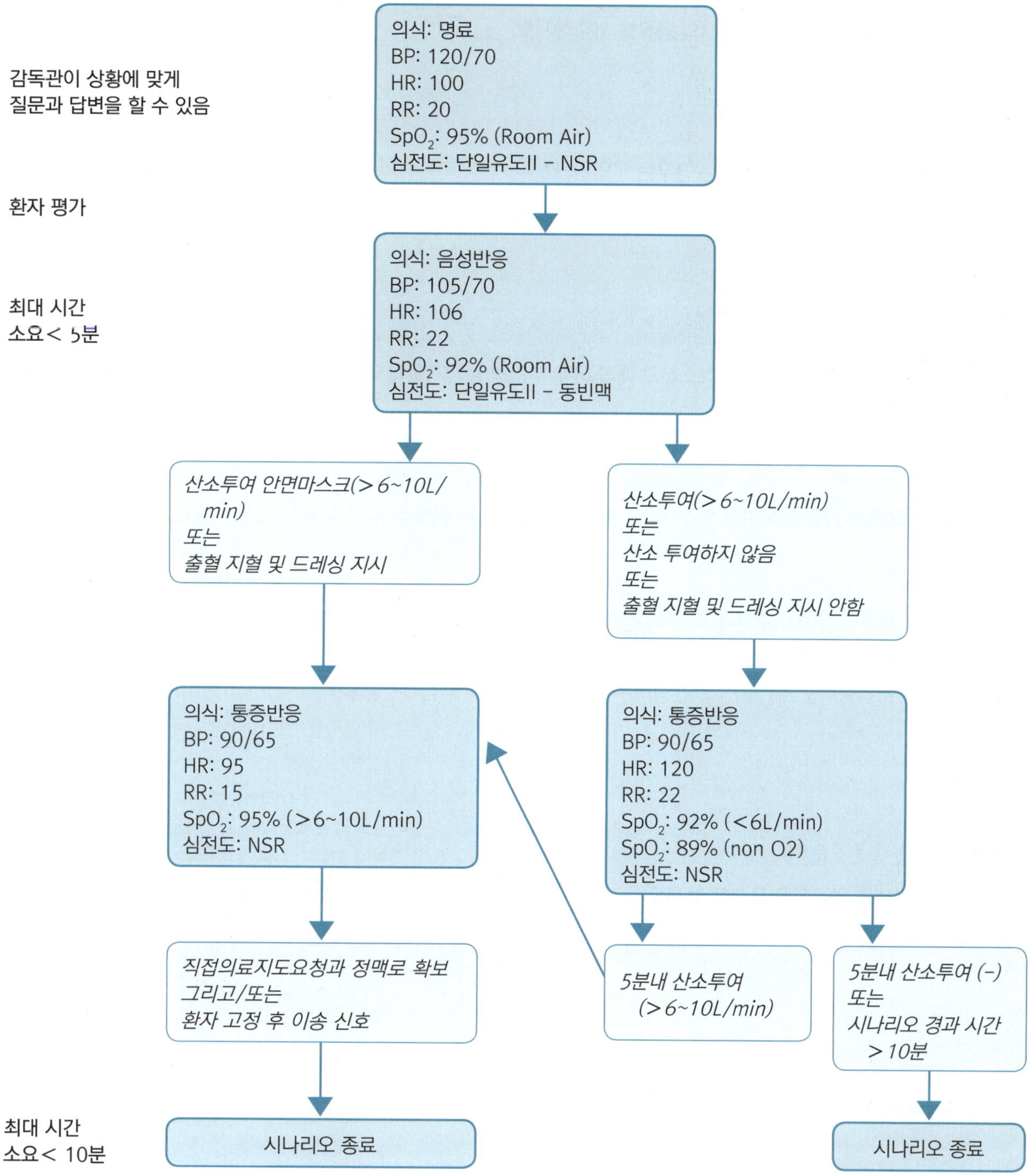
감독관이 상황에 맞게
질문과 답변을 할 수 있음
의식: 명료
BP: 120/70
HR: 100
RR: 20
SpO_2: 95% (Room Air)
심전도: 단일유도II - NSR
환자 평가
의식: 음성반응
BP: 105/70
HR: 106
RR: 22
SpO_2: 92% (Room Air)
심전도: 단일유도II - 동빈맥
최대 시간
소요< 5분
산소투여 안면마스크(>6~10L/min)
또는
출혈 지혈 및 드레싱 지시
산소투여(>6~10L/min)
또는
산소 투여하지 않음
또는
출혈 지혈 및 드레싱 지시 안함
의식: 통증반응
BP: 90/65
HR: 95
RR: 15
SpO_2: 95% (>6~10L/min)
심전도: NSR
의식: 통증반응
BP: 90/65
HR: 120
RR: 22
SpO_2: 92% (<6L/min)
SpO_2: 89% (non O2)
심전도: NSR
직접의료지도요청과 정맥로 확보
그리고/또는
환자 고정 후 이송 신호
5분내 산소투여
(>6~10L/min)
5분내 산소투여 (-)
또는
시나리오 경과 시간
>10분
최대 시간
소요< 10분
시나리오 종료
시나리오 종료

10) 정리

정리문제 1

Q1. 빠른 이송이 필요한 손상기전의 종류를 서술하시오.

Q2. 헬멧을 반드시 제거해야 하는 경우는 무엇인가?

정리문제 2

Q1. 척추손상으로 등에 통증을 호소하고 배꼽 아래 부분의 감각저하와 다리의 근력약화를 호소하는 환자이다. 의심되는 척추손상의 위치는?

① C4　② T6　③ T10　④ L1

Q2. 낙상으로 추락한 환자가 양쪽 팔 마비, 호흡곤란을 보이는 경우 의심할 수 있는 손상 부위는 어디인가?

① C3~C5　② C6-C8　③ T1-T4　④ L3-L5

Q3. 척추 측면 관통상 이후 손상 부위의 감각 및 운동 기능 손실과 반대 측면의 통증 및 온도 인지 기능 상실이 나타나는 불완전 척수손상은 무엇인가?

① 말꼬리증후군　② 전방척수증후군　③ 중심척수증후군　④ 브라운 세카르 증후군

SUMMARY

1. 환자 상태를 의료지도 요청해 보세요

2. 구급일지를 작성해 보세요.

정리문제 2 정답 1. ③ 2. ① 3. ④

시나리오 채점 기준 평가지

척추손상 환자 시나리오 채점 기준 평가지

학생 이름:		날짜:	. . .	코드번호:		평가자:	(인)

시나리오 수행 평가

	아래의 질문에 만족했다고 생각되면 해당 항목에 체크하세요.	평가자
현장	• 현장에 안전하게 접근하였는가? • 현장평가에 모든 관련 요소를 고려하였는가?(주호소에 관한 정보를 제공하는 시각적 단서가 있는지 확인한다) • 케이스 결과를 개선하기 위해 어떠한 조치를 취하였는가?	□ 2 □ 2 □ 2
	아래의 질문에 만족했다고 생각되면 해당 항목에 체크하세요.	평가자
환자평가	• 모든 주요 정보를 얻었는가? • 정보가 올바르게 해석되었는가?/적절한 고려를 받았는가? • 조치에는 정당한 이유가 있는가?	□ 2 □ 2 □ 2
	아래의 질문에 만족했다고 생각되면 해당 항목에 체크하세요.	평가자
술기	• 모든 술기가 안전하게 수행되었는가? • 장비를 적절하게 선택하여 사용하였는가? • 술기를 적절한 시기에 능숙하게 시행하였는가?	□ 2 □ 2 □ 2
	아래의 질문에 만족했다고 생각되면 해당 항목에 체크하세요.	평가자
의사소통	• 효과적인 의사소통이 수립되고, 유지되었는가? – 팀원 – 환자 또는 관계자(보호자) 또는 다른 의료제공자(의료지도/지도의사) • 적절한 시기에 적절한 사람에게 적절한 요청을 하였는가?	□ 2 □ 2 □ 2
	아래의 질문에 만족했다고 생각되면 해당 항목에 체크하세요.	평가자
팀 확인	• 역할을 명확하게 지정(지시)하였는가? • 지시한 업무(역할)에 명확한 지침이 제공되었는가? • 팀 활동이 직관적이고 /또는 대응력이 있었는가?	□ 2 □ 2 □ 2
	아래의 질문에 만족했다고 생각되면 해당 항목에 체크하세요.	평가자
통합평가	• 적절한 현장운영, SOAP를 요약해서 제공했는가? • 이송결정 및 대안을 고려했는가?	□ 2 □ 2
	합계	/ 34

심사위원 평가

숙련도 다음 항목에 체크하세요. 매우잘함 ⑥ — 잘함 ④ — 보통 ② — 잘못함 ⓪	총점: 시나리오 수행평가(34)+숙련도 평가(6) [ ] /40
Critical Point 1. 척추손상 환자 일차평가와 이차 평가를 통해 쇼크 상태임을 인지함 □ 2. 쇼크 상태 확인 □ 3. 의료지도를 통해 긴급 이송되어야 할 정보를 제공함 □	종합의견

5. 다발성 외상(추락) 환자의 평가와 처치

1) 시나리오 개요

- **일반적 소견:** 오전 10시경 아파트 공사 현장에서 일하던 45세 남자가 3층 높이(약 7m)에서 추락하는 사고가 발생하여 119에 신고
- **주호소(증상):** 다리 통증

2) 평가항목

- 외상환자 평가 필수항목
- 응급처치 절차 및 방법
- 직접의료지도 요청기준

3) 실습 목표

- 중증외상환자의 기준을 알고 외상환자에 대한 평가를 올바르게 수행할 수 있다.
- 환자 평가에 근거하여 환자의 상태와 우선 처치 손상을 인지할 수 있다.
- 다발성 손상 환자에게 올바른 환기 보조 및 수액 요법을 적용할 수 있다.

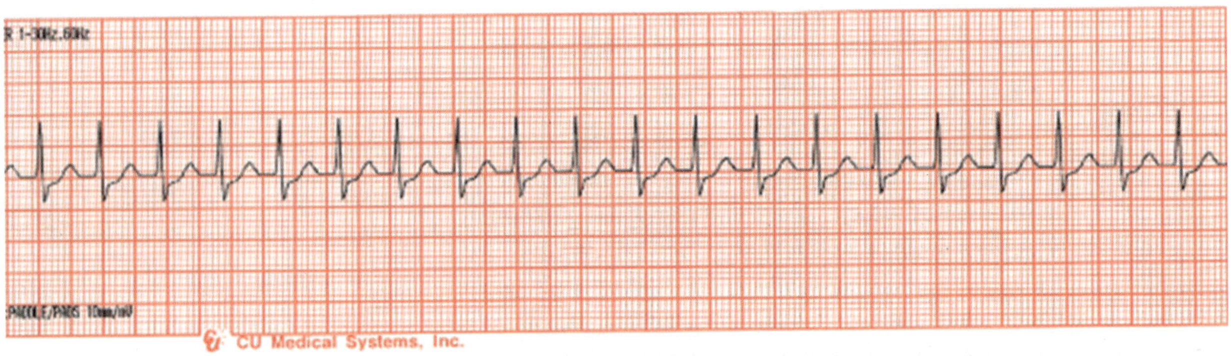

규칙		P : QRS		맥박		QRS 군	
P파		PR 간격		ST 분절		진단	

4) 시뮬레이션 셋업(준비물)

- **환경:** 현장 바닥에 누워 있음
- **마네킨:** Standard Patient 대체
- **마네킨:** 관절 있는 전신 마네킨, IV 마네킹
- **준비물:** 구급장비, 소생가방(가방 내 장비는 모든 시나리오에서 동일), 구급가방(외상 환자용), V/S 측정 가방, 약물가방(정맥로 확보 세트 포함), 휴대용 산소소생기, 제세동기, 긴척추고정판, 부목 장비
- 도우미 1인, 환자역할 – 병력, 증상 등 문진 시 정보 제공

5) 현장조사

오전 09시 30분, 가나아파트 공사 현장에서 일하던 근로자가 추락하였다는 신고가 접수되어 출동하였다. 목격자는 환자는 40대 남성 1명이며, 공사 현장 바닥에 누워 있다고 설명해 주었다. 환자는 호흡과 맥박은 있고, 의식 상태는 P에 해당한다. 현장에 도착하는데 약 10분 정도의 시간이 소요되었고, 사고 현장에 도착하여 위험 요소를 현장 조사하면서 환자에게 접근하였다. 현장 안전요원에 의해 주변 통제가 되고 있었고, 추가 위험요소는 없어 보인다.

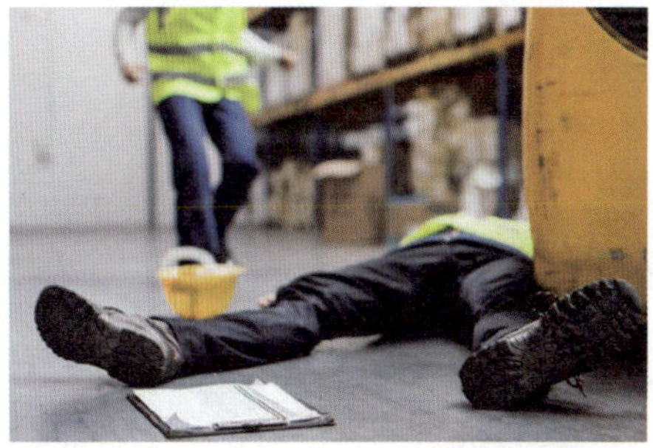

출처: https://www.lapezejohns.com/industrial-injuries/

6) 생각할 문제

추락 환자의 현장조사를 보고, 다음의 순서에 따라 토론 후 작성해 봅시다(4명 팀원 토론 5분). 환자평가와 처치(10분 이내)에 대한 학생의 질문(V/S)에 교수가 답해 준다. 교수역량에 따라 환자 상태 변경 가능합니다.

- 필요장비

- 현장조사

- 일차평가

- 이송결정(근거)

- 이차평가

- 추정진단

- 응급처치

- 이송 중 처치

- 병원도착 시 인계요령

7) 필요 술기

- 환자 평가

  일차 평가 – 의식상태, 기도, 호흡, 순환 평가

  이차 평가 – 활력징후, SAMPLE 병력, 주호소에 근거한 이학적 검진, 의식상태, GCS평가, 동공평가, 손상기전 정보 수집
- 제세동기를 이용한 감시(심전도, 혈압, 맥박수, 산소포화도, $ETCO_2$)
- 적절한 기도유지기 삽입
- 적절한 산소포화도 유지
- 직접의료지도 요청
- 정맥로 확보 및 수액 투여
- 적절한 부목 적용

8) 환자평가 결과

- 일반적 소견: 3층 높이에서 추락한 45세 남자 환자
- 주호소: 다리 통증
- 일차평가

  의식 수준: 통증반응(P)

  A: 개방

  B: 깊고 빠른 호흡(26회/분)

  C: 약하고 빠르게 촉지, 피부는 축축한 상태(120회/분)

  D: 통증자극에 신음소리를 낼 수 있는 수준

  E : 머리 열상, 넙다리뼈 변형
- 이송 결정 근거: GCS, AVPU (P)
- 활력징후(최초)

  혈압 (90/60mmHg), 맥박수 (120회/분), 호흡 (26회/분), 체온: (36.4℃), 산소포화도 (92%)
- GCS: 9 (E2 V3 M4)
- AMPLE 병력

  Allergy: 모름

  Medications: 고혈압 약

  Past Medical Hx: 없음

  Last oral intake: 3시간 전 아침식사

  Event prior: 3층 외벽에서 작업 중 떨어졌다고 함(자세한 내용은 알 수 없음)

- 심전도

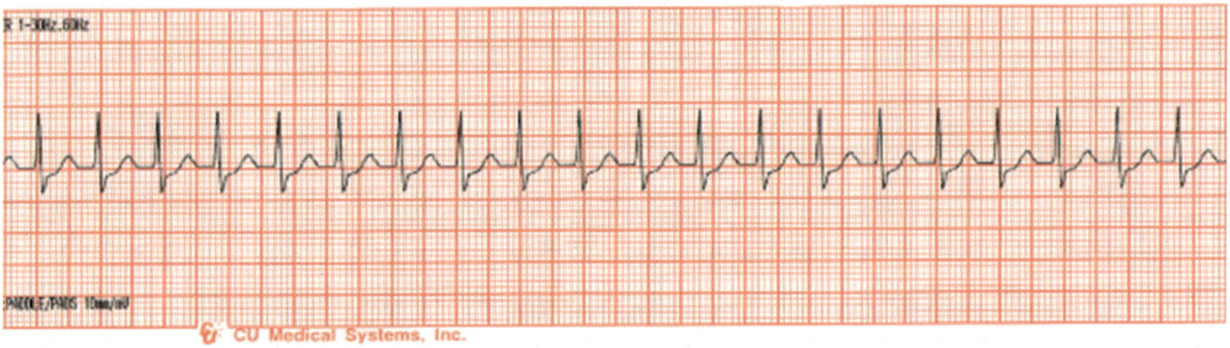

- 초기 신체검진 – 빠른 외상평가

  머리: 아래턱 부위의 부종과 6 cm 정도 열상, 출혈, 양쪽 귓속 출혈

  목: 특이사항 없음

  가슴: 비빔 소리(-), 규칙적 심음, 심잡음(-), 빠르고 깊은 호흡, 양쪽 동일하고 깨끗한 호흡음

  복부: 특이사항 없음

  골반: 비빔 소리(-), 압통(-),

  하지: 왼쪽 넙다리뼈 변형(+), 압통(+), 발등동맥 맥박(-), 감각(-), 운동(-)

  상지: 찰과상(+), 비빔 소리(-), 부종(-), 맥박(+), 감각(+), 운동(+)

  등: 특이사항 없음
- 추정 진단: 다발성 골절에 따른 저혈량성 쇼크
- 응급처치

  ① 경추 고정

  ② 산소 투여

  ③ 수액 처치(정맥로 확보)

  ④ 외부 출혈에 대한 드레싱 및 지혈 or 부목
- 이송 중 처치

  일차 평가 및 이차평가 중심으로 활력징후를 매 3~5분 마다 환자평가와 처치를 한 것을 확인한다(환자 상태 악화에 대한 대처).
- 디브리핑

  ① 중증외상환자 분류 및 평가

  ② 우선 처치 손상의 인지

  ③ 환기보조의 적절성

  ④ 정맥로 확보 및 수액투여 수행 여부

  ⑤ 의료지도 적절성

- 시나리오 알고리즘의 세부설명

① 감시 장비와 IV 패드는 환자에게 미리 연결한 상태에서 시작

② 실습생에게 평가과정에서 추락 환자의 의식상태 변화, 전신통증, 하지 변형 등에 대한 정보를 충분히 제시하여, 다발성 손상을 의심할 수 있게 유도함

③ 명시된 구급 장비 외 다른 장비와 약물은 준비되지 않음

④ 환자 평가 과정의 끝 무렵(최대 5분을 넘지 않음)에 GCS는 6점(E1, V2, M3)으로 감소하고 맥박은 106회로 더 빨라짐

⑤ 더 심해진 의식저하(GCS 6점_E1, V2, M3)를 실습생이 빠르게 인지하지 못하는 경우, 환자는 의식이 더 떨어졌음을 표현할 수 있음(ex. 실습생의 물음에 대답을 못하거나 신음 소리만 낸다)

⑥ 환자의 의식 저하와 머리손상 징후에 따라 기본기도기(OPA) 삽입 후 적극적인 보조 환기를 실시. 목표 산소포화도는 95%이며 $ETCO_2$ 35~40 mmHg이다. 이를 유지하기 위해 저장낭이 달린 BVM 15l/min의 유량으로 보조환기를 실시해야 하며, 과환기는 절대 금지

⑦ OPA 삽입 후 BVM으로 적절한 보조 환기를 실시하여 목표 산소포화도(95%↑), $ETCO_2$ 35~ 40mmHg 달성, 과환기 유무 확인. 환기보조 실시 후 직접의료지도를 통해 환자의 정보를 충실히 제공, 지도의사는 "정맥로 확보 후 수액 투여해주시고 응급의료센터로 이송해주세요."라고 지도함

⑧ 실습생은 IV line 확보 및 수액 투여 실시(IV 패드 또는 IV 마네킹)

⑨ 왼쪽 하지 변형에 대한 적절한 부목 적용

⑩ 제세동기를 포함한 감시 장비를 유지하고 이송 준비를 함

⑪ 시뮬레이션의 종료

  i) 실습생이 모든 처치를 마치고 환자이송 지시

  ii) SpO_2 95%↑, $ETCO_2$ 35~40 mmHg를 유지 못하거나 정맥로 확보를 성공하지 못한 채 제한 시간(10분) 경과

9) 시나리오 알고리즘

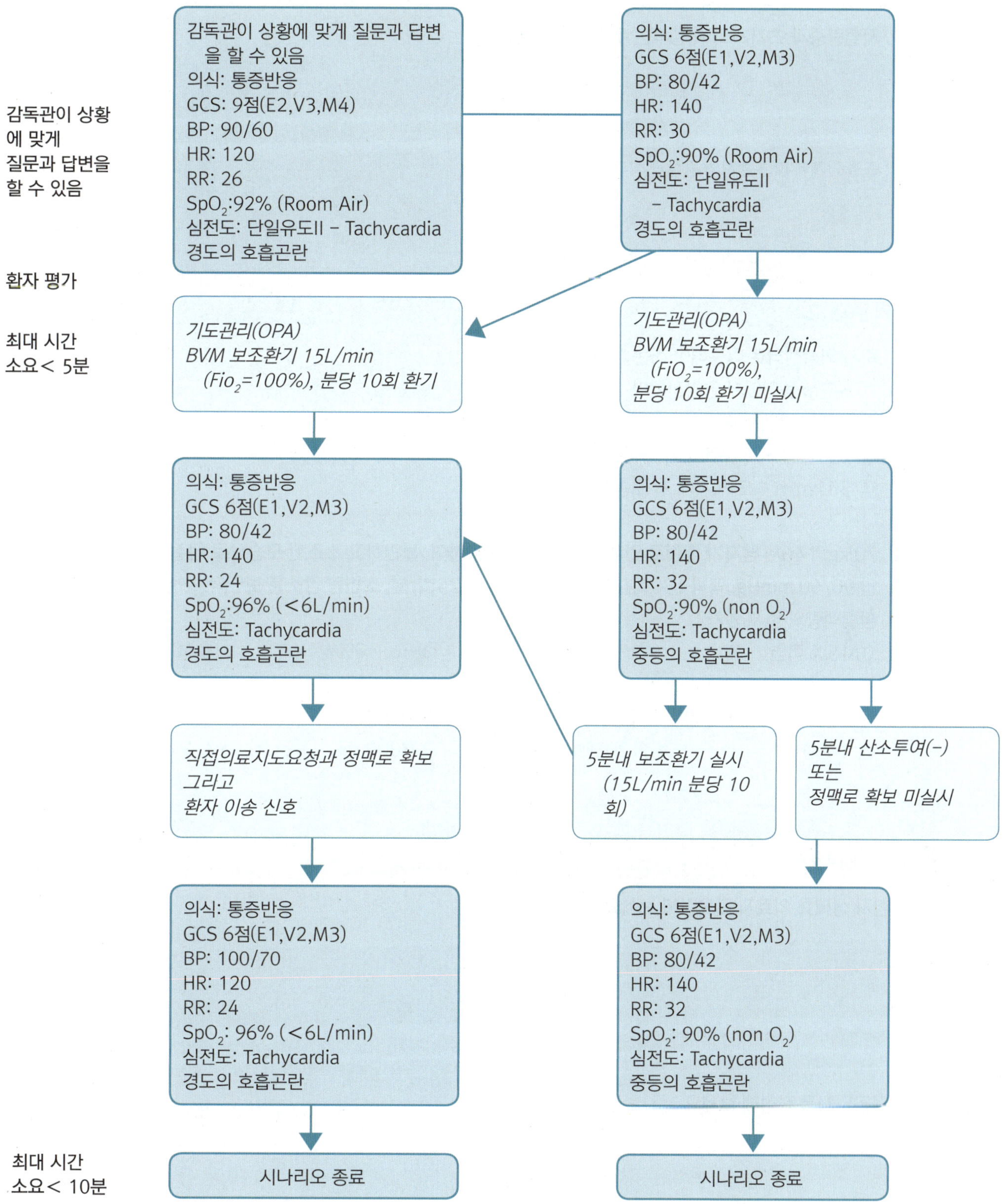
감독관이 상황에 맞게 질문과 답변을 할 수 있음
감독관이 상황에 맞게 질문과 답변을 할 수 있음
의식: 통증반응
GCS: 9점(E2,V3,M4)
BP: 90/60
HR: 120
RR: 26
SpO2:92% (Room Air)
심전도: 단일유도II – Tachycardia
경도의 호흡곤란
의식: 통증반응
GCS 6점(E1,V2,M3)
BP: 80/42
HR: 140
RR: 30
SpO2:90% (Room Air)
심전도: 단일유도II – Tachycardia
경도의 호흡곤란
환자 평가
최대 시간 소요< 5분
기도관리(OPA)
BVM 보조환기 15L/min (Fio2=100%), 분당 10회 환기
기도관리(OPA)
BVM 보조환기 15L/min (FiO2=100%),
분당 10회 환기 미실시
의식: 통증반응
GCS 6점(E1,V2,M3)
BP: 80/42
HR: 140
RR: 24
SpO2:96% (<6L/min)
심전도: Tachycardia
경도의 호흡곤란
의식: 통증반응
GCS 6점(E1,V2,M3)
BP: 80/42
HR: 140
RR: 32
SpO2:90% (non O2)
심전도: Tachycardia
중등의 호흡곤란
직접의료지도요청과 정맥로 확보 그리고
환자 이송 신호
5분내 보조환기 실시 (15L/min 분당 10회)
5분내 산소투여(–) 또는
정맥로 확보 미실시
의식: 통증반응
GCS 6점(E1,V2,M3)
BP: 100/70
HR: 120
RR: 24
SpO2: 96% (<6L/min)
심전도: Tachycardia
경도의 호흡곤란
의식: 통증반응
GCS 6점(E1,V2,M3)
BP: 80/42
HR: 140
RR: 32
SpO2: 90% (non O2)
심전도: Tachycardia
중등의 호흡곤란
최대 시간 소요< 10분
시나리오 종료
시나리오 종료

10) 정리

정리문제 1

Q1. 저혈량증과 초기 쇼크의 징후는 무엇이 있는가?

Q2. 출혈 단계에 따른 환자의 증상과 징후를 구분하시오.

정리문제 2

Q1. 즉시 외상센터로 이송해야 하는 환자로 옳은 것은?
① 6.5 m 높이에서 떨어진 A씨
② GCS 14점인 B씨
③ 25 km/h의 오토바이와 충돌한 C씨
④ 30 km/h 속도의 차대 차 교통사고 피해자 D씨

Q2. 70 kg의 46세 남자가 출혈로 인해 피부가 차고 축축하며, 불안하고 초조한 모습으로 안절부절 못하고 있다. 혈압 90/50 mmHg, 맥박 130회/분으로 약하고, 호흡 25회/분, 소변량 감소를 보인다. 소실된 혈액량은 전체 순환혈액량의 몇 %인가?
① 15% 미만 ② 15~30% ③ 30~40% ④ 40% 초과

Q3. 다발성 외상 환자에서 병원 전 단계의 최대 수액 투여량은 얼마인가?
① 1000 ml ② 2000 ml ③ 3000 ml ④ 4000 ml

SUMMARY

1. 환자 상태를 의료지도 요청해 보세요

2. 구급일지를 작성해 보세요.

정리문제 2 정답 1.① 2.② 3.①

시나리오 채점 기준 평가지

다발성 외상(추락) 환자 시나리오 채점 기준 평가지

학생 이름:		날짜:	. . .	코드번호:		평가자:	(인)

시나리오 수행 평가

	아래의 질문에 만족했다고 생각되면 해당 항목에 체크하세요.	평가자
현장	• 현장에 안전하게 접근하였는가?	□ 2
	• 현장평가에 모든 관련 요소를 고려하였는가?(주호소에 관한 정보를 제공하는 시각적 단서가 있는지 확인한다)	□ 2
	• 케이스 결과를 개선하기 위해 어떠한 조치를 취하였는가?	□ 2
	아래의 질문에 만족했다고 생각되면 해당 항목에 체크하세요.	평가자
환자평가	• 모든 주요 정보를 얻었는가?	□ 2
	• 정보가 올바르게 해석되었는가?/적절한 고려를 받았는가?	□ 2
	• 조치에는 정당한 이유가 있는가?	□ 2
	아래의 질문에 만족했다고 생각되면 해당 항목에 체크하세요.	평가자
술기	• 모든 술기가 안전하게 수행되었는가?	□ 2
	• 장비를 적절하게 선택하여 사용하였는가?	□ 2
	• 술기를 적절한 시기에 능숙하게 시행하였는가?	□ 2
	아래의 질문에 만족했다고 생각되면 해당 항목에 체크하세요.	평가자
의사소통	• 효과적인 의사소통이 수립되고, 유지되었는가? - 팀원	□ 2
	- 환자 또는 관계자(보호자) 또는 다른 의료제공자(의료지도/지도의사)	□ 2
	• 적절한 시기에 적절한 사람에게 적절한 요청을 하였는가?	□ 2
	아래의 질문에 만족했다고 생각되면 해당 항목에 체크하세요.	평가자
팀 확인	• 역할을 명확하게 지정(지시)하였는가?	□ 2
	• 지시한 업무(역할)에 명확한 지침이 제공되었는가?	□ 2
	• 팀 활동이 직관적이고 /또는 대응력이 있었는가?	□ 2
	아래의 질문에 만족했다고 생각되면 해당 항목에 체크하세요.	평가자
통합평가	• 적절한 현장운영, SOAP를 요약해서 제공했는가?	□ 2
	• 이송결정 및 대안을 고려했는가?	□ 2
	합계	/ 34

심사위원 평가

숙련도 다음 항목에 체크하세요. 매우잘함 ⑥ — 잘함 ④ — 보통 ② — 잘못함 ⓪	총점: 시나리오 수행평가(34)+숙련도 평가(6) [ ] /40
Critical Point 1. 다발성 외상 환자 일차평가와 이차 평가를 통해 쇼크 상태임을 인지함 □ 2. 쇼크 상태 확인 □ 3. 의료지도를 통해 긴급 이송되어야 할 정보를 제공함 □	종합의견

6. 외상성 심정지 환자의 평가와 처치

1) 시나리오 개요

- **일반적 소견:** 오후 4시경 경부 고속도록 천안 나들목 부분에서 교통사고 환자 41세 남자
- **주호소(증상):** 의식상실, 통증에 대한 무반응(A,V,P,U)

2) 평가항목

- 심정지 환자 평가 필수항목
- 응급처치 절차 및 장비 준비
- 현장에서의 응급처치 안전 및 공간 확보
- 직접의료지도 요청기준

3) 실습 목표

- 심장정지환자의 기준을 알고 심정지 환자에 대한 평가를 올바르게 수행.
- 환자가 심정지 확인부터 제세동기 준비(응급처치 장비 준비 철저)
- 들것에 옮겨서 바로 이송하지 않기.
- 심장정지 환자에게 BLS에서 바로 ACLS 적용 할 수 있다.

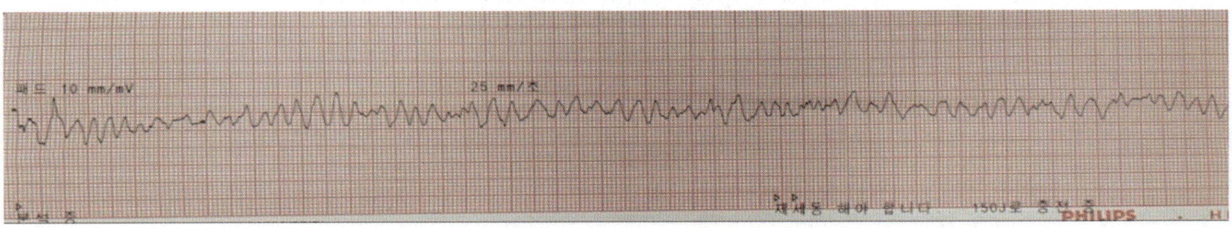

규칙		P : QRS		맥박		QRS 군	
P파		PR 간격		ST 분절		진단	

4) 시뮬레이션 셋업(준비물)

- **환경:** 현장 바닥에 누워 있음
- **마네킨:** Standard Patient 대체
- **마네킨:** 심장정지 전신 마네킨, 모니터 제세동기, 기관내 삽관, IV 세트
- **준비물:** 구급장비, 소생가방(가방 내 장비는 모든 시나리오에서 동일), 응급처치 구급함, 휴대용 산소호흡기, 모니터 제세동기, 긴척추고정판, IV, 인튜베이션 세트
- 도우미 1인, 환자역할 – 병력, 증상 등 문진 시 정보 제공

5) 현장조사

오후 4시경 경부고속도로 천안 나들목 부근에서 119 신고 전화가 들어왔다. 목격자는 30대 남성 운전자로 의식이 없고, 숨을 쉬지 않는다고 하였다. 환자의 정보 수집하기 위해서 통화해본 결과 환자는 자동차 앞 유리에 머리가 부딪혔고, 그리고 운전석에 가슴이 부딪쳤다. 주변 목격자에게 호흡 확인과 가슴압박 지시했고, 119 구급대는 현장에 5분 만에 도착했다.

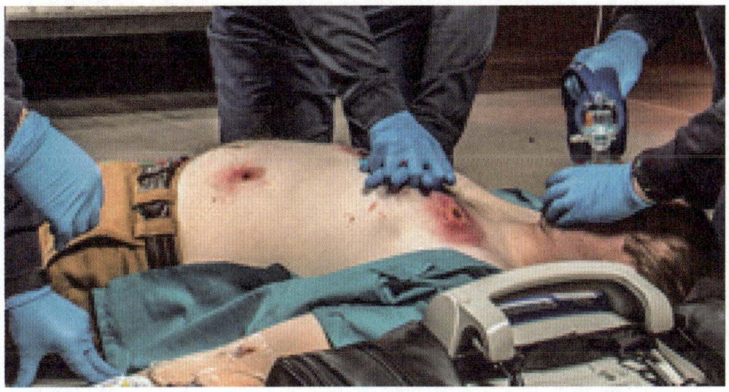

출처: https://www.jems.com/patient-care/cardiac-resuscitation/an-evidence-based-review-of-prehospital-traumatic-cardiac-arrest/

6) 생각할 문제

교통사고 환자의 현장 조사를 결과를 보고, 자기결정에 따라 환자 평가를 순서대로 작성해 봅시다(팀원 토론 10분).

- 필요장비

- 현장조사

- 일차평가

- 이송결정(근거)

- 이차평가

- 추정진단

- 응급처치

- 이송 중 치치

- 병원도착 시 인계요령

7) 필요 술기

- 환자 평가

  일차 평가 – 의식상태, 기도, 호흡, 순환 평가

  이차 평가 – 활력징후, 주호소에 근거한 이학적 검진, 중증 외상 대상자는 의식상태, GCS평가, 동공평가, 손상기전 정보 수집
- 모니터 제세동기를 이용한 감시(심전도, 산소포화도, 혈압, 맥박수, SpO_2, $ETCO_2$)
- 적절한 가슴압박과 제세동기 활용
- 적절한 기도 유지기 삽입
- 적절한 산소포화도 유지
- 직접 의료 지도 요청
- 정맥로 확보 및 수액 투여

8) 환자평가 결과

- 일차평가(초기평가)

  의식 수준: 무반응 Unresponsiveness

  A: 개방

  B: 무호흡 apnea

  C: 청색증 cyanosis

  D: 맥박 촉지 불가능

  E : 머리 열상, 넙다리뼈 변형
- 이송 결정 근거: GCS, AVPU
- 활력징후(최초)

  혈압(30/20 mmHg), 맥박수(0회/분), 호흡: 저산소증(hypoxia), 체온: 저체온증(hypothermia), 산소포화도(10%)
- GCS: 5 (E1 V2 M3)
- AMPLE 병력

  Allergy: 없음

  Medications: 당뇨 약

  Past Medical Hx: 없음

  Last oral intake: 4시간 전 점심식사

  Event prior: 호남 고속도로에서 교통사고 환자(자세한 내용은 알 수 없음)

- 심전도(최초)

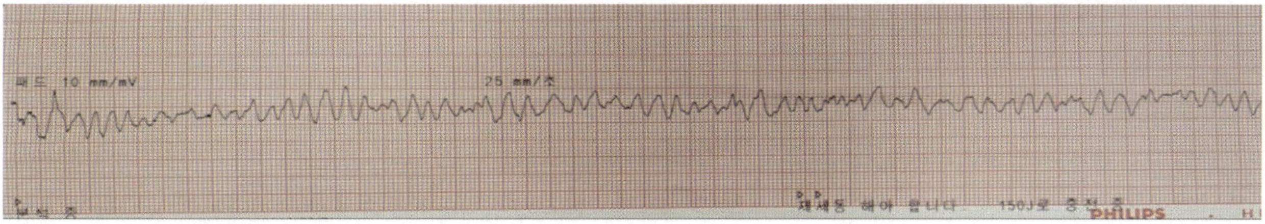

- 초기 신체검진 - 빠른 외상 평가

  머리: 아래턱 부위의 부종과 10 cm 정도 열상, 출혈, 양쪽 귓 속 출혈

  목: 특이사항 없음

  가슴: 비빔 소리(-), 불규칙적 심음, 심잡음(-), 무호흡

  복부: 특이사항 없음

  골반: 비빔 소리(-), 압통(-)

  하지: 왼쪽 넙다리뼈 변형(+), 압통(+), 발등동맥 맥박(-), 감각(-), 운동(-)

  상지: 찰과상(+), 비빔 소리(-), 부종(-), 맥박(-), 감각(-), 운동(-)

  등: 특이사항 없음

- 추정 진단: 교통사고로 인한 심정지 (PEA → VF → PEA)
- 응급처치

  ① 경추 고정

  ② 가슴압박

  ③ 모니터 제세동기

  ④ IV, Intubation

- 이송 중 처치

  일차 평가 및 이차평가 중심으로 활력징후를 매 3~5분 마다 환자평가와 처치를 한 것을 확인한다(환자 상태 악화에 대한 대처).

- 디브리핑

  ① 심정지 환자 분류 및 평가

  ② 우선 처치 손상의 인지

  ③ 환기 보조의 적절성

  ④ 가슴압박 및 모니터 제세동기

  ⑤ 정맥로 확보 및 인튜베이션

  ⑥ 의료 지도 적절성

- 시나리오 알고리즘의 세부설명

① 응급처치장비(모니터링제세동기, IV, 인튜베이션)미리 세팅한 상황에서 시작

② 실습생에게 평가과정에서 심정지 환자의 심정지 상태, 의식상태 변화, 대한 정보를 충분히 제시하여, 심정지 상태임을 의심할 수 있게 유도함

③ 명시된 구급 장비 외 다른 장비와 약물은 준비되지 않음.

④ 환자 평가 과정의 끝 무렵(최대 5분을 넘지 않음)에 GCS는 5점(E1, V2, M2) 감소하고 맥박은 잡히지 않은 상태임.

⑤ 더 심해진 의식 저하(GCS 5점_E1, V2, M2)를 실습생이 빠르게 인지하지 못하는 경우, 환자는 의식이 더 떨어졌음을 표현할 수 있음(ex. 실습생의 물음에 대답을 못하거나 심정지 호흡소리)

⑥ 환자의 의식 저하와 머리손상 징후에 따라 OPA 삽입 후 적극적인 보조 환기를 실시

⑦ OPA 삽입 후 BVM으로 적절한 보조 환기를 실시하여 목표 산소포화도 및 $ETCO_2$ 감시, 과환기 유무 확인 및 환기 보조 후 직접 의료 지도를 통해 환자의 정보를 충실히 제공, 지도의사는 "정맥로 확보 후 수액 투여해주시고 응급의료센터로 이송해주세요."라고 지도함.

⑧ 실습생은 IV line 확보 및 수액 투여실시(IV 패드 또는 IV 마네킹)

⑨ 충분한 가슴압박과 이완이 잘되는가 모니터링 실시

⑩ 모니터 제세동기를 포함한 감시 장비를 유지하고 이송 준비를 함

⑪ 시뮬레이션의 종료 시점

i) 실습생이 모든 처치를 마치고 환자이송 지시

ii) SpO_2, $ETCO_2$ 유지 못하거나 정맥로 확보 성공하지 못한 채 15분 경과

9) 시나리오 알고리즘

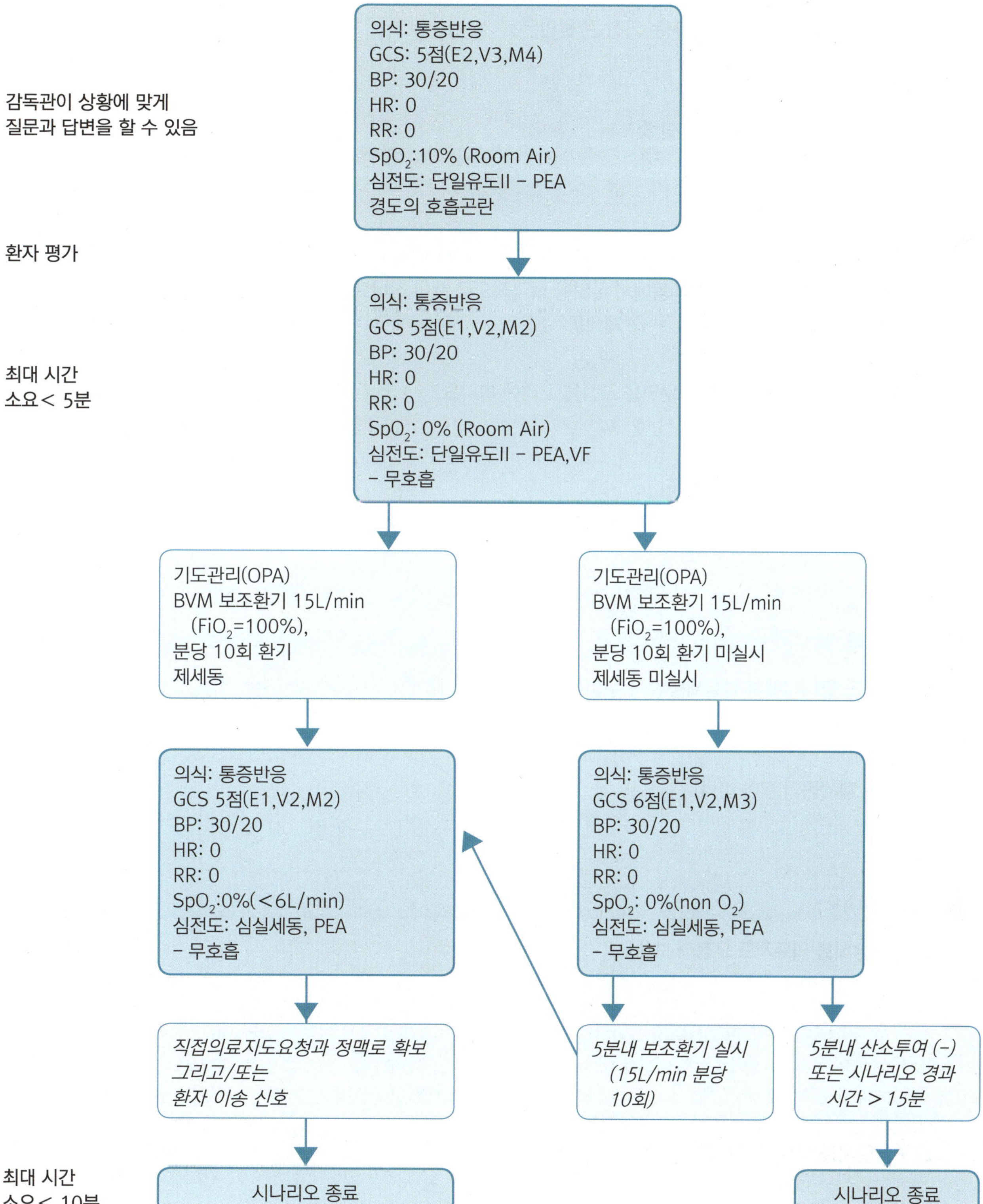
감독관이 상황에 맞게
질문과 답변을 할 수 있음
의식: 통증반응
GCS: 5점(E2,V3,M4)
BP: 30/20
HR: 0
RR: 0
SpO2:10% (Room Air)
심전도: 단일유도II – PEA
경도의 호흡곤란
환자 평가
최대 시간
소요< 5분
의식: 통증반응
GCS 5점(E1,V2,M2)
BP: 30/20
HR: 0
RR: 0
SpO2: 0% (Room Air)
심전도: 단일유도II – PEA,VF
– 무호흡
기도관리(OPA)
BVM 보조환기 15L/min
(FiO2=100%),
분당 10회 환기
제세동
기도관리(OPA)
BVM 보조환기 15L/min
(FiO2=100%),
분당 10회 환기 미실시
제세동 미실시
의식: 통증반응
GCS 5점(E1,V2,M2)
BP: 30/20
HR: 0
RR: 0
SpO2:0%(<6L/min)
심전도: 심실세동, PEA
– 무호흡
의식: 통증반응
GCS 6점(E1,V2,M3)
BP: 30/20
HR: 0
RR: 0
SpO2: 0%(non O2)
심전도: 심실세동, PEA
– 무호흡
직접의료지도요청과 정맥로 확보
그리고/또는
환자 이송 신호
5분내 보조환기 실시
(15L/min 분당
10회)
5분내 산소투여 (–)
또는 시나리오 경과
시간 > 15분
최대 시간
소요< 10분
시나리오 종료
시나리오 종료

10) 정리

정리문제 1

Q1. 현재 환자의 의식이 불량해지는 가장 큰 원인은?

Q2. 심정지 시 적극적으로 해야 할 것?

정리문제 2

Q1. 심전도 모니터링에서 심실세동에서 무엇을 적극적으로 해야 하나요?

① 가슴압박 ② 제세동 ③ IV ④ 인튜베이션

Q2. PEA 치료에 반응이 없으면 무엇을 교정을 고려해 하나요?

① 5H5T ② IV ③ 가슴압박 ④ 제세동

Q3. 제세동기 권장용량 모를 때 몇 J ?

① 100J ② 200J ③ 300J ④ 400J

정리문제 3

Q1. 심전도 모니터에서 심실세동일 때 무엇을 먼저 해야 하나?

Q2. PEA 제세동기 줘야 하나?

SUMMARY

1. 환자 상태를 의료지도 요청해 보세요

2. 구급일지를 작성해 보세요.

정리문제 2 정답 1. ② 2. ① 3. ②

시나리오 채점 기준 평가지

심정지 시나리오 채점 기준 평가지

학생 이름:		날짜:	. . .	코드번호:		평가자:	(인)

시나리오 수행 평가

현장	아래의 질문에 만족했다고 생각되면 해당 항목에 체크하세요.	평가자
	• 현장에 안전하게 접근하였는가?	□ 2
	• 현장평가에 모든 관련 요소를 고려하였는가?(주호소에 관한 정보를 제공하는 시각적 단서가 있는지 확인한다)	□ 2
	• 케이스 결과를 개선하기 위해 어떠한 조치를 취하였는가?	□ 2
환자평가	아래의 질문에 만족했다고 생각되면 해당 항목에 체크하세요.	평가자
	• 모든 주요 정보를 얻었는가?	□ 2
	• 정보가 올바르게 해석되었는가?/적절한 고려를 받았는가?	□ 2
	• 조치에는 정당한 이유가 있는가?	□ 2
술기	아래의 질문에 만족했다고 생각되면 해당 항목에 체크하세요.	평가자
	• 모든 술기가 안전하게 수행되었는가?	□ 2
	• 장비를 적절하게 선택하여 사용하였는가?	□ 2
	• 술기를 저절한 시기에 능숙하게 시행하였는가?	□ 2
의사소통	아래의 질문에 만족했다고 생각되면 해당 항목에 체크하세요.	평가자
	• 효과적인 의사소통이 수립되고, 유지되었는가?	
	– 팀원	□ 2
	– 환자 또는 관계자(보호자) 또는 다른 의료제공자(의료지도/지도의사)	□ 2
	• 적절한 시기에 적절한 사람에게 적절한 요청을 하였는가?	□ 2
팀 확인	아래의 질문에 만족했다고 생각되면 해당 항목에 체크하세요.	평가자
	• 역할을 명확하게 지정(지시)하였는가?	□ 2
	• 지시한 업무(역할)에 명확한 지침이 제공되었는가?	□ 2
	• 팀 활동이 직관적이고 /또는 대응력이 있었는가?	□ 2
통합평가	아래의 질문에 만족했다고 생각되면 해당 항목에 체크하세요.	평가자
	• 적절한 현장운영, SOAP를 요약해서 제공했는가?	□ 2
	• 이송결정 및 대안을 고려했는가?	□ 2
	합계	/ 34

심사위원 평가

숙련도 다음 항목에 체크하세요. 매우잘함 ⑥ — 잘함 ④ — 보통 ② — 잘못함 ⓪	총점: 시나리오 수행평가(34)+숙련도 평가(6) [ ] /40
Critical Point 1. 심정지 환자 일차평가와 이차 평가를 통해 심정지 상태임을 인지함 □ 2. 심정지 등 2차 손상을 방지함 □ 3. 의료지도를 통해 긴급 이송되어야 할 정보를 제공함 □	**종합의견**

7. 넙다리뼈 골절 환자의 평가와 처치

1) 시나리오 개요

- **일반적 소견:** 빙판길에서 차와 충돌하여 넙다리뼈 주위에 통증을 호소하는 45세 여성
- **주호소(증상):** 동통 및 압통, 운동 제한, 다리 길이가 짧아짐(손상 받은 다리)

2) 평가항목

- 외상환자 평가 필수항목
- 응급처치 절차 및 장비 준비
- 현장에서의 응급처치 안전 및 공간 확보
- 직접 의료지도 요청기준

3) 실습 목표

- 환자 안정화
- 목뼈 손상 고려 경추보호대 준비
- 활력징후 및 산소포화도 확인
- 개방성 상처 시 바로 드레싱 및 견인 부목 적용

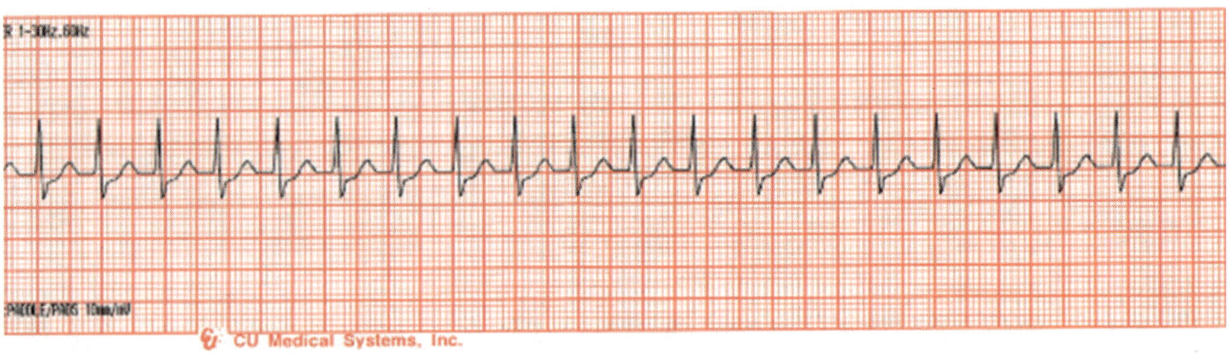

규칙		P : QRS		맥박		QRS 군	
P파		PR 간격		ST 분절		진단	

4) 시뮬레이션 셋업(준비물)

- **환경:** 현장 바닥에 누워 있음
- **마네킨:** Standard Patient 대체
- **마네킨:** 관절 있는 전신 마네킨, 경추보호대, 견인 부목, IV 마네킹
- **준비물:** 구급장비, 소생가방(가방내 장비는 모든 시나리오에서 동일), 응급처치 구급함, 휴대용 산소 호흡기, 드레싱 장비, 붕대, 견인부목, 경추보호대, IV 마네킹, 들것
- 도우미 1인, 환자역할 – 병력, 증상 등 문진 시 정보 제공

5) 현장조사

겨울철 오후 12시 30분쯤에 내리막 빙판길에서 천천히 내려가는 도중 방판길 에 미끄러져 내려가다가 커브를 돌던 차와 충돌하였다. 환자는 넙다리뼈 부위에 통증을 호소하여 주위 자동차 주인이 119에 신고하였다. 환자는 45세 여성으로 의식이 명료하고 혈압 130/90 mmHg, 체온 35.5℃, 맥박 100회/분, 호흡수 22회/분 평가되었다. 또한 손상받은 다리 길이가 짧고, 골절된 오른쪽 다리는 바깥쪽 으로 향해 있다.

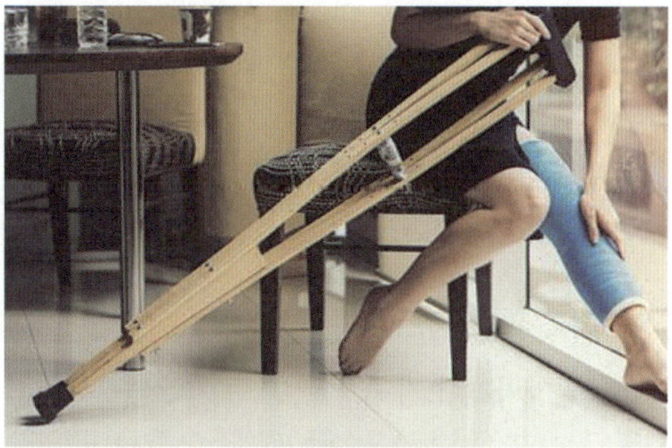

출처: https://intermountainhealthcare.org/medical-specialties/orthopedics-sports-medicine/conditions/femoral-fractures/

6) 생각할 문제

넙다리뼈 골절 환자의 현장 조사를 결과를 보고, 자기결정에 따라 환자 평가를 순서대로 작성해 본다(팀원 토론 5분).

- 필요장비

- 현장조사

- 일차평가

- 이송결정(근거)

- 이차평가

- 추정진단

- 응급처치

- 이송 중 처치

- 병원도착 시 인계요령

7) 필요 술기

- 환자 평가

  일차 평가 – 의식상태, 기도, 호흡, 순환 평가

  이차 평가 – 활력징후, 주호소에 근거한 이학적 검진, 중증 외상 대상자는 의식상태, GCS평가, 동공 평가, 손상 기전 정보 수집
- 제세동기를 이용한 감시(심전도, 혈압, 맥박수, 호흡수, 산소포화도, $Etco_2$)
- 적절한 V/S 및 산소포화도 확인
- 적절한 경추 보호대 술기
- 드레싱 및 붕대 적용
- 견인 부목 올바른 사용 방법
- 정맥로 확보 및 수액 투여
- 직접 의료 지도 요청

8) 환자평가 결과

- 일차평가(초기평가)

  의식 수준: 통증반응 Pain response

  A: 개방

  B: 깊고 빠른 호흡

  C: 약하고 빠르게 촉지, 피부는 축축한 상태

  D: 통증자극에 신음 소리를 낼 수 있는 수준

  E : 넙다리뼈 변형
- 이송 결정 근거: GCS, AVPU
- 활력징후(최초)

  혈압 130/90mmHg, 체온 35.5℃, 맥박 100회/분, 호흡수 22회/분, 산소포화도 92%, GCS: 9 (E2 V3 M4)
- GCS: 10(E3 V3 M4)
- AMPLE 병력

  Allergy: 없음

  Medications: 고혈압, 골다공증 약

  Past Medical Hx: 없음

  Last oral intake: 30분 전 점심 식사

  Event prior: 내리막 빙판길에서 미끄러져 커브길 에서 자동차와 충돌

• 심전도

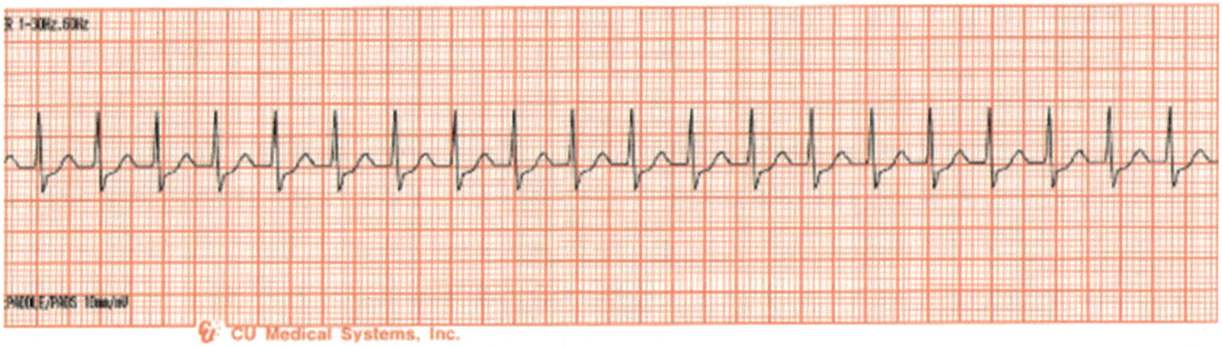

• 초기 신체검진 – 빠른 외상평가

머리: 특이사항 없음

목: 통증 호소

가슴: 비빔 소리(-), 규칙적 심음, 심잡음(-), 빠르고 깊은 호흡, 양쪽 동일 깨끗한 호흡음

복부: 특이사항 없음

골반: 염 발음(-), 압통(-),

하지: 왼쪽 넙다리뼈 변형(+), 압통(+), 발등동맥 맥박(-), 감각(-), 운동(-)

상지: 찰과상(-), 비빔 소리(-), 부종(-), 맥박(+), 감각(+), 운동(+)

등: 특이사항 없음

• 추정 진단: 보행자 교통사고로 차와 부딪혀서 넓적다리 강한 외력을 가해 손상이 일어남

• 응급처치

① 경추 고정

② 산소투여

③ 드레싱 및 지혈

④ 견인 부목 적용

⑤ 생리식염수 1L IV

• 이송 중 처치

일차 평가 및 이차평가 중심으로 활력징후를 매 3~5분마다 환자 평가와 처치를 한 것을 확인한다(환자 상태 악화에 대한 대처).

• 디브리핑

① 넙다리뼈 환자 분류 및 평가

② 우선 처치 손상의 인지

③ 환기 보조의 적절성

④ 경추 고정 및 드레싱 및 지혈

⑤ 견인 부목 올바른 적용

⑥ 생리식염수1L IV

⑦ 의료 지도 적절성

- 시나리오 알고리즘의 세부설명
  - ① 응급처치 장비(경추고정, 드레싱 및 지혈, 견인부목)미리 세팅한 상황에서 시작
  - ② 실습생에게 평가과정에서 넙다리뼈 환자의 상태, 의식상태 변화, 전신통증 하지변형 등에 대한 정보를 충분히 제시하여, 넙다리뼈 골절 상태임을 의심할 수 있게 유도함
  - ② 명시된 구급 장비 외 다른 장비와 약물은 준비되지 않음
  - ② 환자 평가 과정의 끝 무렵(최대 5분을 넘지 않음)에 GCS6점(E1, V2, M3)으로 감소하고 맥박은 100회 이상으로 빨라짐
  - ② 더 심해진 의식 저하(GCS 6점_E1, V2, M3)를 실습생이 빠르게 인지하지 못하는 경우, 환자는 의식이 더 떨어졌음을 표현할 수 있음(ex. 실습생의 물음에 대답을 못하거나 신음 소리 낸다)
  - ② 환자의 의식 저하, 경추 보호대 착용, 적극적인 보조환기, 견인 부목 적용
  - ② OPA 삽입 후 BVM으로 적절한 보조 환기를 실시하여 목표 산소포화도 94% 떨어지면 산소를 공급한다(비재호흡 마스크 산소 15L/min 이상).
  - ② 실습생은 넙다리뼈 골절 1,000~1,500mL의 대량출혈 발생할 수 있다.
  - ② 실습생은 생리식염수 1L IV.
  - ② 개방성 골절은 드레싱하고 견인 부목 적용.
  - ② 모니터 제세동기를 포함한 감시 장비를 유지하고 이송 준비를 함
  - ② 시뮬레이션의 종료 시점
    - i) 실습생이 모든 처치를 마치고 환자이송 지시
    - ii) SpO_2, 유지 못하거나 정맥로 확보를 성공하지 못한 채 10분 경과

9) 시나리오 알고리즘

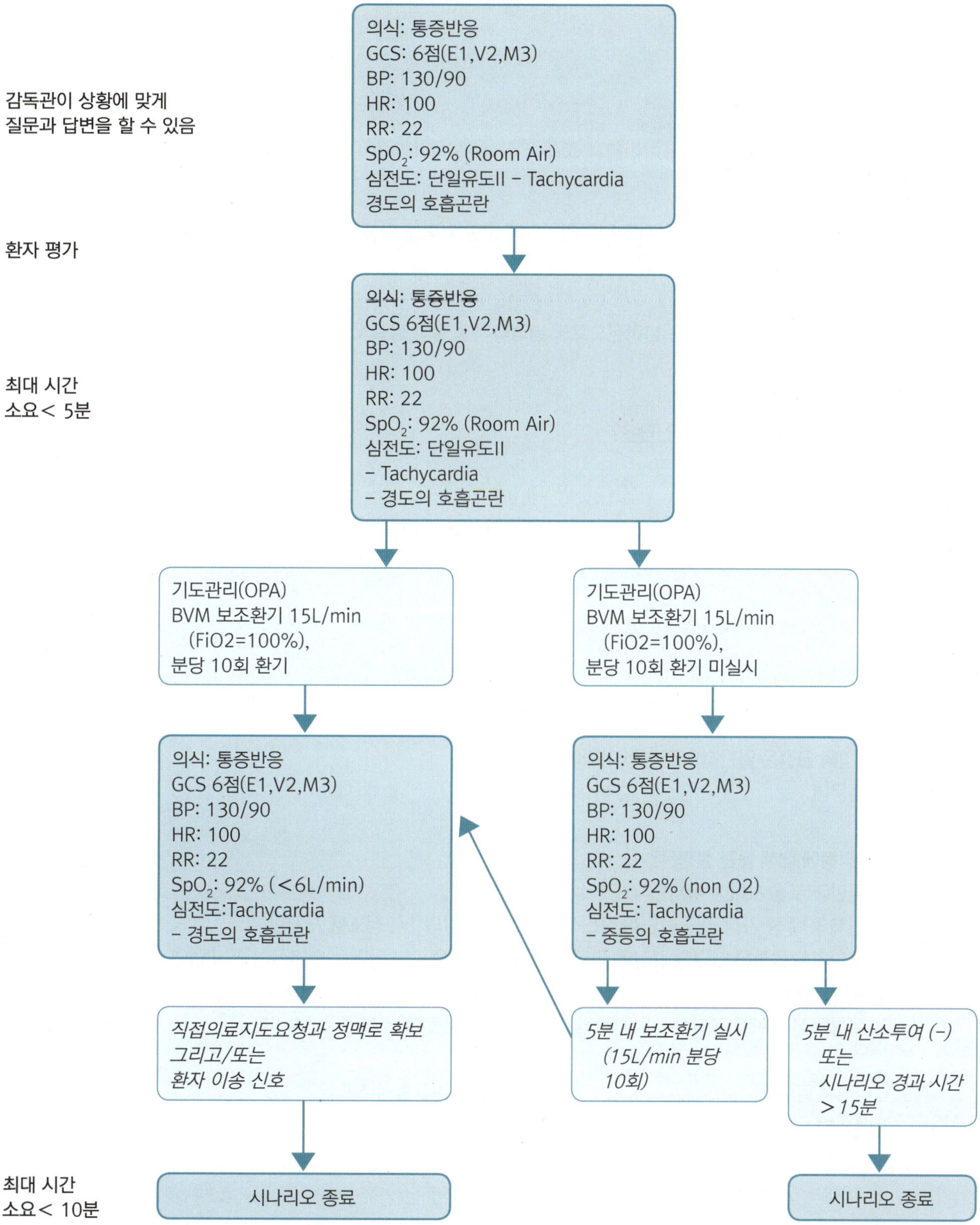
감독관이 상황에 맞게 질문과 답변을 할 수 있음
의식: 통증반응
GCS: 6점(E1,V2,M3)
BP: 130/90
HR: 100
RR: 22
SpO2: 92% (Room Air)
심전도: 단일유도II – Tachycardia
경도의 호흡곤란
환자 평가
최대 시간 소요< 5분
의식: 통증반응
GCS 6점(E1,V2,M3)
BP: 130/90
HR: 100
RR: 22
SpO2: 92% (Room Air)
심전도: 단일유도II
– Tachycardia
– 경도의 호흡곤란
기도관리(OPA)
BVM 보조환기 15L/min (FiO2=100%),
분당 10회 환기
기도관리(OPA)
BVM 보조환기 15L/min (FiO2=100%),
분당 10회 환기 미실시
의식: 통증반응
GCS 6점(E1,V2,M3)
BP: 130/90
HR: 100
RR: 22
SpO2: 92% (<6L/min)
심전도:Tachycardia
– 경도의 호흡곤란
의식: 통증반응
GCS 6점(E1,V2,M3)
BP: 130/90
HR: 100
RR: 22
SpO2: 92% (non O2)
심전도: Tachycardia
– 중등의 호흡곤란
직접의료지도요청과 정맥로 확보 그리고/또는 환자 이송 신호
5분 내 보조환기 실시 (15L/min 분당 10회)
5분 내 산소투여 (–) 또는 시나리오 경과 시간 >15분
최대 시간 소요< 10분
시나리오 종료
시나리오 종료

10) 정리

정리문제 1

Q1. 손상의 종류는?

Q2. 필요한 현장에서의 응급처치는?

Q3. 손상 받은 다리가 길이가 짧아지고 넙다리부위에 강한 외력을 가해 졌다면 무엇을 먼저 해야 하나 ?

Q4. 골다공증이 있는 환자에서는 넘어짐으로도 넓적다리 골절이 생길 있나요?

Q5. 병력 상으로 가장 의심되는 진단은?

Q6. 환자 이송 시 주의할 점은? 현장에서 추가적으로 확인할 수 있는 것은?

정리문제 2

Q1. 넙다리뼈 골절은 일반적으로 뼈의 어디에서 발생하나?
① 가운데 ② 바깥쪽 ③ 내쪽 ④ 먼쪽

Q2. 넙다리뼈에 대해 틀린 설명은?
① 골반과 무릎 사이에 위치한다
② 인체의 뼈 중 가장 길고 단단한 골조직으로 전체 신장의 1/2정도를 차지한다
③ 넙다리뼈 몸통은 단단한 겉질뼈(피질골)로 둘러싸여 있으나 안에는 해면골이 거의 없어 긴 파이프와 같이 속이 빈 형태이다
④ 무릎관절 부위를 제외한 넙다리뼈의 대부분은 근육들로 둘러싸여 있습니다.

Q3. 넙다리뼈 골절로(   )의 대량출혈이 발생할 수 있나?
① 1000 – 1500 ml
② 500 – 1000 ml
③ 1500 – 2000 ml
④ 2000 – 2500 ml

정리문제 3

Q1. 넙다리뼈 골절에서 어느 쪽 다리 길이가 짧아지나요?

Q2. 견인 부목은 넙다리뼈 골절과 무릎 손상 또는 발목 골절이 동반될 때는 사용이 가능하나요?

SUMMARY

1. 환자 상태를 의료지도 요청해 보세요

2. 구급일지를 작성해 보세요.

정리문제 2 정답 1.② 2.② 3.①

시나리오 채점 기준 평가지

넙다리뼈 골절환자 시나리오 채점 기준 평가지			
학생 이름:	날짜: . . .	코드번호:	평가자: (인)

시나리오 수행 평가

현장	아래의 질문에 만족했다고 생각되면 해당 항목에 체크하세요.	평가자
	• 현장에 안전하게 접근하였는가?	□ 2
	• 현장평가에 모든 관련 요소를 고려하였는가?(주호소에 관한 정보를 제공하는 시각적 단서가 있는지 확인한다)	□ 2
	• 케이스 결과를 개선하기 위해 어떠한 조치를 취하였는가?	□ 2
환자평가	아래의 질문에 만족했다고 생각되면 해당 항목에 체크하세요.	평가자
	• 모든 주요 정보를 얻었는가?	□ 2
	• 정보가 올바르게 해석되었는가?/적절한 고려를 받았는가?	□ 2
	• 조치에는 정당한 이유가 있는가?	□ 2
술기	아래의 질문에 만족했다고 생각되면 해당 항목에 체크하세요.	평가자
	• 모든 술기가 안전하게 수행되었는가?	□ 2
	• 장비를 적절하게 선택하여 사용하였는가?	□ 2
	• 술기를 적절한 시기에 능숙하게 시행하였는가?	□ 2
의사소통	아래의 질문에 만족했다고 생각되면 해당 항목에 체크하세요.	평가자
	• 효과적인 의사소통이 수립되고, 유지되었는가? – 팀원 – 환자 또는 관계자(보호자) 또는 다른 의료제공자(의료지도/지도의사)	□ 2 □ 2
	• 적절한 시기에 적절한 사람에게 적절한 요청을 하였는가?	□ 2
팀 확인	아래의 질문에 만족했다고 생각되면 해당 항목에 체크하세요.	평가자
	• 역할을 명확하게 지정(지시)하였는가?	□ 2
	• 지시한 업무(역할)에 명확한 지침이 제공되었는가?	□ 2
	• 팀 활동이 직관적이고 /또는 대응력이 있었는가?	□ 2
통합평가	아래의 질문에 만족했다고 생각되면 해당 항목에 체크하세요.	평가자
	• 적절한 현장운영, SOAP를 요약해서 제공했는가?	□ 2
	• 이송결정 및 대안을 고려했는가?	□ 2
	합계	/ 34

심사위원 평가

숙련도 다음 항목에 체크하세요. 매우잘함 ⑥ — 잘함 ④ — 보통 ② — 잘못함 ⓪	총점: 시나리오 수행평가(34)+숙련도 평가(6) [ ] /40
Critical Point 1. 넙다리뼈 환자 일차평가와 이차 평가를 통해 쇼크상태임을 인지함 □ 2. 저산소증 등 2차 손상을 방지함 □ 3. 의료지도를 통해 긴급 이송되어야 할 정보를 제공함 □	**종합의견**

자기주도 개발

1. 제목:

1) 시나리오 개요

- 일반적 소견:

- 주호소(증상):

2) 평가항목

3) 실습 목표

4) 시뮬레이션 셋업(준비물)

자기주도 개발

5) 현장조사

6) 생각할 문제

7) 필요 술기

8) 환자평가 결과

자기주도 개발

9) 시나리오 알고리즘

10) 정리

3

특수환자 시뮬레이션

1. 열경련 환자의 평가와 처치

1) 시나리오 개요

- **일반적 소견:** 오후 10시경 환자(여, 4)가 경련을 한다고 보호자가 신고, 구급대원이 현장에 도착했을 때 환자는 경련을 멈춘 상태에서 기면 상태로 누워 있음
- **주호소(증상):** 경련후 기면상태(AVPU)

2) 평가항목

- 환자평가 필수항목
- 응급처치 절차 및 방법
- 응급처치 시 주의사항

3) 실습 목표

- 환자평가를 통해 경련을 의심할 수 있는 정보를 수집한다.
- 이학적 검진을 통해 경련의 원인을 파악하고, 기도유지와 보충적 산소를 투여한다.
- 신속한 이송을 결정한다.

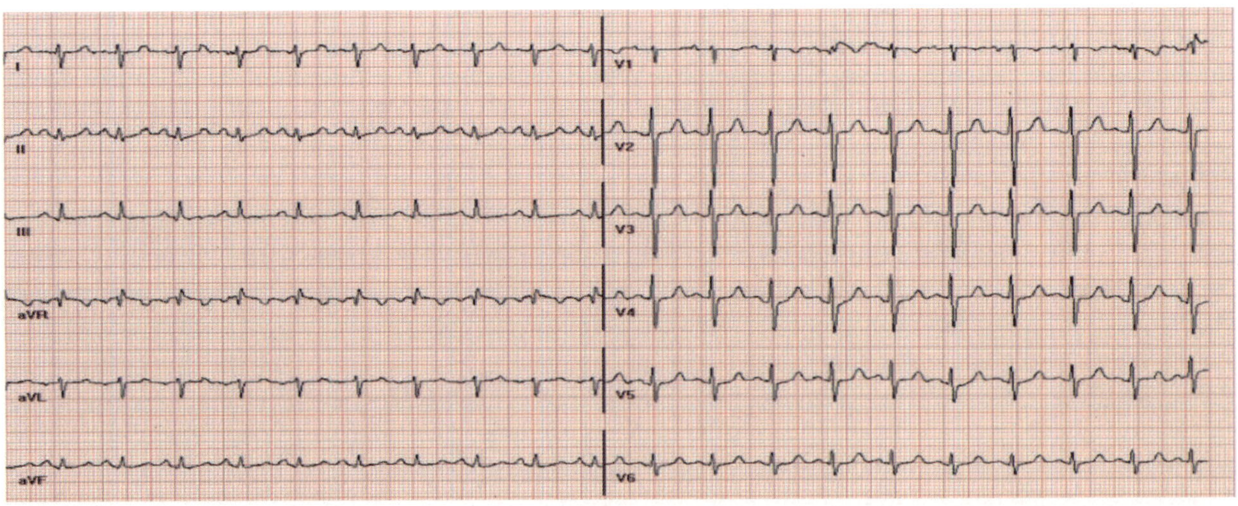

규칙		P : QRS		맥박		QRS 군	
P파		PR 간격		ST 분절		진단	

4) 시뮬레이션 셋업(준비물)

- **환경:** 거실(가정집)
- **마네킨:** 거실에 누워 있음
- **마네킨:** Hi-Fi simulator - Simman 3G 또는 ALS simulator
- **준비물:** 구급장비, 휴대용 산소 소생기, 제세동기, VS 측정 가방, 약물가방(정맥로 확보 세트 포함)
- 도우미 1인, 환자역할 – 병력, 증상 등 문진 시 정보 제공

5) 현장조사

오후 10시경 환자(여,4)가 장난감을 가지고 놀다 갑자기 경련을 시작하였다. 보호자가 119에 신고하였다. 즉시 인근 119구급대원이 현장에 출동한다. 현장에 도착했을 때 환자는 잠자는 듯 누워 있었다.

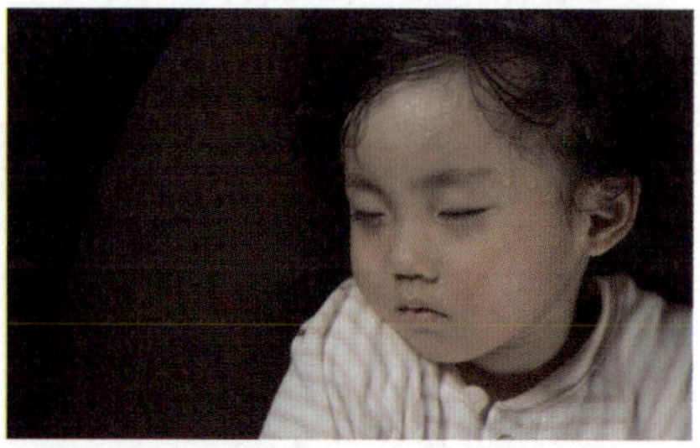

출처: https://parenting.firstcry.com/articles/heat-stroke-in-babies/

6) 생각할 문제

복통 환자의 현장조사를 보고, 다음의 순서에 따라 토론한다(4명 팀원 5분). 환자평가와 처치(10분 이내)에 대한 학생의 질문(V/S)에 교수가 답해 준다. 교수역량에 따라 환자 상태 변경 가능하다.

- 필요장비
- 현장조사
- 일차평가
- 이송결정(근거)
- 이차평가
- 추정진단
- 응급처치
- 이송 중 처치
- 병원도착 시 인계요령

7) 필요 술기

- 환자 평가

  일차 평가 – 의식상태, 기도, 호흡, 순환 평가

  이차 평가 – 활력징후, 주호소에 근거한 이학적 검진, 중증외상 대상자는 의식상태 GCS평가, 동공평가, 현재병력 정보 수집
- 제세동기를 이용한 감시 (심전도, 혈압, 맥박수, 호흡수, 산소포화도)
- 적절한 산소포화도 유지
- 직접의료지도에 의한 응급처치 요청
- 정맥로 확보

8) 환자평가 결과

- 일반적 소견: 창백한 상태에서 수면 중인 4세 여자 환자
- 주호소: 경련 4분 후 수면상태
- 일차평가(초기평가)

  의식 수준: 통증에 반응(P)

  A: 개방

  B: 깊고, 빠른 호흡(22회/분)

  C: 빠르게 강하게 촉진(130회/분)

  D: AVPU (GCS)

  E : 겉옷 제거
- 활력징후(최초)

  혈압(110/50mmHg), 맥박수(130회/분), 호흡(24회/분), 체온(38.2℃), 산소포화도(88%)
- 현재병력

  O: 집에서 놀다가 갑자기 발생

  P: 완화요인 없음

  Q: 알 수 없음

  R: 관련 없음

  S: 이전과 유사함

  T: 지속시간 4분
- AMPLE 병력

  Allergy: 없음

  Medications: 항경련제

  Past Medical Hx: 2일 전 코감기로 내원

  Last oral intake: 3시간 전 저녁식사 함

  Event prior: 장난감 가지고 놀다가 증상 발생

- 가족력: 특이 사항 없음
- 사회력: 특이 사항 없음
- 심전도(최초)

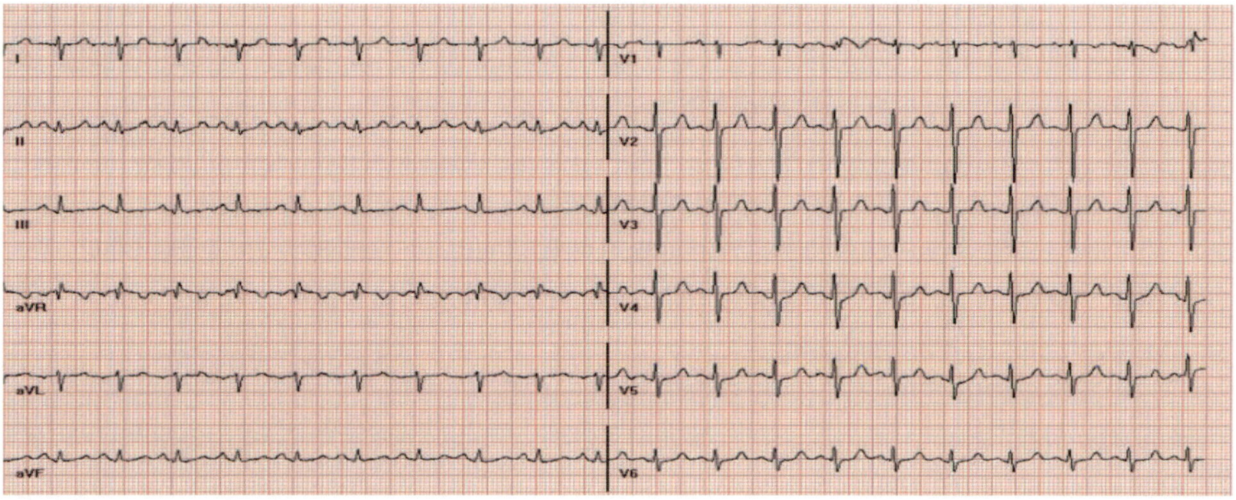

- 신체검진(초기)

얼굴: 양측 동공 크기 정상, 동일, 대광반사 정상

목: 기관은 정중앙, 목정맥 팽대(-)

가슴: 규칙적 심음, 심잡음(-), 가슴 통증(-)

양쪽 동일한 호흡음(정상)

복부: 복부강직(-), 압통(-), 복통(-), 불편감(-)

사지: 오목부종(-), 창백한 피부(+), 축축한 피부(식은땀)(+)

- 추정 진단: 유아 열 경련
- 현장 또는 이송 중 응급처치

① 활력징후를 매 3-5분 마다 확인, 환자평가와 응급 처치를 재확인

② 항경련제 사용을 위한 신속한 이송

③ 이송병원에 환자 정보 통보

- 디브리핑

① 유아 열경련의 증상징후

② 경련 후 적절한 평가와 응급처치

- 시나리오 알고리즘의 세부설명
  - ① 유아 마네킨은 거실에 눕혀서 시작
  - ② 현장 도착 시 환자는 10시쯤 집에서 놀다가 갑자기 경련을 했다라고 정보를 줌
  - ③ 명시된 구급장비 외 다른 장비와 약물은 준비되지 않음
  - ④ 환자 평가 과정의 끝 무렵(최대 5분을 넘지 않음)에 산소포화도는 85%로 감소하고, 전신발작, 의식 변화(경련 지속 상황)
  - ⑤ 산소포화도는 85%로 감소되었을 때 실습생이 빠르게 인지하지 못하는 경우, 환자 전신 발작이 지속되고 있음을 알려줄 수 있음 (예) "경기가 멈추지 않아요", "이런 적이 없는데"
  - ⑥ 목표 산소포화도는 94~96%이며, 이를 유지하기 위해 비재호흡 마스크 15L/min의 유량이 공급되어야 함
  - ⑦ 산소투여방법과 유량을 바꾸면서 적정 산소포화도 94% 이상 되도록 함
  - ⑧ 혈당 측정하여 저혈당 가능성을 확인함
  - ⑨ 모니터제세동기를 포함한 감시 장비를 유지하고 이송준비를 함
  - ⑩ 시뮬레이션의 종료
    - i) 피평가자가 모든 처치를 마치고 환자 이송 지시
    - ii) 산소포화도 94% 이상을 맞추지 못한 채 10분경과

9) 시나리오 알고리즘

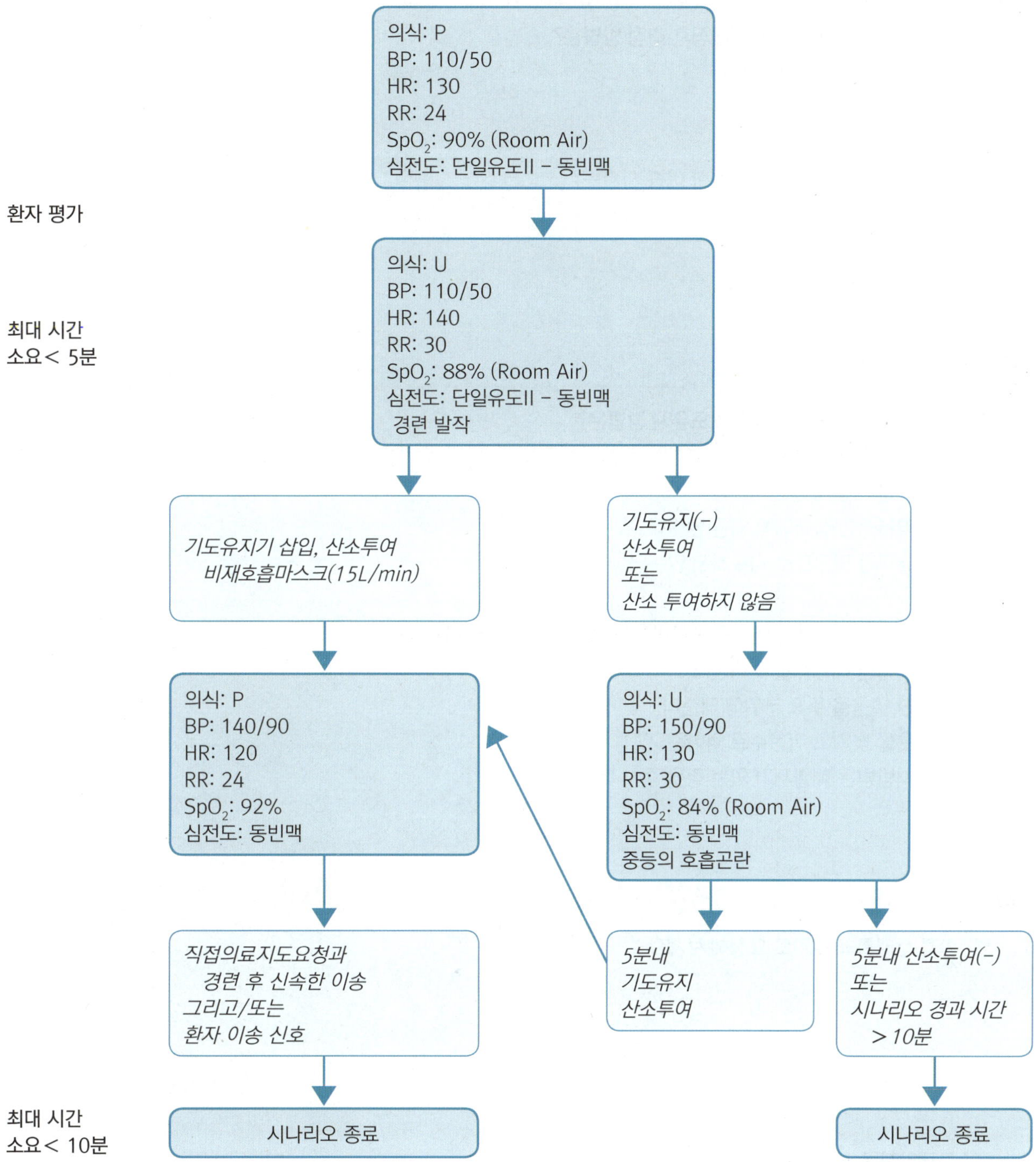
환자 평가
최대 시간 소요< 5분
의식: P
BP: 110/50
HR: 130
RR: 24
SpO2: 90% (Room Air)
심전도: 단일유도II – 동빈맥
의식: U
BP: 110/50
HR: 140
RR: 30
SpO2: 88% (Room Air)
심전도: 단일유도II – 동빈맥
경련 발작
기도유지기 삽입, 산소투여 비재호흡마스크(15L/min)
기도유지(–) 산소투여 또는 산소 투여하지 않음
의식: P
BP: 140/90
HR: 120
RR: 24
SpO2: 92%
심전도: 동빈맥
의식: U
BP: 150/90
HR: 130
RR: 30
SpO2: 84% (Room Air)
심전도: 동빈맥
중등의 호흡곤란
직접의료지도요청과 경련 후 신속한 이송 그리고/또는 환자 이송 신호
5분내 기도유지 산소투여
5분내 산소투여(–) 또는 시나리오 경과 시간 > 10분
최대 시간 소요< 10분
시나리오 종료
시나리오 종료

10) 정리

정리문제 1

Q1. 경련 중인 유아 환자의 생체징후 측정 방법은?

Q2. 경련 지속 상태 환자의 적절한 이송 시기는?

정리문제 2

Q1. 다음 중 경련중인 유아의 기도유지 방법은?

① 하악 견인법을 실시한다.
② 목을 가볍게 신전시킨다.
③ 경련중인 상태에서 입을 벌린다.
④ 효과가 없으므로 시도하지 않는다.

Q2. 다음중 열성 경련이 의심되는 유아환자에게 적절한 응급처치는?

① 적절한 해열제를 투여한다.
② 찬 얼음을 주요 부위에 대준다.
③ 옷을 벗기고 미온수로 닦아준다.
④ 처방받은 해열제가 있는 경우 즉시 복용시킨다.

SUMMARY

1. 환자 상태를 의료지도 요청해 보세요

2. 구급일지를 작성해 보세요.

정리문제 2 정답 1. ② 2. ③

시나리오 채점 기준 평가지

열경련 시나리오 채점 기준 평가지

학생 이름:		날짜:	. . .	코드번호:		평가자:	(인)

시나리오 수행 평가

	아래의 질문에 만족했다고 생각되면 해당 항목에 체크하세요.	평가자
현장	• 현장에 안전하게 접근하였는가?	□ 2
	• 현장평가에 모든 관련 요소를 고려하였는가?(주호소에 관한 정보를 제공하는 시각적 단서가 있는지 확인한다)	□ 2
	• 케이스 결과를 개선하기 위해 어떠한 조치를 취하였는가?	□ 2
	아래의 질문에 만족했다고 생각되면 해당 항목에 체크하세요.	평가자
환자평가	• 모든 주요 정보를 얻었는가?	□ 2
	• 정보가 올바르게 해석되었는가?/적절한 고려를 받았는가?	□ 2
	• 조치에는 정당한 이유가 있는가?	□ 2
	아래의 질문에 만족했다고 생각되면 해당 항목에 체크하세요.	평가자
술기	• 모든 술기가 안전하게 수행되었는가?	□ 2
	• 장비를 적절하게 선택하여 사용하였는가?	□ 2
	• 술기를 적절한 시기에 능숙하게 시행하였는가?	□ 2
	아래의 질문에 만족했다고 생각되면 해당 항목에 체크하세요.	평가자
의사소통	• 효과적인 의사소통이 수립되고, 유지되었는가?	
	– 팀원	□ 2
	– 환자 또는 관계자(보호자) 또는 다른 의료제공자(의료지도/지도의사)	□ 2
	• 적절한 시기에 적절한 사람에게 적절한 요청을 하였는가?	□ 2
	아래의 질문에 만족했다고 생각되면 해당 항목에 체크하세요.	평가자
팀 확인	• 역할을 명확하게 지정(지시)하였는가?	□ 2
	• 지시한 업무(역할)에 명확한 지침이 제공되었는가?	□ 2
	• 팀 활동이 직관적이고 /또는 대응력이 있었는가?	□ 2
	아래의 질문에 만족했다고 생각되면 해당 항목에 체크하세요.	평가자
통합평가	• 적절한 현장운영, SOAP를 요약해서 제공했는가?	□ 2
	• 이송결정 및 대안을 고려했는가?	□ 2
	합계	/ 34

심사위원 평가

숙련도 다음 항목에 체크하세요. 매우잘함 ⑥ — 잘함 ④ — 보통 ② — 잘못함 ⓪	총점: 시나리오 수행평가(34)+숙련도 평가(6) [ ] /40
Critical Point 1. 열경련 환자 일차평가와 이차 평가를 통해 쇼크 상태임을 인지함 □ 2. 저산소증 등 2차 손상을 방지함 □ 3. 의료지도를 통해 긴급 이송되어야 할 정보를 제공함 □	**종합의견**

2. 전기손상 환자의 평가와 처치

1) 시나리오 개요

- **일반적 소견:** 45세 남자 14시경 쓰러진 상태로 공사현장에 누워있음
- **주호소(증상):** 감전에 의한 쓰러짐

2) 평가항목

- 환자평가 필수항목
- 응급처치 절차 및 방법
- 직접의료지도 요청

3) 실습 목표

- 목격자 및 보호자를 통해 사고현장 정보, 환자의 정보를 수집한다.
- 이학적 검진을 통해 전기손상환자의 중증도 및 중증외상환자 처치에 따라 적절하게 보충적 산소, 수액을 투여하여 중증 손상은 평가 및 처치과정 최대 10분 미만으로 한다.
- 정맥로 확보 및 수액투여를 위한 직접의료지도를 요청하고, 환자의 정보를 적절히 제공한다.

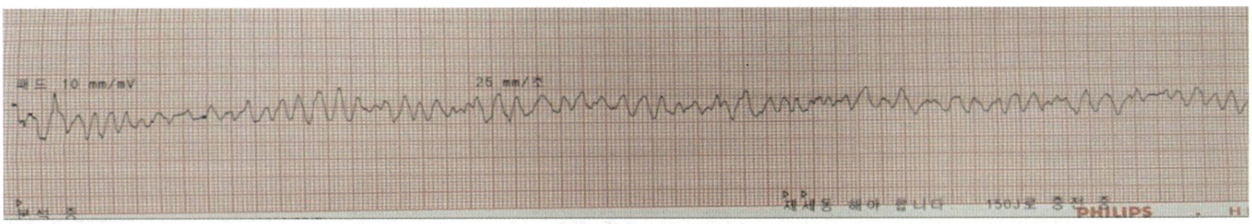

규칙		P : QRS		맥박		QRS 군	
P파		PR 간격		ST 분절		진단	

4) 시뮬레이션 셋업(준비물)

- **환경:** 공사현장
- **마네킨:** 누워있는 마네킨
- **마네킨:** 관절 있는 전신 마네킨, IV 마네킨
- **준비물:** 구급장비, 소생가방(가방내 장비는 모든 시나리오에서 동일), 제세동기, V/S 측정 가방, 휴대용 산소 소생기, 외상가방, 긴척추고정판, 약물가방(정맥로 확보 세트 포함)
- 도우미 1인, 환자역할 – 대원이 병력, 증상 등 문진할 경우 정보 제공

5) 현장조사

14시경 환자는 점심식사 후 손 씻고, 공사현장에서 핸드그라인더가 놓여 진 철재작업대에 손을 대는 순간 쓰러졌다고 한다. 환자는 의식, 호흡, 맥박이 없는 상태이며 현장에서는 동료가 가슴압박을 진행 중이다.

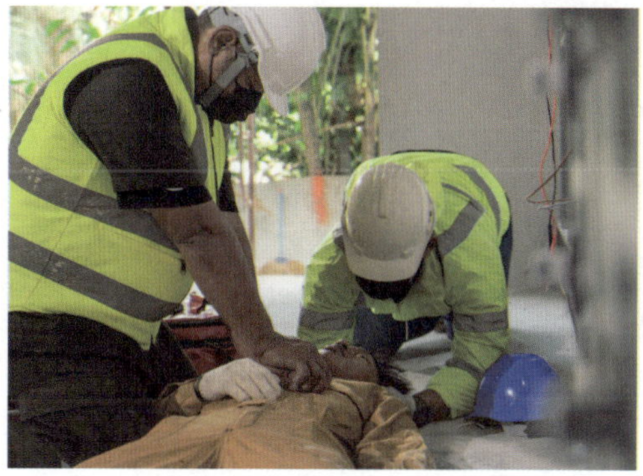

6) 생각할 문제

전기손상의 현장조사를 보고, 다음의 순서에 따라 토론 후 작성해 본다(4명 팀원 토론 5분). 환자평가와 처치(10분 이내)에 대한 학생의 질문(V/S)에 교수가 답해 준다. 교수역량에 따라 환자 상태 변경 가능하다.

- 필요장비
- 현장조사
- 일차평가
- 이송결정(근거)
- 이차평가
- 추정진단
- 응급처치
- 이송 중 처치
- 병원도착 시 인계요령

7) 필요 술기

- 환자 평가

  일차 평가 – 의식상태, 기도, 호흡, 순환 평가

  이차 평가 – 활력징후, 주호소에 근거한 이학적 검진, 중증외상 대상자는 의식상태 GCS평가, 동공평가, 손상기전 정보 수집
- 제세동기를 이용한 감시(심전도, 혈압, 맥박수, 산소포화도, $ETCO_2$)
- 적절한 기도유지기 삽입
- 적절한 산소포화도 유지
- 직접의료지도 요청
- 정맥로 확보 및 수액 투여

8) 환자평가 결과

- 일차평가(초기평가)

  의식 수준: COMA

  A: -

  B: 무호흡

  C: 촉지 되지 않음

  D: 무의식, 동공 반응(-), 산동(+)

  E : 감전에 의한 심정지
- 이송 결정 근거: 감전에 의한 심정지
- 활력징후(최초)

  혈압 - , 맥박수(- 회/분), 호흡(- 회/분), 체온(36.2℃), 산소포화도(- %)
- GCS: 3 (E1 V1 M1)
- AMPLE 병력

  Allergy: 없음

  Medications: 없음

  Past Medical Hx: 없음

  Last oral intake: 1시간 전 점심식사

  Event prior: 누전된 핸드그라인더에 의한 감전 추정
- 가족력: 특이 사항 없음
- 사회력: 흡연(+), 알코올 (-)

* 의료지도 요청 고려

- 심전도

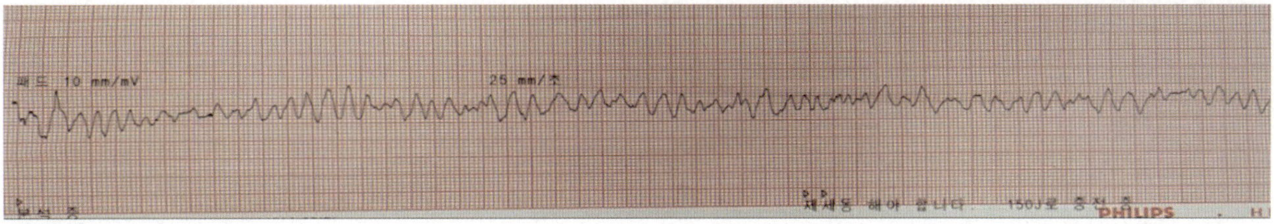

- 신체검진(초기)

  머리: -

  얼굴: 동공반응(-), 산동(+)

  목: -

  가슴: 호흡 없음

  복부: -

- 추정 진단: 감전에 의한 심정지
- 응급처치

  ① 중증외상환자(심정지)는 비재호흡마스크로 100% 고농도 산소투여

  ② 전문심장소생술

  ③ 척추고정

- 이송 중 처치

  ① 활력징후를 매 3~5분마다 확인, 환자평가와 응급 처치를 재확인

  ② 직접의료지도 요청 후 정맥로 확보

  ③ 이송병원에 환자 정보 통보

- 디브리핑

  ① 전기 손상환자의 환자평가를 위한 병력청취

  ② 전기 손상환자에게 나타날 수 있는 임상적 특징

  ③ 환자평가 및 이송병원 선정 적절성 여부

- 시나리오 알고리즘의 세부설명

① 마네킨은 누워있는 상태에서 시작하며 안전조치를 시행하여야함.

② 환자의 심정지 처치 후, 환자 ROSC 시켜 전기손상에 나타날 수 있는 특징을 바탕으로 처치 할 수 있도록 유도함.

③ 명시된 구급장비외 다른 장비와 약물은 준비되지 않음

④ 목표 산소포화도는 비재호흡 마스크로 15L/min의 유량 공급

⑤ 목표 산소포화도를 유지한 뒤 직접의료지도를 통해 환자의 정보를 충실히 제공하고, 화상전문센터나 화상전문병원을 고려하며 응급의료 취약지역인 경우 응급의료기관급 이상으로 이송할 것을 이야기 함.

⑥ 환자의 의식, 호흡, 맥박을 빠르게 확인 후 제세동기의 EKG 전극을 부착하고 심전도 분석을 시행해야 함.

⑦ 실습생은 정맥로 확보 및 생리식염수 투여를 말로 언급 후 실제투여는 하지 않음

⑧ 의식수준, 활력징후, 심전도, 산소포화도 감시를 시행하고, 필요한 추가적 처치를 시행해야 함

⑨ 시뮬레이션의 종료

i) 실습생이 모든 처치를 마치고 환자 이송 지시

ii) BLS(ACLS) 미실시, 치료 가능한 병원 선정하지 않고 10분 경과

9) 시나리오 알고리즘

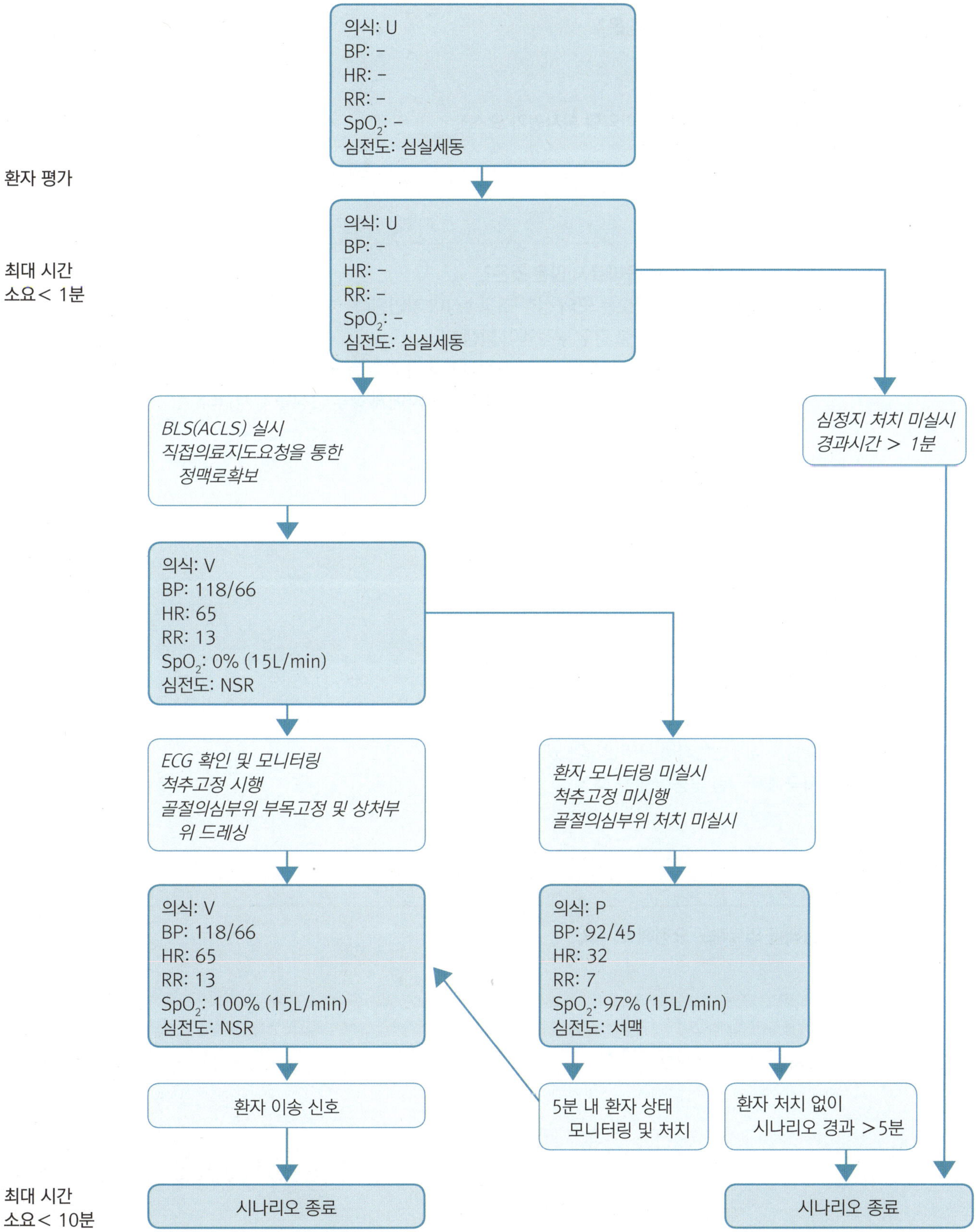
의식: U
BP: –
HR: –
RR: –
SpO_2: –
심전도: 심실세동
환자 평가
의식: U
BP: –
HR: –
RR: –
SpO_2: –
심전도: 심실세동
최대 시간 소요< 1분
BLS(ACLS) 실시
직접의료지도요청을 통한 정맥로확보
심정지 처치 미실시 경과시간 > 1분
의식: V
BP: 118/66
HR: 65
RR: 13
SpO_2: 0% (15L/min)
심전도: NSR
ECG 확인 및 모니터링
척추고정 시행
골절의심부위 부목고정 및 상처부위 드레싱
환자 모니터링 미실시
척추고정 미시행
골절의심부위 처치 미실시
의식: V
BP: 118/66
HR: 65
RR: 13
SpO_2: 100% (15L/min)
심전도: NSR
의식: P
BP: 92/45
HR: 32
RR: 7
SpO_2: 97% (15L/min)
심전도: 서맥
환자 이송 신호
5분 내 환자 상태 모니터링 및 처치
환자 처치 없이 시나리오 경과 >5분
최대 시간 소요< 10분
시나리오 종료
시나리오 종료

10) 정리

정리문제 1

Q1. 전기손상에 대한 임상적 특징은?

Q2. 전기 및 낙뢰손상 환자에게 파악할 환자평가 요소?

정리문제 2

Q1. 전기손상에 대한 특징으로 올바르지 않은 것은?

① 전기가 들어가는 곳과 나오는 곳의 심한 조직손상이 확인된다.
② 전기 흐름이 심장을 통과할 경우 부정맥이 발생한다.
③ 고전압인 경우 심한 근육 이완으로 심부 조직의 파괴와 골절 등 발생한다.
④ 척추 고정 금기증에 해당하는 환자를 제외한 모든 환자에게 척추 고정을 실시한다.

Q2. 낙뢰 손상의 특징으로 올바른 것은?

① 사망원인 중 하나는 주로 호흡 정지이다.
② 천만 볼트 이상의 교류전류가 0.1초 이하의 시간 동안 작용한다.
③ 직접 낙뢰에 맞지 않아도 낙뢰 손상 발생이 가능하다.
④ 피부에 특정적인 고사리 모양 무늬가 확인된다.

Q3. 입인두 기도기(OPA)는 언제 삽입을 고려할 수 있는가?

① 의식이 명료한 때
② 언어자극에 반응할 때
③ 통증자극에 반응하며 구역반사가 있을때
④ 자극에 아무런 반응이 없을 때

SUMMARY

1. 환자 상태를 의료지도 요청해 보세요

2. 구급일지를 작성해 보세요.

정리문제 2 정답 1. ④ 2. ② 3. ④

시나리오 채점 기준 평가지

전기손상 시나리오 채점 기준 평가지

학생 이름:		날짜:	. . .	코드번호:		평가자:	(인)

시나리오 수행 평가

	아래의 질문에 만족했다고 생각되면 해당 항목에 체크하세요.	평가자
현장	• 현장에 안전하게 접근하였는가? • 현장평가에 모든 관련 요소를 고려하였는가?(주호소에 관한 정보를 제공하는 시각적 단서가 있는지 확인한다) • 케이스 결과를 개선하기 위해 어떠한 조치를 취하였는가?	□ 2 □ 2 □ 2
	아래의 질문에 만족했다고 생각되면 해당 항목에 체크하세요.	평가자
환자평가	• 모든 주요 정보를 얻었는가? • 정보가 올바르게 해석되었는가?/적절한 고려를 받았는가? • 조치에는 정당한 이유가 있는가?	□ 2 □ 2 □ 2
	아래의 질문에 만족했다고 생각되면 해당 항목에 체크하세요.	평가자
술기	• 모든 술기가 안전하게 수행되었는가? • 장비를 적절하게 선택하여 사용하였는가? • 술기를 적절한 시기에 능숙히게 시행히였는기?	□ 2 □ 2 □ 2
	아래의 질문에 만족했다고 생각되면 해당 항목에 체크하세요.	평가자
의사소통	• 효과적인 의사소통이 수립되고, 유지되었는가? – 팀원 – 환자 또는 관계자(보호자) 또는 다른 의료제공자(의료지도/지도의사) • 적절한 시기에 적절한 사람에게 적절한 요청을 하였는가?	□ 2 □ 2 □ 2
	아래의 질문에 만족했다고 생각되면 해당 항목에 체크하세요.	평가자
팀 확인	• 역할을 명확하게 지정(지시)하였는가? • 지시한 업무(역할)에 명확한 지침이 제공되었는가? • 팀 활동이 직관적이고 /또는 대응력이 있었는가?	□ 2 □ 2 □ 2
	아래의 질문에 만족했다고 생각되면 해당 항목에 체크하세요.	평가자
통합평가	• 적절한 현장운영, SOAP를 요약해서 제공했는가? • 이송결정 및 대안을 고려했는가?	□ 2 □ 2
	합계	/ 34

심사위원 평가

숙련도 다음 항목에 체크하세요. 매우잘함 ⑥ — 잘함 ④ — 보통 ② — 잘못함 ⓪	총점: 시나리오 수행평가(34)+숙련도 평가(6) [ ] /40
Critical Point 1. 전기손상 환자 일차평가를 통해 심정지 상태임을 인지함 □ 2. 심정지 처치를 실시함 □ 3. 의병력청취를 통하여 전기손상임을 파악하고 의심되는 손상부위 처치를 진행함으로써 2차 손상을 예방함 □	**종합의견**

3. 화상 환자의 평가와 처치

1) 시나리오 개요

- **일반적 소견:** 저녁 20시경 집에 불이 났다는 신고로 현장에서의 화상환자 발생
- **주호소(증상):** “좌측 팔, 다리 2도 심재성 화상, 숨쉬기 힘들어요”

2) 평가항목

- 환자평가 필수항목
- 응급처치 절차 및 방법
- 직접의료지도 요청

3) 실습 목표

- 환자평가를 통해 화재현장 정보(목격자), 화상 환자의 정보를 수집한다.
- 이학적 검진을 통해 체표면 손상 중증도 및 일산화탄소 중독에 따라 적절하게 보충적 산소, 수액을 투여하여 중증 손상은 평가 및 처치과정 최대 10분미만으로 한다.
- 정맥로 확보 및 수액투여를 위한 직접의료지도를 요청하고, 환자의 정보를 적절히 제공한다.

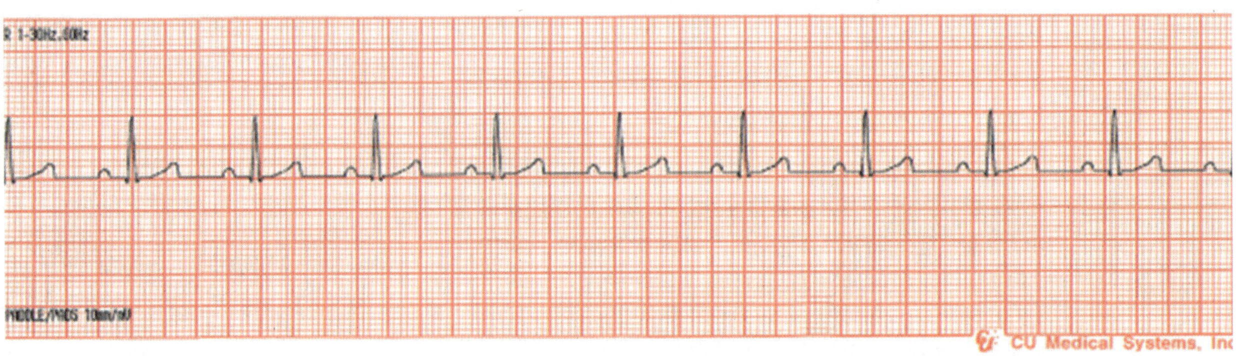

규칙		P : QRS		맥박		QRS 군	
P파		PR 간격		ST 분절		진단	

4) 시뮬레이션 셋업(준비물)

- **환경:** 집 밖으로 나와 있음
- **마네킨:** S P 대체
- **마네킨:** 관절 있는 전신 마네킨
- **준비물:** 구급장비, 소생가방(가방내 장비는 모든 시나리오에서 동일), 외상가방, 휴대용 산소 소생기, 제세동기, 일산화탄소 및 메트헤모글로빈 측정 장비, 긴척추고정판, V/S 측정가방
- 도우미 1인, 환자역할 – 대원이 병력, 증상 등 문진할 경우 정보 제공

5) 현장조사

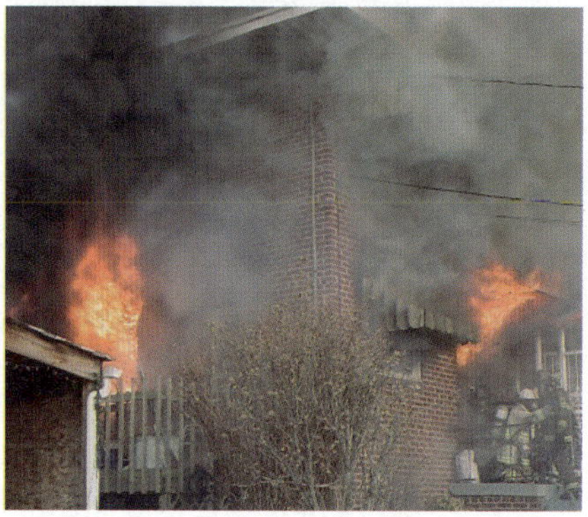

저녁 20시, 화재가 발생하였다는 신고로 주택에 출동하였다. 먼저 도착한 진압대원의 말에 의하면 요구조자는 집 밖을 대피한 상태로 안방 전기장판에서 화재가 발생하였다고 말하며 환자는 1명이라고 한다. 현장에 도착하여 환자 확인 시 환자는 호흡과 맥박 있고, 의식이 명료한 상태이다. 현장에 도착하는데 약 15분 정도의 시간이 소요되었고, 사고현장에 도착하여 위험요소를 확인하고 환자에게 접근하였다. 환자는 30대 후반 여자로 육안 상 좌측 팔과 다리에 수포를 동반한 화상부위와 눌러 붙은 옷의 잔재가 보이며, 코 밑에 검게 그을린 자국 확인되었다.

6) 생각할 문제

화상 환자의 현장조사를 보고, 다음의 순서에 따라 토론 후 작성해 봅시다(4명 팀원 토론 5분). 환자평가와 처치(10분 이내)에 대한 학생의 질문(V/S)에 교수가 답해 준다. 교수역량에 따라 환자 상태 변경 가능합니다.

- 필요장비

- 현장조사

- 일차평가

- 이송결정(근거)

- 이차평가

- 추정진단

- 응급처치

- 이송 중 처치

- 병원도착 시 인계요령

7) 필요 술기

- 환자 평가

  일차 평가 – 의식상태, 기도, 호흡, 순환 평가

  이차 평가 – 활력징후, 주호소에 근거한 이학적 검진, 중증외상 대상자는 의식상태 GCS평가, 동공평가, 손상기전 정보 수집
- 제세동기를 이용한 감시(심전도, 혈압, 맥박수, 호흡수, 산소포화도, $EtCO_2$)
- 적절한 산소포화도 유지
- 직접의료지도 요청
- 정맥로 확보 및 수액 투여

8) 환자평가 결과

- 일차평가(초기평가)

  의식 수준: 명료

  A: 개방

  B: 기도 확보되어 있고 호흡은 조금 빠르며 답답해하는 모습보임

  C: 노동맥은 빠르고 강하게 촉지

  D: 사지 맥박/운동신경/감각신경 정상

  E : 좌측 팔, 다리 수포 및 코 밑 그을음
- 이송 결정 근거: 수포를 동반한 화상부위, 코 밑의 그을음
- 활력징후(최초)

  혈압 142/101 mmHg, 맥박수 114회/분, 호흡 21회/분, 체온: 36.8 ℃, 산소포화도 99%
- GCS: 15 (E4 V5 M6)
- AMPLE 병력

  Allergy: 없음

  Medications: HTN

  Past Medical Hx: 1시간 전

  Last oral intake: 2시간 전 저녁식사

  Event prior: 잠깐 거실에서 잠들었는데 뜨거운 느낌과 연기가 들어와 깼다고 함. “안방에 확인하니 틀어놓은 전기장판에서 화재가 발생한 것 같다”고함
- 가족력: 특이 사항 없음
- 사회력: 흡연(-), 알코올 (-)

- 심전도(최초)

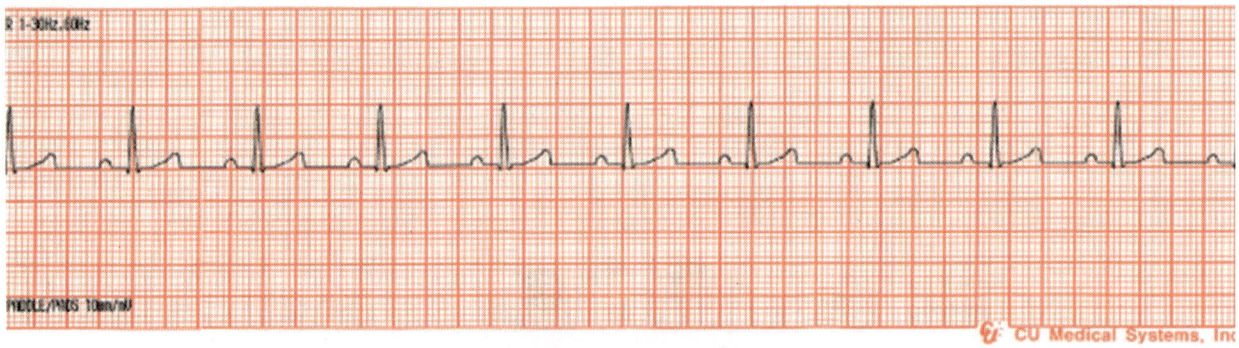

- 신체검진(초기)

머리: 특이사항 없음.

얼굴: 코 밑 그을음. 양측 동공 크기 정상, 동공반응 정상

목: 목정맥 팽대 (-), 쉰 목소리, 거무스레한 객담

가슴: 빠른 심음, 심잡음(-)

양쪽 동일한 호흡음, 청진시 천명음

복부: 복부강직(-), 압통(-)

사지: 따뜻한 피부, 그을음, 좌측 팔 다리 수포를 동반한 화상

- 추정 진단: 2도 화상, 흡입화상, 일산화탄소 중독
- 응급처치

① 화재현장에서 나온 모든 화상환자는 비재호흡마스크로 100% 고농도 산소투여

② 눌러 붙은 옷을 제거하고 wet dressing 실시함(억지로 수포를 터트리지 말 것)

- 이송 중 처치

Wheezing 증가 등 기도부종의 악화 시 기관내 삽관 고려

혈압저하 및 쇼크를 일으킬 수 있는 손상이 동반될시 정맥로 확보

의식이 P이하인 경우 OPA 삽입 고려(구역반사 시 제거하고 NPA를 삽입 고려)

- 중증화상으로 전문화상센터에서 치료가 유익한 경우(Critical burns)
  - 체표면적 5% 이상의 3도 화상
  - 체표면적 20% 이상의 2도 화상
  - 얼굴, 목, 손 ,발, 회음부, 관절의 2도 이상 화상

- 디브리핑
  ① 화상환자평가를 통한 환자 상태 평가
  ② 산소투여 여부
  ③ 의료지도 적절성

rule of nine	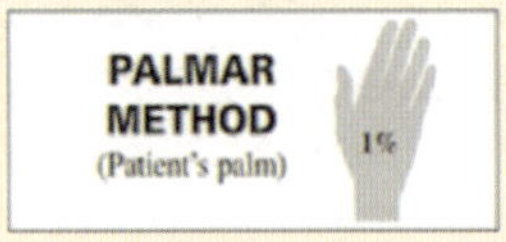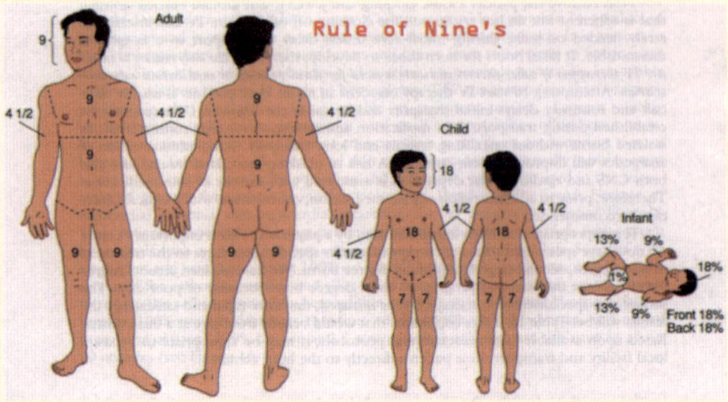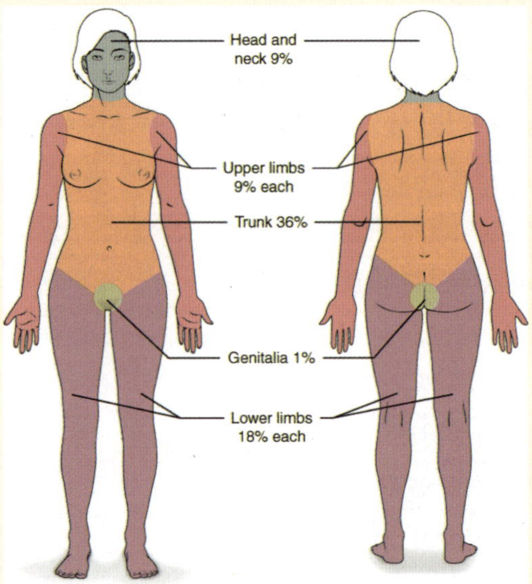

출처: 119 현장대원 표준지침
출처: 구글 상업목적 사용가능사진

- 시나리오 알고리즘의 세부설명

① 마네킨은 의자에 앉은 상태에서 시작

② 명시된 구급장비 외 다른 장비와 약물은 준비되지 않음

③ 환자의 코 밑 그을음을 실습생이 인지할 수 있도록 명확하게 표시

④ 목표 산소포화도는 100% 고용량의 산소를 비재호흡마스크로 15L/min의 유량 공급

⑤ 목표 산소포화도를 유지한 뒤 직접의료지도를 통해 환자의 정보를 충실히 제공하고, 가까운 화상치료가 가능한 화상전문병원이나 지역응급의료센터이상으로 이송할 것을 이야기 함

⑥ 구급차로 이동하는 시간이 헬기 이륙소요시간과 차이가 클 것으로 판단되는 경우 헬기 이송을 고려한다(강원대 기준 병원이송거리)

⑦ 실습생은 정맥로 확보 및 생리식염수 투여를 말로 언급 후 실제투여는 하지 않음

⑧ 산소투여하지 않거나, 의료지도를 요청하지 않은 경우 환자의 기도부종으로 환자의 산소포화도 감소 및 의식저하를 발생시켜 산소투여와 의료지도요청을 유도함

⑨ 일산화탄소측정기 및 Met-HB 사용 시 따로 수치 정보를 전달함.

⑩ 모니터제세동기를 포함한 감시 장비를 유지하고 이송준비 함

⑪ 시뮬레이션의 종료

i) 실습생(피평가자)가 모든 처치를 마치고 환자 이송 지시

ii) 산소포화도 수치 판단 하에 산소 미적용 or 저용량 투여 3분 경과, 화상부위 쿨링 및 드레싱 미시도 5분경과, 이후 기도삽관, 정맥로 확보 의료지도 요청 못하고 10분경과

9) 시나리오 알고리즘

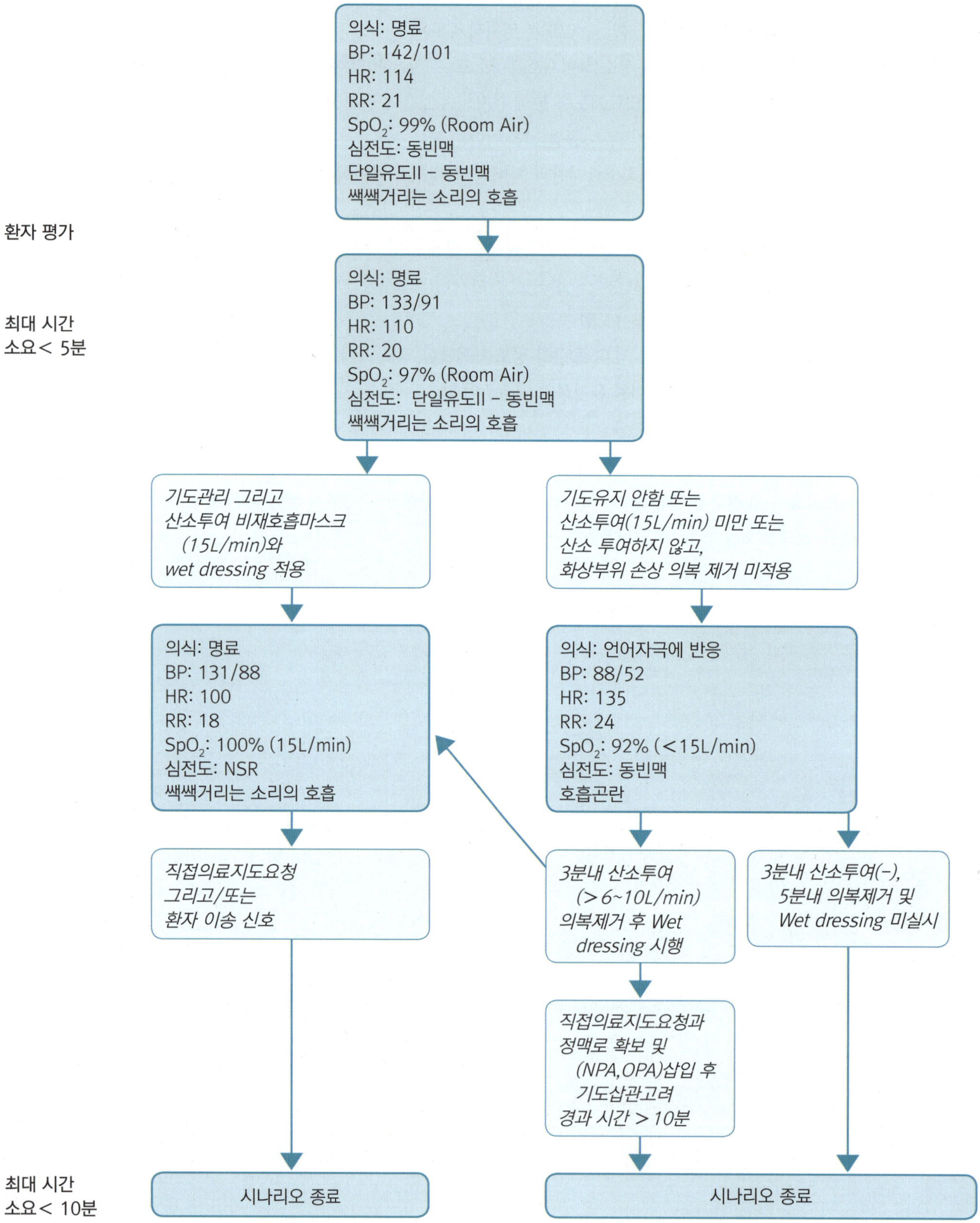
환자 평가
최대 시간 소요< 5분
최대 시간 소요< 10분
의식: 명료
BP: 142/101
HR: 114
RR: 21
SpO2: 99% (Room Air)
심전도: 동빈맥
단일유도II – 동빈맥
쌕쌕거리는 소리의 호흡
의식: 명료
BP: 133/91
HR: 110
RR: 20
SpO2: 97% (Room Air)
심전도: 단일유도II – 동빈맥
쌕쌕거리는 소리의 호흡
기도관리 그리고 산소투여 비재호흡마스크 (15L/min)와 wet dressing 적용
기도유지 안함 또는 산소투여(15L/min) 미만 또는 산소 투여하지 않고, 화상부위 손상 의복 제거 미적용
의식: 명료
BP: 131/88
HR: 100
RR: 18
SpO2: 100% (15L/min)
심전도: NSR
쌕쌕거리는 소리의 호흡
의식: 언어자극에 반응
BP: 88/52
HR: 135
RR: 24
SpO2: 92% (<15L/min)
심전도: 동빈맥
호흡곤란
직접의료지도요청 그리고/또는 환자 이송 신호
3분내 산소투여 (>6~10L/min) 의복제거 후 Wet dressing 시행
3분내 산소투여(–), 5분내 의복제거 및 Wet dressing 미실시
직접의료지도요청과 정맥로 확보 및 (NPA,OPA)삽입 후 기도삽관고려 경과 시간 > 10분
시나리오 종료
시나리오 종료

10) 정리

정리문제 1

Q1. 화재현장에서의 화상환자에게 산소 투여하는 이유는?

Q2. 화재현장 발생환자에게서 확인해야하는 것?

Q3. rule of nine방법으로 체표면적 확인하기

정리문제 2

Q1. 화재현장에서 발생한 환자에게 나타나지 않는 증상?

① 호흡곤란
② 콧털의 탄흔
③ 천명음
④ 전신쇠약

Q2. rule of nine 방법으로 생식기는 체표면적의 몇%인가?

① 1%
② 4.5%
③ 9%
④ 18%

Q3. 수포를 동반한 화상은 몇도 화상인가?

① 1도 화상
② 2도 표재성 화상
③ 2도 심재성 화상
④ 3도 화상

SUMMARY

1. 환자 상태를 의료지도 요청해 보세요

2. 구급일지를 작성해 보세요.

정리문제 2 정답 1. ④ 2. ① 3. ②

시나리오 채점 기준 평가지

화상환자 시나리오 채점 기준 평가지

학생 이름:		날짜:	. . .	코드번호:		평가자:	(인)

시나리오 수행 평가

현장	아래의 질문에 만족했다고 생각되면 해당 항목에 체크하세요.	평가자
	• 현장에 안전하게 접근하였는가?	☐ 2
	• 현장평가에 모든 관련 요소를 고려하였는가?(주호소에 관한 정보를 제공하는 시각적 단서가 있는지 확인한다)	☐ 2
	• 케이스 결과를 개선하기 위해 어떠한 조치를 취하였는가?	☐ 2
환자평가	아래의 질문에 만족했다고 생각되면 해당 항목에 체크하세요.	평가자
	• 모든 주요 정보를 얻었는가?	☐ 2
	• 정보가 올바르게 해석되었는가?/적절한 고려를 받았는가?	☐ 2
	• 조치에는 정당한 이유가 있는가?	☐ 2
술기	아래의 질문에 만족했다고 생각되면 해당 항목에 체크하세요.	평가자
	• 모든 술기가 안전하게 수행되었는가?	☐ 2
	• 장비를 적절하게 선택하여 사용하였는가?	☐ 2
	• 술기를 적절한 시기에 능숙하게 시행하였는가?	☐ 2
의사소통	아래의 질문에 만족했다고 생각되면 해당 항목에 체크하세요.	평가자
	• 효과적인 의사소통이 수립되고, 유지되었는가? – 팀원 – 환자 또는 관계자(보호자) 또는 다른 의료제공자(의료지도/지도의사)	☐ 2 ☐ 2
	• 적절한 시기에 적절한 사람에게 적절한 요청을 하였는가?	☐ 2
팀 확인	아래의 질문에 만족했다고 생각되면 해당 항목에 체크하세요.	평가자
	• 역할을 명확하게 지정(지시)하였는가?	☐ 2
	• 지시한 업무(역할)에 명확한 지침이 제공되었는가?	☐ 2
	• 팀 활동이 직관적이고 /또는 대응력이 있었는가?	☐ 2
통합평가	아래의 질문에 만족했다고 생각되면 해당 항목에 체크하세요.	평가자
	• 적절한 현장운영, SOAP를 요약해서 제공했는가?	☐ 2
	• 이송결정 및 대안을 고려했는가?	☐ 2
	합계	/ 34

심사위원 평가

숙련도 다음 항목에 체크하세요. 매우잘함 ⑥ — 잘함 ④ — 보통 ② — 잘못함 ⓪	총점: 시나리오 수행평가(34)+숙련도 평가(6) [ ] /40
Critical Point 1. 화상 환자 일차평가를 통해 심정지 상태임을 인지함 ☐ 2. 흡입 화상의 증상징후를 평가 ☐ 3. 병력청취와 환자평가를 통하여 환자의 중증도를 파악하고 의심되는 손상 부위 처치를 진행함으로써 2차 손상을 예방함 ☐	**종합의견**

4. 응급분만 환자의 평가와 처치

1) 시나리오 개요

- **일반적 소견:** 오후 7시 30분, 환자(여, 30)가 아기가 나올 것 같다고 119에 신고
- **주호소(증상):** 아랫배 통증

2) 평가항목

- 임신부 평가 필수항목
- 응급처치 절차 및 방법
- 직접의료지도 요청

3) 실습 목표

- 환자평가를 통해 응급분만을 판단할 수 있는 임상적 특징과 병력 정보를 수집한다.
- 이학적 검진을 통해 임신부의 임상적 특징에 따라 적절하게 자세변경 및 보충적 산소, 수액을 투여하며 응급분만 과정을 최대 10분으로 한다.
- 정맥로 확보 및 수액투여, 응급분만 상황을 위한 직접의료지도를 요청하고, 환자의 정보를 적절히 제공한다.

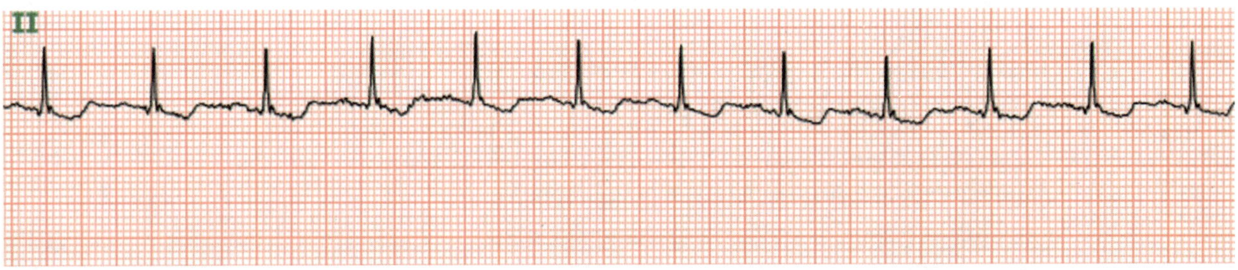

규칙		P : QRS		맥박		QRS 군	
P파		PR 간격		ST 분절		진단	

4) 시뮬레이션 셋업(준비물)

- **환경:** 집 안(거실 소파)
- **마네킨:** Standard Patient 대체
- **마네킨:** 분만 마네킨
- **준비물:** 구급장비, 소생가방(가방 내 장비는 모든 시나리오에서 동일), 구급가방(비외상 환자용), V/S 측정 가방, 분만 Kit, 휴대용 산소소생기, 제세동기
- 도우미 1인, 환자역할 – 대원이 병력, 증상 등 문진할 경우 정보 제공

5) 현장조사

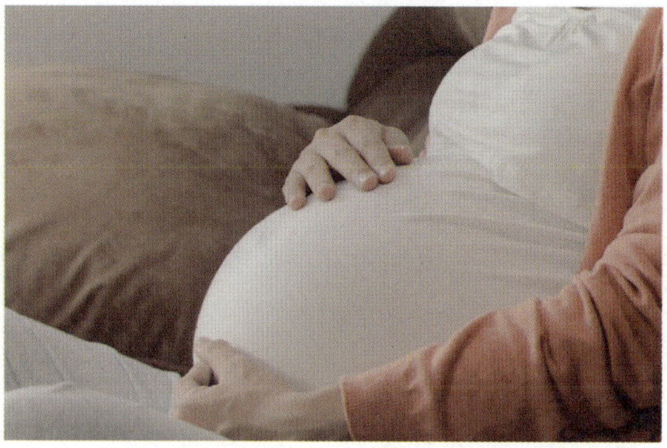

오후 7시 30분 가나아파트에서 30세 여자가 아랫배에 통증이 점진적으로 진행되며 아기가 곧 나올 것 같다는 신고가 접수되어 출동하였다. 목격자로부터 환자는 1명이며, 거실 소파에 앉아 있다는 설명을 들었다. 환자는 호흡과 맥박은 있고, 의식상태는 A에 해당한다. 현장에 도착하는데 약 5분 정도의 시간이 소요되었고, 현장에 도착하여 위험요소를 조사하면서 거실로 접근한다.

6) 생각할 문제

상기 환자의 현장조사를 보고, 다음의 순서에 따라 토론 후 작성해 본다(4명 팀원 토론 5분). 환자평가와 처치(10분 이내)에 대한 학생의 질문(V/S)에 교수가 답해 준다. 교수역량에 따라 환자 상태 변경 가능하다.

- 필요장비

- 현장조사

- 일차평가

- 이송결정(근거)

- 이차평가

- 추정진단

- 응급처치

- 이송 중 처치

- 병원도착 시 인계요령

7) 필요 술기

- 환자 평가
  일차 평가 – 의식상태, 기도, 호흡, 순환 평가
  이차 평가 – 현병력 청취(OPQRST), 과거력 청취(SAMPLE), 활력징후, 의식상태(GCS), 동공평가, 주호소에 근거한 이학적 검진
- 적절한 체위 유지
- 보충적 산소투여
- 직접의료지도 요청
- 적절한 응급분만 진행
- 정맥로 확보 및 수액 투여

8) 환자평가 결과

- 일반적 소견: 아기가 나올 것 같다며 소파에 앉아 있는 30세 여자 환자
- 주호소: 아랫배 통증
- 일차평가
  의식 수준: 명료
  A: 개방
  B: 얕고 빠른 호흡(30회/분)
  C: 규칙적이며 강하게 촉진(115회/분)
  D: 의식상태 명료
  E : 다리 사이로 양수가 새어 나온 상태
- 이송 결정 근거: 양막파열
- 활력징후(최초)
  혈압(135/90mmHg), 맥박수(115회/분), 호흡(30회/분), 체온(37.0℃), 산소포화도(96%)
- GCS: 15 (E4 V5 M6)
- OPQRST 병력
  Onset: 30분 전
  Provocation: 해당 없음
  Quality: 2~3분 간격으로 찢는 듯한 통증
  Radiating pain: 없음
  Several: 10점 중 9점
  Time: 30분 전부터 점점 더 심해지고 간격이 조금씩 짧아짐

- AMPLE 병력

  Allergy: 없음

  Medications: 없음

  Past Medical Hx: 두 번째 임신(G2P1)

  Last oral intake: 7시간 전 점심식사

  Event prior : 분만통
- 가족력: 특이 사항 없음
- 사회력: 흡연(-), 알코올(소주 1병 정도. 주 2회)

* 의료지도 요청 고려

- 심전도(최초)

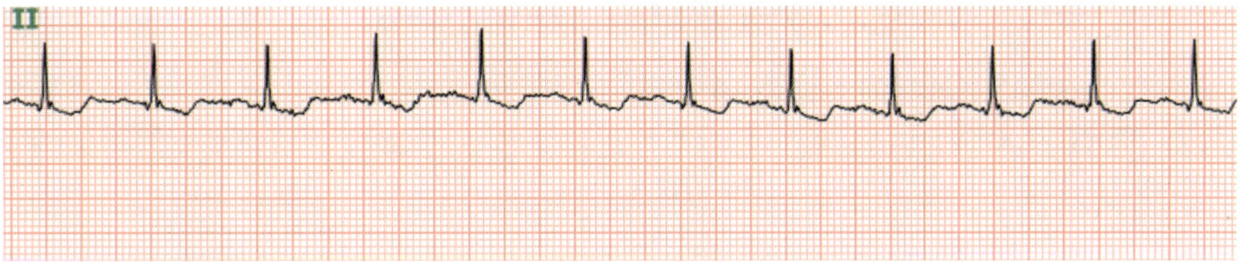

- 신체검진(초기) – 미실시
- 추정 진단: 응급분만
- 이송 중 처치

  일차 평가 및 이차평가 중심으로 활력징후 및 진통 양상, 간격을 지속적으로 확인한다. 환자 분만통이 심해지고 태아의 머리가 보이는 경우 구급차 내에서 분만을 시행하고 병원으로 이송한다.
- 응급처치

  ① 보충적 산소 투여

  ② 응급분만

  ③ 수액 처치(정맥로 확보)
- 디브리핑

  ① 임신부 평가의 적절성(필수 문진 항목)

  ② 보충적 산소 투여의 적절성

  ③ 정맥로 확보 및 수액투여 수행 여부

  ④ 응급분만 상황 진행의 적절성

  ⑤ 분만 이후 상황 진행의 적절성(산모/신생아)

  ⑥ 의료지도 적절성

- 시나리오 알고리즘의 세부설명

① 마네킨은 거실 소파에 앉은 상태에서 시작(도우미로 대체 할 수 있음)

② 현장 도착 시 환자 다리 사이로 양수가 흐르고 있고, 시진을 통해 아기의 머리가 보이는 상태라는 정보를 줌.

③ 명시된 구급장비 외 다른 장비와 약물은 준비되지 않음

④ 실습생이 빠른 이송 및 응급분만이 필요한 상황임을 인지하지 못하는 경우, 환자 진통의 간격을 더 짧게 하고, 강도를 더 크게 호소함

⑤ 환자 병력 청취를 통해 분만 예정일 및 산과력, 제왕절개수술 유무, 진통 간격을 파악해야 함

⑥ 산소포화도는 94%이상 유지, 정상 수치여도 충분한 산소공급

⑦ 의식수준, 활력징후, 심전도, 산소포화도 감시를 시행하고, 혈당측정 및 필요한 추가적 처치를 시행해야 함

⑧ 응급분만 절차에 따라 술기를 시행하며 분만 후 환자 혈압이 저하되는 경우 정맥로 확보를 하고 수액을 투여함

⑨ 의료지도를 통해 환자 정보와 모든 분만 상황을 충실히 제공하고, 가까운 의료기관으로 이송함

⑩ 시뮬레이션의 종료

i) 실습생이 모든 처치를 마치고 환자이송 지시

ii) 제한 시간(15분) 경과

9) 시나리오 알고리즘

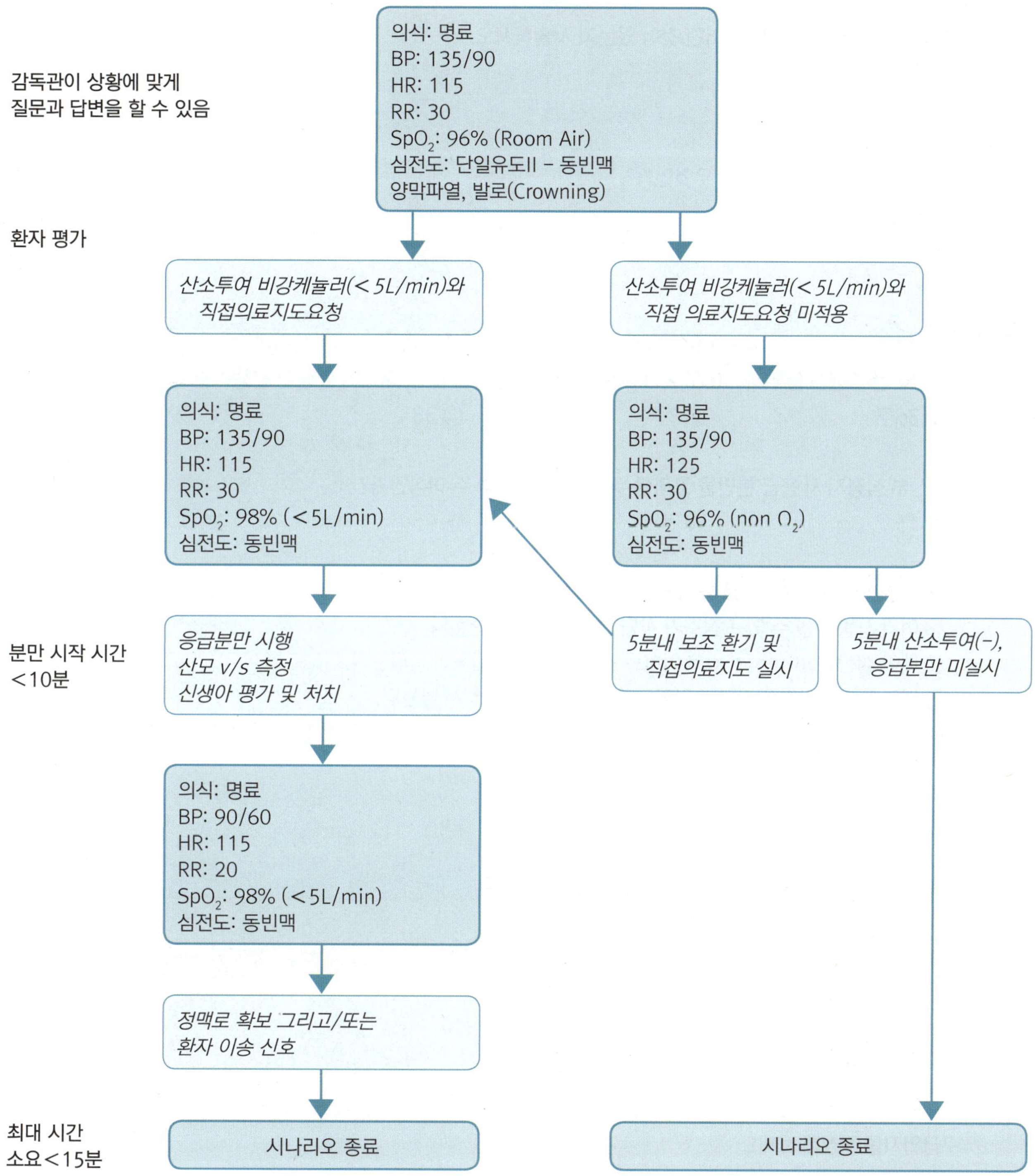
감독관이 상황에 맞게
질문과 답변을 할 수 있음
의식: 명료
BP: 135/90
HR: 115
RR: 30
SpO2: 96% (Room Air)
심전도: 단일유도II – 동빈맥
양막파열, 발로(Crowning)
환자 평가
산소투여 비강케뉼러(< 5L/min)와
직접의료지도요청
산소투여 비강케뉼러(< 5L/min)와
직접 의료지도요청 미적용
의식: 명료
BP: 135/90
HR: 115
RR: 30
SpO2: 98% (< 5L/min)
심전도: 동빈맥
의식: 명료
BP: 135/90
HR: 125
RR: 30
SpO2: 96% (non O2)
심전도: 동빈맥
분만 시작 시간
< 10분
응급분만 시행
산모 v/s 측정
신생아 평가 및 처치
5분내 보조 환기 및
직접의료지도 실시
5분내 산소투여(–),
응급분만 미실시
의식: 명료
BP: 90/60
HR: 115
RR: 20
SpO2: 98% (< 5L/min)
심전도: 동빈맥
정맥로 확보 그리고/또는
환자 이송 신호
최대 시간
소요 < 15분
시나리오 종료
시나리오 종료

10) 정리

정리문제 1

Q1. 응급분만이 필요한 경우는 어떤 것이 있는지 서술하시오.

Q2. 임산부 이송 시 주의 사항은 무엇인가?

정리문제 2

Q1. 조산아란 출생시 몸무게가 0.6~2.2kg 정도이며 임신 기간 몇 주 이내에 출생한 신생아를 의미는가?

① 36주　② 37주　③ 38주　④ 39주

Q2. 임산부 심정지 시 응급 분만을 고려할 수 있는 주수는 몇 주 이상인가?

① 15주　② 20주　③ 25주　④ 30주

Q3. 현장 분만에 대한 설명으로 옳지 않은 것을 고르시오.

① 여러 사람이 볼 수 있는 장소가 아닌 분만 장소를 마련한다.
② 태아 심장박동이 분당 90회 이하로 감소하면 태아 질식이 나타난다.
③ 양막이 파열되지 않았다면 양막이 파열되지 않도록 찢지 않는다.
④ 2~3분마다 20초 동안의 수축이 있은 후 20분 내 분만이 이루어지지 않으면 즉시 이송한다.

SUMMARY

1. 환자 상태를 의료지도 요청해 보세요

2. 구급일지를 작성해 보세요.

정리문제 2 정답　1. ②　2. ③　3. ②

시나리오 채점 기준 평가지

응급분만 시나리오 채점 기준 평가지

학생 이름:		날짜:	. . .	코드번호:		평가자:	(인)

시나리오 수행 평가

	아래의 질문에 만족했다고 생각되면 해당 항목에 체크하세요.	평가자
현장	• 현장에 안전하게 접근하였는가? • 현장평가에 모든 관련 요소를 고려하였는가?(주호소에 관한 정보를 제공하는 시각적 단서가 있는지 확인한다) • 케이스 결과를 개선하기 위해 어떠한 조치를 취하였는가?	☐ 2 ☐ 2 ☐ 2
	아래의 질문에 만족했다고 생각되면 해당 항목에 체크하세요.	평가자
환자평가	• 모든 주요 정보를 얻었는가? • 정보가 올바르게 해석되었는가?/적절한 고려를 받았는가? • 조치에는 정당한 이유가 있는가?	☐ 2 ☐ 2 ☐ 2
	아래의 질문에 만족했다고 생각되면 해당 항목에 체크하세요.	평가자
술기	• 모든 술기가 안전하게 수행되었는가? • 장비를 적절하게 선택하여 사용하였는가? • 술기를 적절한 시기에 능숙하게 시행하였는가?	☐ 2 ☐ 2 ☐ 2
	아래의 질문에 만족했다고 생각되면 해당 항목에 체크하세요.	평가자
의사소통	• 효과적인 의사소통이 수립되고, 유지되었는가? – 팀원 – 환자 또는 관계자(보호자) 또는 다른 의료제공자(의료지도/지도의사) • 적절한 시기에 적절한 사람에게 적절한 요청을 하였는가?	☐ 2 ☐ 2 ☐ 2
	아래의 질문에 만족했다고 생각되면 해당 항목에 체크하세요.	평가자
팀 확인	• 역할을 명확하게 지정(지시)하였는가? • 지시한 업무(역할)에 명확한 지침이 제공되었는가? • 팀 활동이 직관적이고 /또는 대응력이 있었는가?	☐ 2 ☐ 2 ☐ 2
	아래의 질문에 만족했다고 생각되면 해당 항목에 체크하세요.	평가자
통합평가	• 적절한 현장운영, SOAP를 요약해서 제공했는가? • 이송결정 및 대안을 고려했는가?	☐ 2 ☐ 2
	합계	/ 34

심사위원 평가

숙련도 다음 항목에 체크하세요. 매우잘함 ⑥ — 잘함 ④ — 보통 ② — 잘못함 ⓪	총점: 시나리오 수행평가(34)+숙련도 평가(6) [ ] /40
Critical Point 1. 진통의 성향과 간격을 파악하는가? ☐ 2. 분만 임박 징후 인지 여부 ☐ 3. 분만 후 산모 출혈에 대한 처치의 적절성 ☐	종합의견

5. 익수(Near-Drowning) 환자의 평가와 처치

1) 시나리오 개요

- **일반적 소견:** 일산 호수공원, 35세 남성이 산책하다가 오후 2시쯤 다리를 잘못하여 물에 빠짐
- **주호소(증상):** 의식변화

2) 평가항목

- 환자에게 필요한 응급처치 장비 준비
- 응급처치 절차 및 방법
- 환자와 자신의 감염 방지를 위한 감염 방지지침 따르고 있는지 확인
- 직접 의료 지도 요청

3) 실습 목표

- 환자 상태를 적절히 평가하여 임상적 특징과 병력 정보를 수집한다.
- 이학적 검진을 통해 환자 느린 맥에 대한 평가를 올바르게 수행할 수 있다.
- 익수환자에게 현장 응급처치 표준지침을 기준으로 올바른 응급처치 적용 및 병원 이송을 결정할 수 있다.

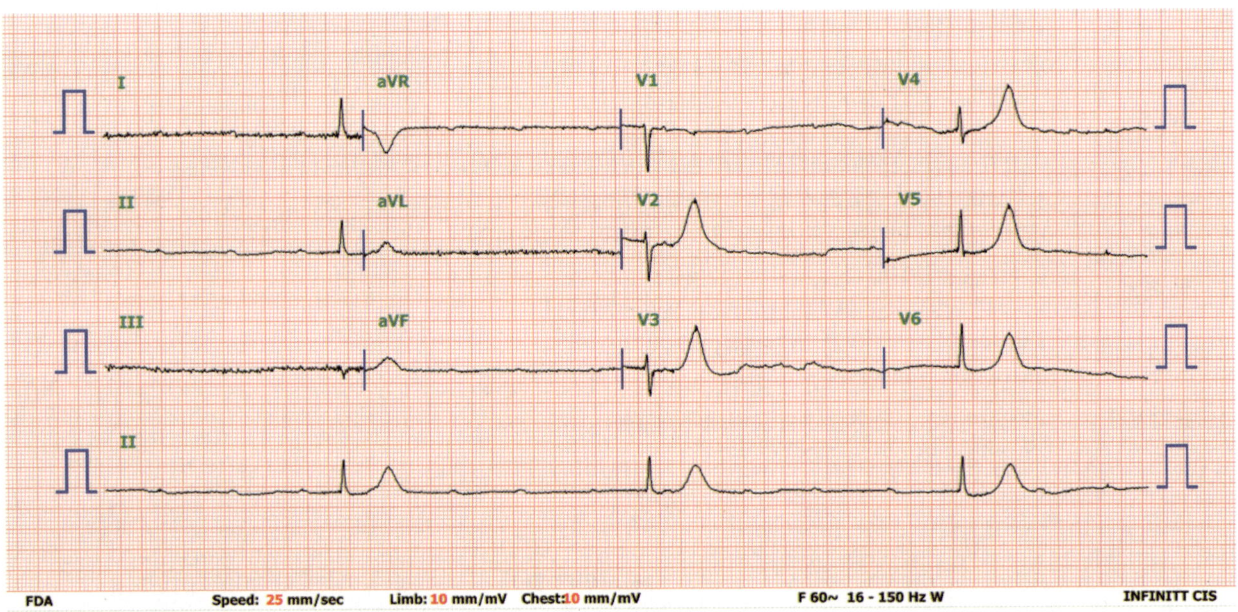

규칙		P : QRS		맥박		QRS 군	
P파		PR 간격		ST 분절		진단	

4) 시뮬레이션 셋업(준비물)

- **환경:** 현장에 무반응 환자 누워있음
- **마네킨:** Standard Patient 대체
- **마네킨:** Hi-Fi simulator (예. Simman 3G 또는 ALS simulator)
- **준비물:** 구급장비, 소생 가방(가방 내 장비는 모든 시나리오에서 동일), 구급 가방(심정지 환자용, ALS용), V/S 측정 가방, OPA, BVM, IV set(약물 대비), 전문기도확보술(기관내삽관), 고급형 AED 모니터
- 도우미 1인, 환자역할 – 대원이 병력, 증상 등 문진 시 정보 제공

5) 현장조사

일산 호수공원, 35세 남성이 산책하다가 오후 2시쯤 그만 헛다리를 딛어 물에 빠짐. 부인이 119에 신고, 119 구급대 현장 도착 환자 구조한 후 비정상적인 호흡 및 의식 변화

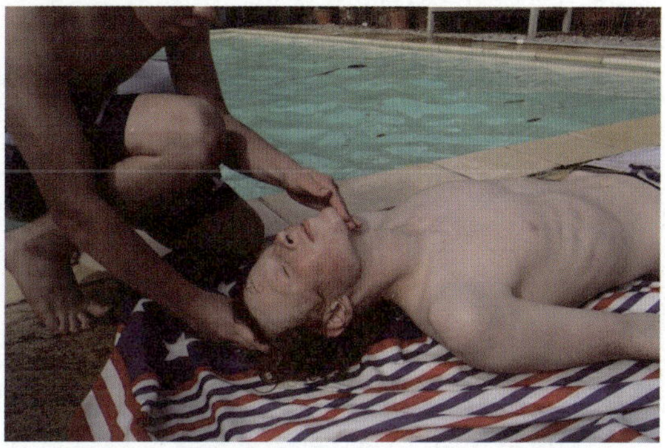

출처: https://firstaidforlife.org.uk/first-aid-drowning-adult-baby-child/

6) 생각할 문제

상기 환자의 현장 조사를 보고, 자기결정(다음의 순서에)에 따라 환자 평가를 토론 후 작성해 봅시다(4명 팀원 토론 5분). 환자 평가와 처치(10분 이내)에 대한 학생의 질문(V/S)에 교수가 답해 준다. 교수역량에 따라 환자 상태 변경 가능하다.

- 필요장비

- 현장조사

- 일차평가

- 이송결정(근거)

- 이차평가

- 추정진단

- 응급처치

- 이송 중 처치

- 병원도착 시 인계요령

7) 필요 술기

- 환자 평가
  일차 평가 – 초기 활력징후(의식상태, 기도, 호흡, 순환)
  이차 평가 – 신체검진, 활력징후, 세부적 평가
- 제세동기를 이용한 감시(심전도, 혈압, 맥박수, 호흡수, 산소포화도)
- 혈당 측정
- OPA, BVM, $EtCO_2$
- 적절한 가슴압박
- 전문 기도 삽관술(기관내삽관, 비재호흡 마스크 15L/min)
- 적절한 산소포화도 유지
- 정맥로 확보(약물)
- 저체온증
- 직접 의료 지도 요청

8) 환자평가 결과

- 일반적 소견: 비정상적 호흡을 하는 35세 남성
- 주호소: 의식 저하(P 통증에 반응: semi coma)
- 일차평가(초기평가)
  의식 수준: 통증에 반응(P)
  A: 기도개방
  B: 비정상적인 호흡
  C: 목동맥 촉지(매우 느리고 약함), 얼굴 청색증
  D: AVPU (GCS)
  E : 심전도 전극 부착을 위한 가슴 부위 노출
- 임상 결정
  호수 주변에 주말이라 약 30명 사람 있음, 목격자들이 환자를 물에서 건져내고 가슴압박 3분 시행, 환자 평가시 명료하지 않은 의식상태, 청색증과 비정상적인 호흡을 보여 저체온증에 주의하면서 비재호흡마스크로 15L/min 고농도 산소 제공
- 이송 결정 근거: 익수환자
- 활력징후(최초)
  혈압(-/-mmHg), 맥박수(매우 느리고 약한 맥박), 호흡(매우 느리고 불규칙적), 체온(측정불가), 산소포화도(측정불가)
- GCS: E2,V2,M3=7점

- 현재 병력

  A(Allergy): 확인 안 됨

  M(Medicine): 확인 안 됨

  P(past Illness): 확인 안 됨

  L(Last meal): 확인 안 됨

  E(Event): 물에 빠짐

- AMPLE 병력

  Allergy: 없음

  Medications: 없음

  Past Medical Hx: 없음

  Last oral intake: 알 수 없음

  Event: 일산 호수공원, 35세 남성이 산책하다가 오후 2시쯤 그만 헛다리를 디뎌 물에 빠짐

- 가족력: 특이 사항 없음
- 사회력: 알코올(소주 2병 정도. 주 1회)

* 의료지도 요청 고려

- 심전도

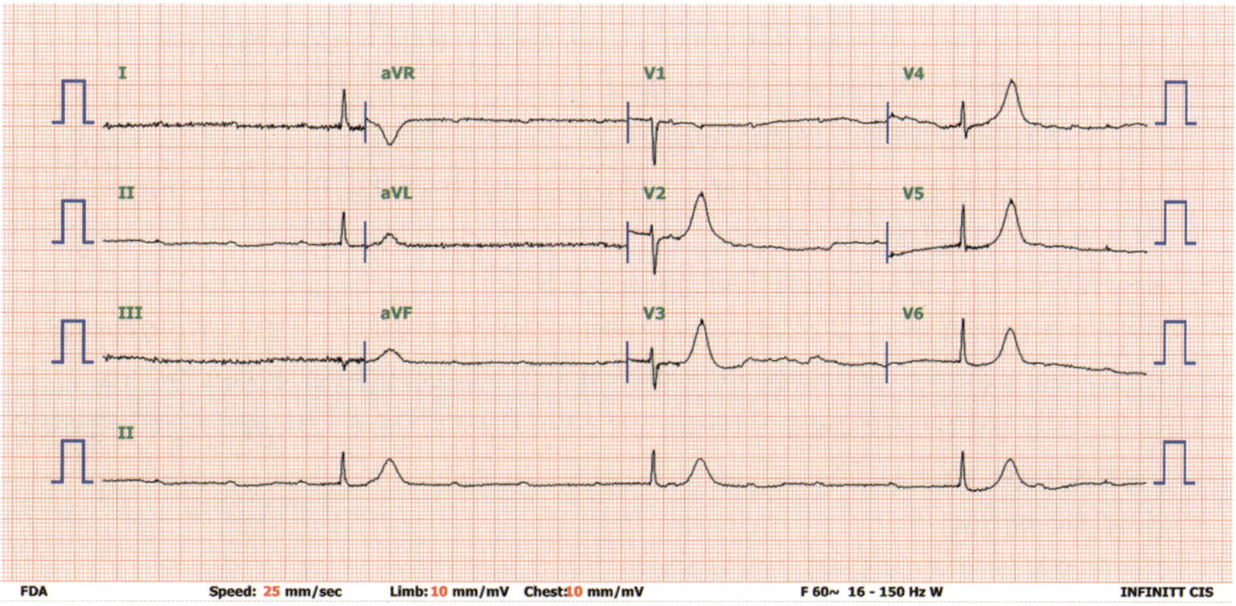

- 추정 진단: Asystole
- 응급처치
  ① 산소 공급(OPA, BVM)
  ② 활력징후(BP, RR, BT, SpO_2, BST)
  ③ 고급형 AED 모니터 감시(심전도, 산소포화도, 혈압, 맥박수)
  ④ 전문 기도 삽관술(비재 호흡 마스크 15L/min)
  ⑤ Ⅳ(약물 대비 및 저체온증)
- 이송 중 처치
  일차 평가 및 이차평가 중심으로 활력징후를 매 3~5분마다 환자 평가 및 처치한 것을 확인한다.
- 디브리핑
  ① 익수 환자 분류 및 평가의 적절성
  ② 산소 공급(OPA, BVM)
  ③ 고급형 AED 모니터 감시(심전도, 산소포화도, 혈압, 맥박수)
  ④ 전문 기도 삽관술(비재 호흡 마스크 15L/min)
  ⑤ 정맥로 확보 및 저체온증
  ⑥ 의료 지도 적절성
- 시나리오 알고리즘의 세부설명
  ① 응급처치 장비(심전도, Ⅳ, 전문기도삽관) 미리 세팅한 상황에서 시작(도우미로 대체 할 수 있음)
  ② 현장 도착 시 환자는 심정지 환자 바닥에 누워있음
  ③ 명시된 구급 장비 외 다른 장비와 약물은 준비되지 않음
  ④ 실습생이 익수환자에 의해 발생한 증상임을 인지하지 못하는 경우, 환자는 의식 저하와 심정지가 올 수 있음
  ⑤ 환자의 심정지 요인에 대한 병력 청취와 일반적인 서맥 관련 증상 정보를 파악해야 함
  ⑥ 산소포화도는 94% 이상 유지, 필요하다면 보충적 산소 공급
  ⑦ 의식 수준, 활력징후, 심전도, 산소포화도 감시를 시행하고, 혈당 측정 및 필요한 추가적 처치를 시행해야 함
  ⑧ 호흡곤란이 없거나 산소포화도가 94% 이상 유지되는 환자에서 고농도 산소를 공급 시 환자의 증상 악화
  ⑨ 의료 지도를 통해 환자 정보와 심정지 가능성에 대해 충실히 제공하고, 심정지 치료 중재가 가능한 응급의료센터로 이송할 것을 이야기함
  ⑩ 시뮬레이션의 종료
    ⅰ) 피평가자가 모든 처치를 마치고 환자 이송 지시
    ⅱ) 의료지도 요청 및 치료 가능한 응급의료센터 선정 못하고 10분경과

9) 시나리오 알고리즘

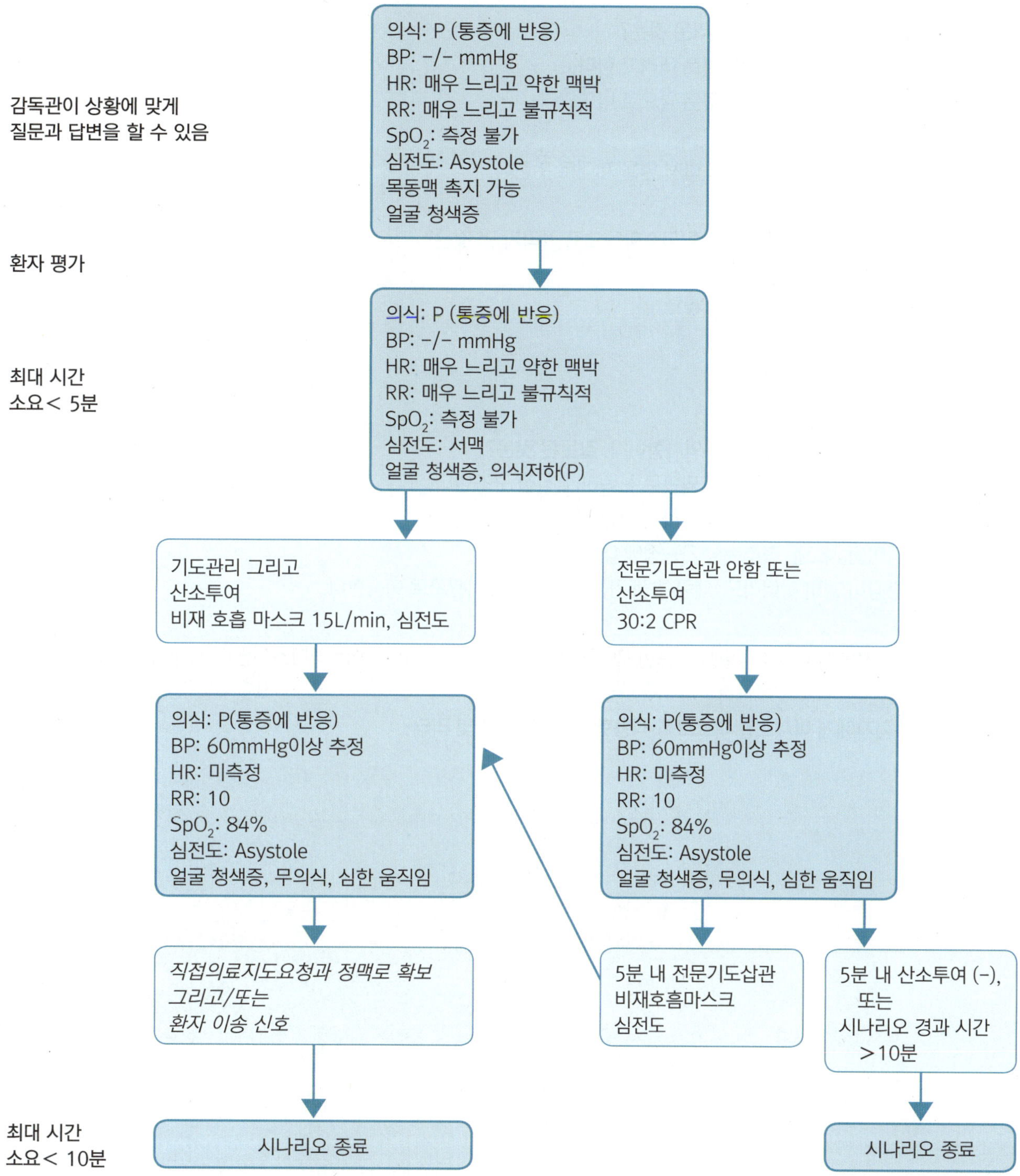
감독관이 상황에 맞게 질문과 답변을 할 수 있음
의식: P (통증에 반응)
BP: -/- mmHg
HR: 매우 느리고 약한 맥박
RR: 매우 느리고 불규칙적
SpO2: 측정 불가
심전도: Asystole
목동맥 촉지 가능
얼굴 청색증
환자 평가
의식: P (통증에 반응)
BP: -/- mmHg
HR: 매우 느리고 약한 맥박
RR: 매우 느리고 불규칙적
SpO2: 측정 불가
심전도: 서맥
얼굴 청색증, 의식저하(P)
최대 시간 소요< 5분
기도관리 그리고
산소투여
비재 호흡 마스크 15L/min, 심전도
전문기도삽관 안함 또는
산소투여
30:2 CPR
의식: P(통증에 반응)
BP: 60mmHg이상 추정
HR: 미측정
RR: 10
SpO2: 84%
심전도: Asystole
얼굴 청색증, 무의식, 심한 움직임
의식: P(통증에 반응)
BP: 60mmHg이상 추정
HR: 미측정
RR: 10
SpO2: 84%
심전도: Asystole
얼굴 청색증, 무의식, 심한 움직임
직접의료지도요청과 정맥로 확보
그리고/또는
환자 이송 신호
5분 내 전문기도삽관
비재호흡마스크
심전도
5분 내 산소투여 (-),
또는
시나리오 경과 시간
>10분
최대 시간 소요< 10분
시나리오 종료
시나리오 종료

10) 정리

정리문제 1

Q1. 익수자의 특징으로 보기 어려운 것은?
① 계속해서 얼굴을 수면 위로 내려고 한다.
② 팔은 움직이지 않지만 몸은 앞으로 나아간다.
③ 계속해서 몸부림친다.
④ 계속되는 호흡으로 물을 마셔 말을 제대로 못한다.

Q2. 익수 환자의 초기 평가항목 중 필수항목으로 거리가 먼 것은?
① 물의 온도
② 추락과 같은 외상가능성 여부
③ 침수 시간
④ 정신과적 치료 여부

Q3. 익수 환자의 응급처치 시 주의사항이다. 잘못된 것은?
① 시간이 지나면 가라앉게 되므로 신속하게 직접 구조한다.
② 현장에서는 폐의 물을 제거하기 위한 시도는 하지 않는다.
③ 다이빙 사고는 척추손상 가능성에 대해 고려한다.
④ 증상이 경미 하더라도, 폐렴 발생 가능성으로 의료기관으로 이송한다.

Q4. 익수환자에게 심폐소생술을 제공할 때 반드시(   )이 포함된 심폐소생술이 시행되어야 한다.

Q5. 익수환자에게 비재호흡 마스크를 적용했다. 산소 분당 몇 리터?

SUMMARY

1. 환자 상태를 의료지도 요청해 보세요

2. 구급일지를 작성해 보세요.

정리문제 정답 1. ② 2. ④ 3. ① 4. 인공호흡 5. 15L

시나리오 채점 기준 평가지

익수 시나리오 채점 기준 평가지

학생 이름:		날짜:	. . .	코드번호:		평가자:	(인)

시나리오 수행 평가

	아래의 질문에 만족했다고 생각되면 해당 항목에 체크하세요.	평가자
현장	• 현장에 안전하게 접근하였는가? • 현장평가에 모든 관련 요소를 고려하였는가?(주호소에 관한 정보를 제공하는 시각적 단서가 있는지 확인한다) • 케이스 결과를 개선하기 위해 어떠한 조치를 취하였는가?	□ 2 □ 2 □ 2
	아래의 질문에 만족했다고 생각되면 해당 항목에 체크하세요.	평가자
환자평가	• 모든 주요 정보를 얻었는가? • 정보가 올바르게 해석되었는가?/적절한 고려를 받았는가? • 조치에는 정당한 이유가 있는가?	□ 2 □ 2 □ 2
	아래의 질문에 만족했다고 생각되면 해당 항목에 체크하세요.	평가자
술기	• 모든 술기가 안전하게 수행되었는가? • 장비를 적절하게 선택하여 사용하였는가? • 술기를 적절한 시기에 능숙하게 시행하였는가?	□ 2 □ 2 □ 2
	아래의 질문에 만족했다고 생각되면 해당 항목에 체크하세요.	평가자
의사소통	• 효과적인 의사소통이 수립되고, 유지되었는가? – 팀원 – 환자 또는 관계자(보호자) 또는 다른 의료제공자(의료지도/지도의사) • 적절한 시기에 적절한 사람에게 적절한 요청을 하였는가?	□ 2 □ 2 □ 2
	아래의 질문에 만족했다고 생각되면 해당 항목에 체크하세요.	평가자
팀 확인	• 역할을 명확하게 지정(지시)하였는가? • 지시한 업무(역할)에 명확한 지침이 제공되었는가? • 팀 활동이 직관적이고 /또는 대응력이 있었는가?	□ 2 □ 2 □ 2
	아래의 질문에 만족했다고 생각되면 해당 항목에 체크하세요.	평가자
통합평가	• 적절한 현장운영, SOAP를 요약해서 제공했는가? • 이송결정 및 대안을 고려했는가?	□ 2 □ 2
	합계	/ 34

심사위원 평가

숙련도 다음 항목에 체크하세요. 매우잘함 ⑥ — 잘함 ④ — 보통 ② — 잘못함 ⓪	**총점:** 시나리오 수행평가(34)+숙련도 평가(6) [ ] /40
Critical Point 1. 익수환자 1차 평가, 2차 평가를 적절히 시행함 □ 2. 익수환자 등 2차 손상 방지함 □ 3. 직접의료 지도를 통해 익수환자의 적응증이 되는 정보를 제공함 □	**종합의견**

자기주도 개발

1. 제목:

1) 시나리오 개요

- 일반적 소견:

- 주호소(증상):

2) 평가항목

3) 실습 목표

4) 시뮬레이션 셋업(준비물)

자기주도 개발

5) 현장조사

6) 생각할 문제

7) 필요 술기

8) 환자평가 결과

자기주도 개발

9) 시나리오 알고리즘

10) 정리

시뮬레이션 기반의
현장전문응급처치법

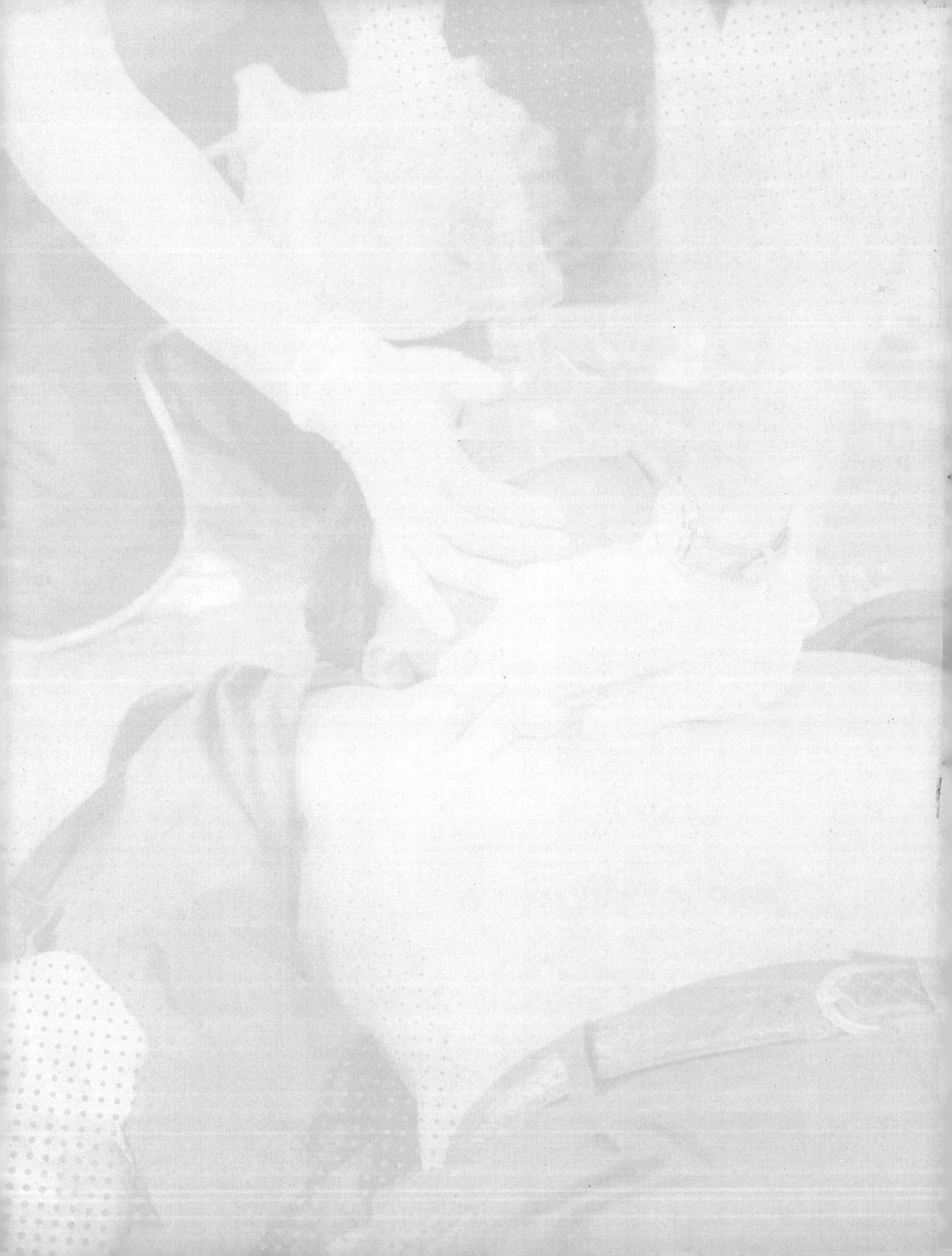